¡DESPIERTA!

1º edición – 2025
Tel.: +54 9 3764 11-6501
drveller123@gmail.com

Dr. Rodrigo Nicolás Veller
Dr. Juan Ignacio Veller
Lic. María Camila Veller
¡Despierta!

Edición: Juanita Escallón Vicaría
Corrección de estilo: Sara Palacio Gaviria
Diagramación: Camila Tierz

ISBN: 978-65-01-53564-7
Ningún libro puede sustituir los consejos y la experiencia en diagnóstico de un médico de confianza. Nunca deje de consultar con su médico de cabecera antes de tomar cualquier decisión sobre su salud, sobre todo si sufre alguna enfermedad crónica o tiene algún síntoma.

Para nuestra familia y nuestros seguidores,
quienes siempre nos inspiran a dar más.

Un agradecimiento especial a la Dra. Elise Bauer Dias, médica certificada internacionalmente en Medicina del Estilo de Vida (IBLM), cuya inspiración y guía nos impulsaron a crecer, no solo como profesionales, sino también como personas. Su conocimiento y pasión nos «despertó» a un camino de aprendizaje y transformación, encendiendo la chispa que dio vida a este libro.

ÍNDICE

CAPÍTULO 1
La historia de Andrés parte 2:
despertando para alargar años a mi vida 9
CAPÍTULO 2
Introducción 13
CAPÍTULO 3
¿Qué nos enferma realmente? Verdades incómodas 17
CAPÍTULO 4:
Cáncer: lo que la ciencia sabe y nadie te cuenta 25
CAPÍTULO 5
Salud digestiva e intestinal: secretos para una vida plena 45
CAPÍTULO 6
Hígado graso y cirrosis: cómo evitar sus complicaciones 67
CAPÍTULO 7
Obesidad y metabolismo: más allá del número en la balanza 83
CAPÍTULO 8
Diabetes: estrategias reales para revertirla 105
CAPÍTULO 9
Enfermedades del corazón parte 1:
¿Cómo sobrevivir a la pandemia más mortal? 131
CAPÍTULO 10
Enfermedades del corazón parte 2:
hipertensión arterial y colesterol alto lo que debes saber 143

CAPÍTULO 11
Riñones enfermos: cómo prevenir, tratar y revertir el daño 163
CAPÍTULO 12
Demencia e inflamación cerebral: toma el control antes del primer olvido 185

SEGUNDA PARTE

CAPÍTULO 13
¿Se puede desintoxicar el cuerpo? Mitos, verdades y lo que realmente funciona 207
CAPÍTULO 14
Microbiota intestinal: el ejército invisible que decide tu salud 217
CAPÍTULO 15
Sistema inmunológico equilibrado: tu escudo contra las enfermedades 239
CAPÍTULO 16
Ejercicio y longevidad: los movimientos que prolongan tu vida 255
CAPÍTULO 17
El sueño como medicina: la clave para reparar tu cuerpo y tu mente 273
CAPÍTULO 18
El estrés que te consume: cómo recuperar la calma y la paz mental 299
CAPÍTULO 19
Tóxicos en tu cocina, agua y productos de cuidado personal: lo que nadie te advierte 319
CAPÍTULO 20
Espiritualidad y salud: una conexión más poderosa de lo que imaginas 339
CAPÍTULO 21
Glosario para detectar etiquetas engañosas 347
CAPÍTULO 22
Bibliografía 353

PRIMERA PARTE

CAPÍTULO 1

La historia de Andrés parte 2: despertando para alargar años a mi vida

Entre los 38 y 40 años, la vida me dio un aviso. Después de años de trabajar sin parar, de tomar decisiones impulsivas y de dejar que el estrés dictara mi día a día, empecé a experimentar síntomas como fatiga constante, cambios de humor drásticos y una sensación general de malestar que se instalaba en mi cuerpo, en mi mente y en mi espíritu. Era como si todo mi ser estuviera gritando por ayuda, pero, en mi afán por cumplir con las exigencias de la vida, simplemente lo silencié. Y así continué dormido.

Fui ignorando las señales y comencé a refugiarme en una zona de confort, sintiendo que mi función de proveer a mi familia con lo necesario para vivir bastaba. Mientras tanto, me permitía ciertos gustos: salamines, mortadelas, dos o tres platos de comidas en el almuerzo y también en la cena, cerveza, vino… placeres que se volvieron rutina. Hasta que un día llegó el diagnóstico: diabetes. La palabra resonó en mi cabeza recordando a mi padre, a mis tíos y mi abuela paterna, quienes en vida tuvieron que ser amputados de sus pies y terminaron sus días de una manera horrorosa. Sabía que era un punto de quiebre; sin embargo, al principio no entendí la magnitud de lo que esta enfermedad realmente significaba. Mi vida, tal como la conocía, estaba en la cuerda floja.

Recuerdo que en esa época confiaba muy poco en la atención médica convencional. Frustrado por no encontrar un médico que me viera como una persona y no solo como un paciente al que recetar medicamentos sin tratar el problema desde la raíz, terminé dejándome llevar por consejos «populares». Fue así como terminé en un lugar donde vendían unos frascos de pastillas de ajo (según la etiqueta), con la promesa de que tomando tres al día, la diabetes desaparecería. Durante varios días seguí las indicaciones y tomé las tres pastillas diarias. ¿El resultado? **Me llené de ronchas en la espalda. Me había intoxicado**. Sentí impotencia y arrepentimiento por haberme dejado llevar por soluciones mágicas en lugar de buscar un enfoque de verdad efectivo para mi salud.

Al principio, el camino fue empinado, muy empinado. Años y años en los que salir de esa zona de confort me costaba mucho; años de dietas y más dietas, y cuánto más trataba, más engordaba, tanto que llegué a tener la glucemia en 350. Las uñas de los pies se cubrieron de hongos. Pero los hongos no solo estaban en las uñas. Durante años, también sufrí una infección persistente por hongo cándida en la piel, especialmente en la ingle, con una picazón insoportable. Probé cremas con corticoides, pero nunca lograron solucionar el problema por completo. Recibí una lluvia de consejos y recomendaciones, pero, una y otra vez, me resultaba demasiado difícil salir de mi falsa comodidad. Llevaba más de 20 años atrapado en ella, hasta que las palabras de los doctores Veller resonaron en mí. Ellos, que han dedicado sus vidas a la medicina y a la salud, me hicieron ver que el cambio era posible. Los comencé a respetar intelectualmente. Ellos, con su conocimiento, me instaron a priorizar una alimentación saludable. Le dije a mi enfermedad: «No me puedes lastimar más».

Comencé a seguir sus consejos y, entonces, ocurrió la primera señal: después de muchos años luchando contra los hongos en las uñas y en la piel, finalmente desaparecieron. Sentí una inmensa alegría. A partir de ahí, entendí que la clave no estaba en elegir entre medicina convencional o natural, sino en combinar lo mejor de ambos enfoques. No se trata de opuestos, sino de encontrar un equilibrio que realmente trate la causa del problema y no solo sus síntomas. Cada día lograba un mayor control sobre mi mente y desafiaba las probabilidades. Después de más de 20 años de lucha sin resultados decidí cambiar por completo mi alimentación y comencé a disfrutar nuevos sabores, nuevas combinaciones de vegetales y frutas. Empecé a tomar entre dos y tres litros de agua al día. Las harinas, el azúcar y los aceites refinados quedaron fuera de mi alimentación. Siguiendo estas pautas, pasaron dos años y ya podía usar mis ojotas con orgullo, mostrando mis uñas sanas. Pero aún faltaba algo: la actividad física. Me pregunté si era algo solo para los más jóvenes. Los doctores Veller decían que no, que nunca es tarde para retomarla. Hace más de un año me animé a empezar a ir al gimnasio. Al principio, me dolía todo. Sentía que mis músculos volvían a nacer. Comencé a tomar creatina, lo que me ayudó muchísimo. Y algo muy importante: mis cambios constantes de humor desaparecieron. Mi familia estaba feliz con mis transformaciones. Era otra vida.

Desde joven fui estreñido, pero hasta eso cambió por completo. Hoy tengo deposiciones frecuentes y sin dificultad. Me di cuenta de que esto influyó mucho en mi humor. **Me sentí feliz**. Antes dependía de una batería de medicamentos, pero mis análisis comenzaron a mejorar. Primero me retiraron la medicación para la presión y luego redujeron la dosis para la diabetes.

Tomar esa decisión, dejar atrás el enfoque precipitado con el que había vivido, significó salir por completo de mi zona de confort. Y al final, todo se resume en algo simple: escuchar y dejar que resuenen los consejos de los doctores Veller. Con el tiempo, comprendí que este viaje no solo se trataba de mi salud física, sino también de mi bienestar mental. Aprender a gestionar el estrés fue clave. Poco a poco, logré calmar la tormenta en mi mente, encontrando un espacio donde detenerme, reflexionar y liberar mis emociones. Para mi sorpresa, este proceso me enseñó algo fundamental: el autocuidado es tan esencial como la alimentación que elijo o el ejercicio que practico.

Hoy, a los 64 años, miro hacia atrás y agradezco a los doctores Veller por haberme guiado en este proceso. La vida sigue presentando desafíos, pero cada pequeño cambio marca la diferencia. Mi diabetes ya no es solo una etiqueta; se ha convertido en un motor para convertirme en una mejor versión de mí mismo.

Mientras contemplo la vida que he construido, ahora rica en alimentación saludable, actividad física y momentos de conexión con mi familia, entiendo que el camino hacia la salud y el bienestar es un viaje continuo. No importa cuán difícil parezca, siempre hay espacio para mejorar.

Este capítulo de mi vida sigue escribiéndose y está lleno de aprendizajes, amor y compromiso. Los doctores Veller y personas como ellos, estoy convencido, tienen el poder de cambiar el rumbo del mundo. Son inusuales entre la gente inusual, capaces de inspirarnos a ir más lejos y a descubrir nuestro verdadero potencial.

A quienes ya tenemos 50, 60, 70 u 80 años, les digo que nunca es tarde para transformar nuestra vida. A los jóvenes, un consejo: no esperen a dejar atrás esa falsa sensación de comodidad que no conduce a ningún buen destino.

Estoy decidido, no solo por mí, sino también por aquellos que amo. Quiero seguir escuchando sus consejos y abrazar cada día como una nueva oportunidad para crecer. En el libro anterior *El superpoder de los alimentos* lo escribí, y ahora lo reafirmo: ¡Sí, se puede!

Hasta la próxima...

Andrés Veller
Padre de los doctores Veller.

CAPÍTULO 2

Introducción

Imagina este escenario: te sientes enfermo, vas al médico buscando respuestas y sales con una lista de diagnósticos que poco entiendes y un cúmulo de recetas con costosos remedios que prometen aliviar tus síntomas. En el fondo, te vas más confundido que antes. No terminaste de entender qué te pasa, te sientes perdido y tu necesidad no fue atendida. Cada medicamento parece abordar un problema distinto; sin embargo, ¿realmente estás atacando la raíz de lo que te está enfermando? Por si fuera poco, se te plantean serias dudas sobre los efectos adversos a largo plazo. Aun así, sigues las indicaciones y optas por confiar en el médico.

Por otro lado, también has escuchado hablar de soluciones «naturales» para tus molestias, muchas parecen milagrosas: eliminar alimentos procesados, tomar dosis altas de vitaminas, infusiones y suplementos exóticos o meditar. Sin embargo, también se te plantean algunas dudas: ¿qué pasa si estos métodos no logran combatir lo que está afectando profundamente tu cuerpo? ¿por qué hay médicos que recomiendan usarlos de determinada manera, pero otros están en contra? ¿A quién le creo? ¿Cómo hago para sanar mi cuerpo de verdad?

¡Entendemos perfectamente tu frustración! Decidimos escribir este libro porque estamos cansados de ver a las personas atrapadas entre dos extremos: quienes confían ciegamente en una medicina convencional que no siempre encuentra las respuestas, y quienes buscan soluciones «naturales» que, por sí solas, tampoco son suficientes. La clave no está en elegir un bando, sino en **integrar lo mejor de ambos mundos.**

La medicina convencional y los enfoques holísticos no son enemigos: son piezas complementarias de un mismo rompecabezas. Nuestra misión es entregarte lo mejor de cada uno para que puedas lograr mejorar tu salud de manera integral. Porque la medicina no debería estar limitada por un sistema u otro, lo que realmente necesitas es una visión más completa. Después de todo, tu cuerpo es mucho más que una serie de partes que se pueden reparar de manera independiente. Cada célula, cada órgano, cada emoción están conectados más de lo que te imaginas.

En este libro descubrirás **qué es lo que te enferma de verdad**. Entenderás que muchas enfermedades no son inevitables: son el resultado de hábitos, decisiones, creencias y entornos que podemos cambiar. Y lo más importante: entenderás cómo reconocer a tiempo esos problemas de salud que, si se dejan pasar, pueden volverse graves. A menudo, incluso los mejores médicos no detectan ciertas señales tempranas. Este libro te enseñará a **identificar esos signos clave y a saber cuándo necesitas ayuda**.

Controlar, y en muchos casos revertir o sanar las enfermedades crónicas, es posible. A lo largo de estas páginas aprenderás a hacerlo a través de cambios en tu estilo de vida, hábitos saludables, alimentos poderosos, suplementos, vitaminas y remedios naturales con el respaldo de la mejor evidencia científica disponible, que hemos estudiado y traducido en recomendaciones prácticas para tu día a día. No importa tu edad ni la gravedad de tu condición: siempre hay algo que puedes hacer para mejorar, y mucho, tu calidad de vida. Recuerda, tu enfermedad no es una condena. Además, **derribaremos los mitos más frecuentes** que rodean la salud y los errores que muchas personas cometen, a menudo sin darse cuenta, y que les impiden alcanzar un estado óptimo de bienestar.

Este libro es una invitación a «despertar» y **retomar el control de tu salud**. Aquí no solo encontrarás datos científicos, sino también testimonios de personas reales que han enfrentado y superado enfermedades, para mostrarte que la prevención y la sanación son posibles. Queremos empoderarte con lo más valioso: el conocimiento. Porque cuando comprendes cómo funciona tu cuerpo y qué lo afecta, tienes el poder de transformarlo.

Cómo funciona este libro

Está dividido en dos partes diseñadas para brindarte una comprensión profunda y práctica de cómo cuidar tu salud de manera integral.

Primera parte: las enfermedades crónicas más frecuentes que nos roban la vida

En esta primera sección, exploraremos los problemas de salud más comunes que hoy en día enferman y matan a millones de personas. Desde enfermedades cardíacas y cáncer hasta diabetes y problemas digestivos, descubrirás cómo reconocer sus etapas y los síntomas de alerta. Pero no solo eso, también entenderás cómo sanar, qué errores evitar y, lo más importante, cómo están profundamente conectados los sistemas de tu cuerpo. ¿Sabías que mejorando tu microbiota intestinal y la inflamación en la pared de tu intestino puedes empezar a sanar diversos problemas hormonales, cardíacos y hasta de salud mental? **Todo tu cuerpo necesita estar en equilibrio para gozar de una buena salud.**

Segunda parte: estrategias más efectivas para sanar tu cuerpo

En esta sección, encontrarás herramientas prácticas para cuidar tu salud de manera integral, las cuales puedes aplicar desde hoy mismo para prevenir, combatir enfermedades y evitar muertes prematuras. Estas estrategias no son soluciones temporales ni curas milagrosas: son enfoques que abordan la raíz de los problemas, ayudándote a mejorar tu salud de manera duradera.

Información que va desde ajustes en tu alimentación y estilo de vida, hasta el uso de **remedios naturales, suplementos y vitaminas con la mejor evidencia científica**. Incluso te daremos **consejos poco convencionales** que quizá no encuentres en ninguna otra parte, pero que están respaldados por la ciencia y pueden cambiar radicalmente tu calidad de vida. Esta sección te proporcionará una guía clara y efectiva para transformar tu día a día. Al aplicar estas estrategias, estarás protegiendo tu salud y construyendo un futuro más saludable y pleno.

Este libro no es solo para quienes buscan sanar, sino también para aquellos que quieren tomar el control de su salud antes de que aparezcan los problemas.

¡Despierta! El conocimiento es la verdadera medicina y este libro está aquí para empoderarte.

CAPÍTULO 3

¿Qué nos enferma realmente? Verdades incómodas

Dr. Rodrigo Nicolás Veller
Tiempo de lectura: 15 minutos
«¿Acaso todo lo que nos causa placer engorda, es inmoral, pecado, o lo que es peor, provoca cáncer?» Robbins & Cotran *Pathologic Basis of Disease*

Imagina despertar un día con una leve molestia en el pecho. Nada demasiado grave, solo una incomodidad pasajera. Decides ignorarlo y seguir adelante con tu día. Semanas después, esa molestia se convierte en algo más serio. Sin embargo, te dices a ti mismo que es solo estrés, una carga más del ritmo de vida, y, como les ocurre a muchas personas, decides postergarlo, confiando en que desaparecerá por sí solo. Lo que no sabes es que, en silencio, tu cuerpo lleva tiempo acumulando pequeños daños.

Cada bocado de comida con tóxicos ocultos, cada día que pasas sentado sin moverte, cada anuncio que te convenció de que un producto es saludable, ha ido dejando su marca. Y lo peor es que no lo notaste a tiempo.

Pero esta no es solo tu historia. Es la de millones de personas que, día tras día, ven su salud deteriorarse sin darse cuenta de lo que está ocurriendo en su cuerpo. ¿Por qué? Porque no nos han enseñado lo que realmente nos está enfermando.

A continuación, **revelaremos los cinco factores más determinantes que están afectando tu salud.** La buena noticia es que, aunque parecen inevitables, la mayoría de ellos pueden ser controlados si tienes la información que te brindaremos en este libro.

Lo que traemos al nacer: genética y epigenética

Es cierto que nacemos con un conjunto de genes que nos predisponen a ciertas enfermedades. Tal vez has escuchado que «Si mis padres tienen cáncer, diabetes, presión alta, yo también la tendré». Pero ¿y si te dijera que esto no es del todo cierto? Lo que heredamos no es una sentencia inevitable, sino una predisposición que puede ser modificada por nuestros hábitos.

Aquí es donde entra en juego la epigenética, que, de manera simple, se refiere a cómo los factores externos, como nuestros hábitos y el entorno, pueden influir en la expresión de los genes. En otras palabras, tus genes son como un interruptor que puede estar encendido o apagado y lo que comes, lo que haces y hasta cómo gestionas el estrés puede influir en qué genes se activan. Recuerda, tu genética no es tu destino. En este punto, otro factor clave entra en juego: nuestros malos hábitos y la forma de comer.

Las decisiones que tomamos todos los días: malos hábitos y alimentación

El mundo moderno, con su aparente comodidad, nos ha convertido en prisioneros sin que lo notemos. Los *deliverys* de comida rápida, el exceso de pantallas y las maratones de series que nos mantienen horas inmóviles, han transformado lo que antes considerábamos «descanso» en una amenaza para nuestra vida. Hoy, pasar más de seis horas al día sentado frente a una pantalla puede ser tan perjudicial para la salud como el cigarrillo. Por eso, muchos expertos advierten que el sedentarismo es «el nuevo tabaquismo».

¿Sabías que consumir alimentos ultraprocesados llenos de ingredientes tóxicos, o dormir menos de siete horas por día puede activar genes que promueven la inflamación, el envejecimiento prematuro y el desarrollo de enfermedades crónicas como la diabetes, el cáncer y la demencia? Varios estudios han mostrado que el consumo diario de aceites de semillas vegetales, como los de girasol, canola, soja y maíz, puede aumentar el riesgo de muerte a un nivel comparable al del consumo de azúcar.

Por el contrario, los buenos hábitos tienen el poder de hacer lo opuesto al revertir la expresión de genes perjudiciales. Comer alimentos frescos y nutritivos, alimentar a nuestra microbiota intestinal, moverse regularmente, y gestionar el estrés puede apagar esos genes dañinos y activar otros que nos protegen, reduciendo el riesgo de enfermedades y mejorando nuestra inmunidad. En definitiva, los buenos hábitos **encienden los genes de la longevidad,** y al mismo tiempo, agregan **vida a tus años.**

¿Sabías que, sin importar tu edad, practicar ejercicios de fuerza y aumentar la masa muscular, junto con hábitos saludables, puede rejuvenecer todo tu organismo y retrasar tu edad biológica en más de nueve años? Esto significa que tu cuerpo puede mantenerse mucho más joven y funcional por más tiempo. Pero la verdadera pregunta es: ¿qué decisiones estás tomando hoy que podrían estar activando esos genes dañinos sin que lo sepas?

La manipulación de las industrias: lo que nos hacen creer que es saludable

Desde que somos niños, estamos expuestos a una cantidad impresionante de mensajes que nos venden la idea de que ciertos productos son saludables, cuando en realidad son todo lo contrario. Las industrias alimentarias y de consumo han perfeccionado el arte de manipular nuestra percepción, haciendo que lo dañino parezca bueno.

¿Recuerdas esos anuncios brillantes, coloridos, que te vendían cereales industriales como la mejor manera de comenzar el día lleno de energía y felicidad? Y como millones de personas, lo creíste. La realidad es que estos productos están cargados de **azúcares ocultos**. Según la Organización Mundial de la Salud (OMS), el consumo excesivo de azúcar añadido está vinculado directamente al aumento de enfermedades metabólicas como la diabetes tipo 2 y la obesidad.

Lo preocupante es que la industria utiliza términos como «sin azúcar añadida», cuando el producto ya está repleto de azúcares naturales o procesados disfrazados bajo nombres como jarabe de maíz de alta fructosa, maltosa, o incluso «azúcar integral natural». Todos estos son, en esencia, formas de azúcar que tienen el mismo impacto dañino en nuestro cuerpo. Son diferentes disfraces del mismo villano.

Otro ejemplo es el uso de términos como «sin sodio añadido» o «bajo en sodio añadido». Si bien estos productos pueden cumplir con los requisitos técnicos para ser etiquetados de esta manera, ya contienen cantidades elevadas de sodio desde su procesamiento inicial, incluso si no se ha añadido más sodio durante su fabricación. Esto engaña al consumidor, haciéndole creer que el producto es saludable o menos dañino de lo que realmente es (puedes ver la lista completa de nombres engañosos en el glosario, capítulo 21).

El **exceso de sodio** ha sido relacionado con un aumento significativo en la presión arterial, ataques cardíacos, derrames cerebrales y problemas de riñón. Un estudio publicado en la prestigiosa revista científica *The Lancet* encontró que el consumo elevado de sodio es uno de los principales contribuyentes a la hipertensión, responsable de millones de muertes anuales.

Además, nos han vendido la idea de que el jugo de naranja envasado es una opción saludable para empezar el día. Lo que no mencionan es que este jugo, al ser filtrado, pierde la mayor parte de su fibra y lo que queda es una bebida con un alto contenido de fructosa, que eleva los niveles de azúcar en sangre tan rápido como una bebida gaseosa azucarada. Hoy sabemos que el consumo regular de jugos de fruta procesados, y en algunos casos incluso los naturales cuando están mal preparados o filtrados, puede aumentar el riesgo de desarrollar diabetes, obesidad, hígado graso, y otros problemas metabólicos que llevan a muertes prematuras.

Por otro lado, las industrias se han beneficiado del uso de términos como «natural» u «orgánico». El hecho de que algo sea etiquetado de esta manera no significa necesariamente que sea bueno para la salud. Por ejemplo, un alimento puede contener azúcar orgánica, pero eso no elimina el hecho de que sigue siendo azúcar y tiene exactamente el mismo efecto dañino en tu cuerpo. El uso de etiquetas como «orgánico» o «natural» puede inducir a los consumidores a comprar productos ultraprocesados bajo la creencia de que son más saludables, cuando en realidad no lo son.

La publicidad infantil también ha sido un campo fértil para estas manipulaciones. Productos como barras de cereales, yogures azucarados y *snacks* ultraprocesados son vendidos a los padres como opciones saludables para sus hijos, cuando en realidad son ricos en azúcares añadidos, emulsificadores, grasas saturadas, sodio y conservantes que destruyen nuestra microbiota intestinal y, como verás más adelante, esto tiene un impacto extremadamente dañino en nuestro cuerpo.

Esta estrategia de venta no es nueva: basta con recordar las antiguas publicidades de cigarrillos, donde se mostraba a modelos, personas atractivas y exitosas disfrutando de su «elegante» cigarro. La industria del tabaco utilizaba la imagen de salud y éxito para normalizar y glorificar un hábito que hoy sabemos que mata millones de personas cada año.

En este libro te alertaremos sobre esto. La manipulación está en todos lados. El *marketing* es tan sutil que logra convertir en «sano» lo que, en realidad, está lejos de serlo. ¿Cuántas veces te has dejado engañar sin darte cuenta?

La mala información en redes sociales: cuando las mentiras se visten de verdad

Hoy en día, estamos bombardeados por una cantidad infinita de información en redes sociales. Cualquier persona con un celular, un perfil atractivo y algo de carisma puede autoproclamarse experto en salud. Lo preocupante es que, muchas veces, lo que estos «expertos» están recomendando no solo es falso, sino peligroso.

Las redes sociales están llenas de información errónea, medias verdades o, peor aún, falsas esperanzas: desde *influencers* que promueven dietas milagrosas que no están respaldadas por la ciencia, hasta «profesionales» que distorsionan estudios para venderte suplementos.

Un ejemplo clásico son las llamadas «limpiezas intestinales» que prometen desintoxicar tu cuerpo de forma milagrosa en pocos días. Te venden productos como laxantes fuertes, tés o incluso suplementos détox que en realidad contienen ingredientes tóxicos. Algunas personas han sufrido deshidratación severa y daños en el sistema digestivo por seguir estas modas.

Otro ejemplo común es el mito de las «curas milagrosas» que prometen eliminar enfermedades crónicas en diez días. Personas desesperadas, que buscan una solución rápida para problemas como la diabetes o el cáncer, caen en manos de charlatanes que les prometen resultados imposibles con dietas extremas o suplementos carísimos. Estas falsas promesas no solo son una mentira cruel, sino que en muchos casos hacen que las personas retrasen o abandonen tratamientos médicos, tanto con enfoques convencionales como holísticos, que sí podrían salvarles la vida.

¿Has escuchado que beber agua con sal «cura» el cuerpo? Esto es otra tendencia peligrosa que puede en realidad causar deshidratación severa, desequilibrio de electrolitos y sobrecarga de tu riñón, especialmente si se consume en exceso. Este tipo de información es muy irresponsable.

La realidad es que estas afirmaciones no solo carecen de base científica, sino que pueden hacerte un tremendo daño. La mala información en redes sociales está llevando a miles de personas por caminos peligrosos y es más difícil de lo que creemos distinguir lo que es real de lo que no.

La información tergiversada y las verdades incompletas están causando más problemas de lo que imaginamos. Además, muchos de estos profesionales distorsionan estudios científicos para crear titulares atractivos, pero omiten detalles clave, generando confusión. Esta desinformación está desviando a miles de personas del camino hacia una salud real, mientras crean falsas esperanzas o miedo innecesario.

Es crucial ser consciente de que, en muchos casos, estos «expertos» están más interesados en vender productos o aumentar su número de seguidores que en ofrecer soluciones reales y seguras. La desinformación no solo confunde, también mata. Lo que está en juego no es solo tu salud física, sino tu confianza en tratamientos que de verdad funcionan.

Nuestras creencias limitantes: la trampa invisible que nos detiene

Uno de los mayores obstáculos para nuestra salud no son solo los genes, los malos hábitos o la desinformación, sino algo aún más profundo: nuestras creencias limitantes. Estas creencias, a menudo tan arraigadas que ni siquiera las cuestionamos, pueden ser las responsables de bloquear nuestro progreso hacia una vida más saludable y plena.

¿Te suenan expresiones como «Yo siempre fui así», «Es demasiado tarde para cambiar» o «Soy demasiado viejo para empezar con eso»? Estas ideas no solo limitan lo que creemos que podemos hacer, sino que impactan nuestra salud. Al aceptar rígidamente estas creencias, nos resignamos a llevar una vida de menos bienestar, y ese estado mental puede acelerar el envejecimiento, fomentar el sedentarismo y perpetuar malos hábitos.

Piensa en frases como:

- **«Ya no tengo 20 años para hacer ejercicio»**: esta creencia te impide comenzar a moverte, aunque el ejercicio regular es una de las mejores formas de mantener la vitalidad a cualquier edad.
- **«En mi familia todos son así, no puedo evitarlo»**: este tipo de pensamiento refuerza la idea de que tus genes son una condena, cuando en realidad, tus hábitos pueden cambiar la forma en que actúan en tu cuerpo.
- **«No soy una persona sana, nunca lo fui»**: decidir que tu identidad está atada a una vida poco saludable solo te aleja de las acciones que podrían cambiar ese destino.

Estas creencias autolimitantes actúan como trampas invisibles que te mantienen en un ciclo de inacción. Te convencen de que no puedes mejorar tu salud o que ciertos cambios ya no son posibles. Pero la verdad es que **nunca es tarde para transformar tu vida**. La ciencia nos ha demostrado que el cuerpo humano tiene una capacidad increíble de regenerarse y adaptarse cuando le damos las herramientas correctas. Lo que necesitas no es un cambio milagroso, sino romper con esas barreras mentales que te frenan.

Imagina que en lugar de pensar «Es demasiado tarde», te dices «Nunca es tarde para empezar». El simple acto de desafiar esas creencias puede desencadenar un cambio enorme en tu salud física y mental. Puedes volverte más fuerte, más ágil y más joven de lo que te imaginas, sin importar cuántos años tengas.

Lo que realmente nos enferma y nos mata muchas veces no es lo que sucede fuera de nosotros, sino lo que decidimos creer. El cambio real empieza cuando dejas atrás estas ideas limitantes (incluyendo la de la frase al inicio del capítulo) y comienzas a ver las infinitas posibilidades de llevar una vida saludable y placentera al mismo tiempo.

Por eso este libro tiene un objetivo claro: **despertarte y empoderarte** con la información correcta, basada en la evidencia de la ciencia, y mostrarte lo mejor de la medicina convencional y holística, no como rivales, sino como herramientas complementarias.

Nuestro propósito es que entiendas que puedes retomar el control de tu salud. No estás condenado por tus genes, ni necesitas seguir soluciones supuestamente rápidas y peligrosas que solo empeoran tu bienestar. Al tomar decisiones conscientes, basadas en la evidencia, puedes transformar tu vida. Este es un viaje de autoconocimiento y acción, donde aprenderás a escuchar tu cuerpo, a desafiar lo que te han hecho creer y a actuar de manera que favorezca tu bienestar a largo plazo.

La verdadera salud no es solo la ausencia de enfermedad, sino la capacidad de vivir plenamente, con energía y vitalidad. Este libro es la guía que te acompañará en ese camino, ayudándote a evitar los errores más comunes, a derribar mitos, creencias limitantes y a construir un futuro más saludable y pleno.

CAPÍTULO 4:

Cáncer: lo que la ciencia sabe y nadie te cuenta

Dr. Rodrigo Nicolás Veller
Tiempo de lectura: 30 minutos
La verdadera amenaza para nuestra salud no es la enfermedad, sino nuestra ignorancia sobre cómo prevenirla.

Cáncer. Una palabra que genera miedo, incertidumbre, y muchas veces silencio. Cada año, millones de personas reciben este diagnóstico y enfrentan no solo una enfermedad, sino también un sistema que parece más interesado en tratar que en prevenir. Pero ¿qué pasaría si te dijera que ya tienes en tus manos el poder de reducir tu riesgo de manera significativa y luchar contra él? No se trata de milagros ni de promesas vacías, sino de ciencia, de hábitos y de elecciones diarias que pueden marcar la diferencia entre una vida sana y la enfermedad. El cáncer no aparece de la nada: deja rastros, señales, y, muchas veces, una ventana de oportunidad para detenerlo antes de que sea demasiado tarde.

En este capítulo, desnudaremos las verdades incómodas: ¿El cáncer tiene cura?, ¿Cómo hacer para detectarlo a tiempo?, ¿Qué papel juegan las grandes industrias en mantenernos desinformados?, ¿Cuáles son las opciones naturales que pueden prevenirlo e, incluso, combatirlo?

No estás solo en esta batalla. Vamos a desentrañar los superalimentos, vitaminas y remedios naturales más poderosos, aquellos que la ciencia respalda, pero que rara vez ocupan los titulares. Prepárate para desafiar lo que creías saber y tomar el control de tu salud. La información que encontrarás aquí podría ser el cambio que tu cuerpo y tu vida, están esperando.

¿Qué es realmente el cáncer?

Tu cuerpo es un ecosistema fascinante, compuesto por miles de millones de células que trabajan juntas como una orquesta perfectamente afinada. Cada célula sabe muy bien qué hacer: cuándo dividirse, crecer e incluso cuándo es momento de retirarse para dar paso a células más jóvenes y saludables. Todo ocurre con un orden impecable, como si existiera un manual de instrucciones invisible que las células siguen al pie de la letra. Pero ¿qué sucede cuando una parte de ese sistema decide ignorar las reglas? Ahí es cuando aparece el cáncer.

El cáncer, o tumor maligno (sí, son lo mismo), es, en esencia, un desorden celular. Algunas células mutan, es decir, sufren cambios en su programación original y deciden actuar por su cuenta. En lugar de cumplir su ciclo de vida normal, estas células rebeldes comienzan a multiplicarse sin control, ignorando todas las señales que deberían detenerlas. Y no se quedan ahí. Estas células alteradas adquieren algo aún más peligroso: la capacidad de invadir tejidos cercanos e incluso viajar a otras partes del cuerpo, en un proceso conocido como metástasis. Es como si una pequeña chispa de caos en un rincón de tu cuerpo se convirtiera en un incendio que amenaza con extenderse sin control. Sin embargo, entender este proceso no solo nos ayuda a diagnosticarlo, sino también a detenerlo. Porque si algo debemos tener claro es que, aunque el cáncer parezca un enemigo imbatible, conocer su funcionamiento nos da las armas necesarias para enfrentarlo y, en muchos casos, ganarle la batalla.

¿Es verdad que todos tenemos un cáncer dormido?

Es cierto, pero solo en parte. En algún momento de nuestras vidas, todos producimos células con el potencial de convertirse en cáncer. Puede suceder por exposición a toxinas ambientales, el humo del tabaco, virus como el Virus del Papiloma Humano HPV, la radiación ultravioleta del sol, el envejecimiento o simplemente porque nuestro cuerpo puede cometer errores al dividir sus propias células. Sin embargo, aquí viene lo fascinante y esperanzador: nuestro organismo tiene mecanismos de defensa naturales que trabajan sin descanso para evitar que esas células anormales se conviertan en un problema mayor. El sistema inmunológico y otros sistemas de vigilancia celular funcionan como un equipo de policías que patrullan las 24 horas del día, buscando células dañadas o defectuosas. Cuando las detectan, las eliminan antes de que puedan multiplicarse y causar daño. Este proceso, conocido como 'vigilancia inmunológica', es una de las razones principales por las que muchas personas viven toda su vida con pequeñas cantidades de células anormales sin desarrollar síntomas. Por ejemplo, en el caso del cáncer de próstata, los estudios han mostrado que hay más hombres que morirán con este tipo de cáncer que a causa de él. Es decir, nunca sabrán que esas células estuvieron ahí, porque su sistema inmunológico lo mantuvo a raya durante toda su vida.

Esto nos lleva a una conclusión poderosa: tu sistema inmunológico es una de las primeras líneas de defensa. Cuidarlo y fortalecerlo es una de las formas más efectivas de combatir el cáncer, como lo explicamos en detalle en el capítulo 15.

¿Por qué nos da cáncer?

Si nuestro cuerpo está diseñado para protegerse, ¿qué hace que las células cancerosas despierten y desafíen nuestras defensas naturales? La respuesta no es sencilla, porque el cáncer no aparece por una sola causa, sino por una combinación de factores. Por un lado, están los genéticos: ciertos genes que heredamos pueden predisponernos a desarrollar ciertos tipos de cáncer. Pero, por otro lado, están los relacionados con nuestro estilo de vida. Y aquí hay algo que no podemos ignorar: **tus genes son un arma, pero tus hábitos son quienes jalan el gatillo**. Solo el 5% de los cánceres son hereditarios, es decir, dependen exclusivamente de nuestra carga genética. El otro 95% está relacionado con nuestros hábitos y el entorno en el que vivimos. El estrés crónico, la mala alimentación, la falta de ejercicio, niveles bajos de vitamina D y la exposición a carcinógenos (como lo detallaremos más adelante) pueden generan inflamación y alteraciones hormonales que favorecen el entorno ideal para que las células cancerosas se «despierten» y prosperen. Incluso nuestra microbiota intestinal, esa comunidad de microorganismos que vive en el intestino juega un papel fundamental. Si está alterada, nuestras defensas contra el cáncer se debilitan aún más.

Lo interesante es que esta interacción entre genética y estilo de vida no ocurre de la noche a la mañana. Que el cáncer «despierte» puede tardar años o incluso décadas. Por eso, nuestras elecciones diarias tienen un papel crucial: cada alimento que comemos, cada hábito que cultivamos y cada exposición que evitamos puede inclinar la balanza a favor de nuestras defensas naturales. Más del 90% de los cánceres detectados a tiempo son completamente curables y, muchas veces, pueden combatirse desde su raíz antes de que se conviertan en una amenaza.

Por otro lado, no todos los tumores son malignos. Cuando alguien descubre un «bulto» o un «tumor» en el cuerpo, puede tratarse de un tumor benigno, como un fibroma en el útero o un pólipo en el intestino. A continuación, exploraremos la diferencia entre los tumores benignos y malignos, y si los primeros pueden llegar a transformarse en cáncer. Porque entender estas diferencias es esencial para perder el miedo y actuar con conocimiento.

¿Qué diferencia a un tumor benigno de un tumor maligno o cáncer?

Un tumor benigno no se extiende a otras partes del cuerpo ni invade los tejidos cercanos. Crece únicamente en el órgano donde se origina y se mantiene allí, como ocurre con los pólipos intestinales, fibromas del útero o algunos quistes de riñón u ovario. Aunque algunos pueden crecer mucho y llegar a ser molestos o causar síntomas por su tamaño, en general no representan un peligro grave. Además, estos tumores suelen ser removidos fácilmente mediante cirugía y, en la mayoría de los casos, no regresan.

El cáncer, por otro lado, es un tumor con comportamiento maligno. Estas células son agresivas: invaden los tejidos cercanos y tienen la capacidad de hacer metástasis, es decir, diseminarse a otras partes del cuerpo a través del sistema linfático o de la sangre. Estos son los principales «indicadores de malignidad» que diferencian a un cáncer de un tumor benigno.

Pero hay un detalle crucial que no podemos ignorar: algunos tumores benignos tienen el potencial de transformarse en malignos con el tiempo. Esto ocurre, por ejemplo, con ciertos pólipos intestinales o de estómago, o incluso con algunas verrugas genitales causadas por el virus del HPV. Lo preocupante es que estos tumores benignos pueden permanecer en el cuerpo durante años sin causar síntomas, lo que les da tiempo para volverse peligrosos. Pero aquí está la buena noticia: si estos tumores son detectados en su etapa inicial, cuando aún son benignos, pueden tratarse fácilmente, y en prácticamente el 100% de los casos se curan. Es un recordatorio de la importancia de la detección temprana y de prestar atención a los chequeos regulares según tu edad, por ejemplo, la necesidad de realizar colonoscopias de rutina a partir de los 45-50 años, especialmente si tienes factores de riesgo (más detalles en capítulo 5 sobre salud digestiva e intestinal).

Las primeras señales de alerta y los factores de riesgo

Detectar el cáncer a tiempo puede marcar la diferencia entre una cura completa y un diagnóstico avanzado. Por eso es vital aprender a reconocer las señales tempranas que nuestro cuerpo nos envía, incluso cuando son sutiles o pasan desapercibidas. En esta sección, descubrirás cuáles son los primeros síntomas a los que debes prestar atención, los factores de riesgo más peligrosos que puedes evitar, y finalmente, los secretos para mantener al cáncer «dormido» y combatirlo de manera natural.

¿Cuáles son los primeros síntomas de cáncer?

A menudo, los síntomas iniciales son tan leves que no les damos importancia. Pero saber identificarlos a tiempo es clave para la cura. Aquí tienes los nueve signos más comunes que pueden indicar la presencia de un tumor:

- **Pérdida de peso inexplicable:** si has perdido peso sin motivo aparente en los últimos 3 a 6 meses, puede ser una señal de alarma.
- **Fatiga extrema:** ese cansancio que no mejora con el descanso es uno de los primeros síntomas que puede aparecer, incluso meses antes de descubrir un tumor subyacente.
- **Cambios en la piel:** observa cualquier lunar irregular, mancha inusual o úlcera que no cicatriza.
- **Dolores persistentes en músculos y articulaciones:** molestias sin causa aparente que no desaparecen pueden ser más que simples malestares.
- **Tos o cambios en la voz:** especialmente si son persistentes y no están relacionados con infecciones recientes.
- **Sangrado, hematomas o secreciones inusuales:** estos pueden ser signos de alteraciones internas.
- **Bultos o hinchazón persistente:** en cualquier parte del cuerpo, incluidos ganglios linfáticos inflamados en el cuello o la ingle. Si no desaparecen después de unas semanas, consulta con un médico.
- **Sudoración o fiebre inexplicables:** en especial cuando son nocturnas y persisten por un tiempo prolongado.
- **Cambios en tus hábitos intestinales o urinarios:** como diarrea crónica, estreñimiento prolongado sin explicación o sangre en las heces o la orina.

Es importante aclarar que cualquiera de estos síntomas, por sí solo, no significa necesariamente que se trate de un cáncer. Tampoco indican si un tumor es benigno o maligno. Sin embargo, la presencia de estas señales debe motivarte a realizar un chequeo médico completo para descartar cualquier problema.

Ahora que sabemos cuáles son las señales de alerta, profundicemos en los peores factores de riesgo que aumentan la probabilidad de desarrollar cáncer. Entender por qué ocurren es el primer paso para prevenirlos.

¿Qué cosas causan cáncer?

En resumen, recuerda este poderoso mensaje: en términos simples, el cáncer no es causado solo por la genética, sino por una combinación de factores que podemos modificar, que incluye todo lo que debilita nuestras defensas naturales, altera nuestra microbiota intestinal y genera inflamación crónica y desequilibrios hormonales.

Alimentos, bebidas, métodos de cocción y hábitos que «alimentan» al cáncer

1. **Carnes procesadas**
   La Organización Mundial de la Salud (OMS) declaró a estos productos como cancerígenos para los humanos. Equivale casi a comer cigarrillo saborizado. Esto se debe a que contienen nitratos y nitritos, conservantes que al cocinarse o digerirse, forman compuestos muy dañinos como las nitrosaminas. Además, el exceso de sal y aditivos en estos alimentos también aumenta el riesgo de cáncer. Según la OMS, 50 gramos de carne procesada al día (el equivalente a una salchicha o dos a tres rebanadas de tocino) aumenta el riesgo de cáncer de colon en un 18%.

2. **Carnes rojas sin procesar**
   Aunque no son tan peligrosas como las carnes procesadas, el consumo excesivo de carnes rojas también puede aumentar el riesgo de cáncer, especialmente si se superan los 500 gramos por semana (equivalentes a 3 o 4 bifes pesados crudos) o si se cocinan a altas temperaturas, como en parrillas, planchas o frituras. Estos métodos, especialmente cuando no se tiene control

del fuego, generan compuestos tóxicos, como las aminas heterocíclicas, que inflaman el cuerpo y dañan el ADN, favoreciendo la aparición de células cancerosas.

3. **Alimentos ahumados, encurtidos y en salazón**
Los alimentos ahumados, encurtidos en salmuera o preservados en salazón, como pescados y carnes rojas, pueden parecer inofensivos o incluso tener un «gusto especial». Sin embargo, estos métodos de conservación generan compuestos altamente tóxicos llamados hidrocarburos aromáticos policíclicos (HAP). Estos HAP no solo están presentes en los alimentos, sino también en el humo de cigarrillos, gases de escape y combustión de materiales como carbón y petróleo. Cuando consumimos alimentos cocinados o conservados de esta manera, nuestro cuerpo los absorbe, y con el tiempo, pueden aumentar el riesgo de desarrollar cáncer de estómago, esófago, intestino y riñón. Por ejemplo, un pescado ahumado contiene hasta 20 veces más compuestos tóxicos que un pescado fresco. Este dato nos recuerda que, aunque el ahumado sea una técnica antigua y tradicional, su consumo regular puede ser peligroso. De hecho, las personas que consumen alimentos ahumados con frecuencia tienen hasta un 40% más de riesgo de desarrollar cáncer en comparación con quienes los evitan.

El proceso de curado con sal también contribuye a este riesgo, ya que puede formar compuestos tóxicos que dañan las células y favorecen la aparición del cáncer.

4. **¿El azúcar alimenta al cáncer?**
La respuesta breve es sí. Las células cancerosas, como todas las células de nuestro cuerpo, usan azúcar para crecer. Sin embargo, el problema no es solo el azúcar en sí, sino cómo su exceso afecta los niveles de insulina.

Cuando consumimos grandes cantidades de azúcares refinados o alimentos ultraprocesados, el cuerpo libera insulina en exceso. Esta hormona, que actúa como una «llave maestra» en muchos procesos metabólicos, también puede favorecer el crecimiento de células cancerosas. Además, el exceso de insulina genera inflamación crónica, creando el entorno perfecto para que el cáncer prospere.

Es fundamental entender que no todos los tipos de azúcar afectan al cuerpo de la misma manera. Saber elegir es clave para protegerte y evitar alimentar al cáncer sin darte cuenta. No es lo mismo consumir frutas y verduras enteras, que contienen azúcares naturales acompañados de fibra, vitaminas y antioxidantes, que ingerir azúcares refinados, procesados o en su forma pura. Estos últimos, como el azúcar blanca, orgánica, jarabe de maíz o fructosa industrial (presentes en refrescos, jugos envasados, dulces y alimentos ultraprocesados), son los verdaderos responsables de los picos de insulina que inflaman el cuerpo, favorecen el crecimiento de tumores malignos y aumentan el riesgo de metástasis en quienes ya padecen esta enfermedad. Los jugos de frutas filtrados (sin su pulpa), por más naturales que sean, son una fuente muy concentrada de fructosa. Incluso los azúcares menos refinados, como el mascabo, siguen teniendo el mismo impacto negativo.

Nuestro mensaje aquí es que no se trata de eliminar todo el azúcar de tu alimentación, sino de reducir o evitar al máximo el consumo de azúcares añadidos. Esto incluye también productos hechos con harinas refinadas, como galletas, pan blanco y bebidas azucaradas.

La buena noticia es que controlar tus niveles de insulina puede reducir en gran medida el riesgo de cáncer en general.

5. Alimentos ultraprocesados en general

Los alimentos y bebidas ultraprocesados, como refrescos, cereales industriales, y prácticamente todo lo que venga en paquetes de plástico listo para el consumo, representan una amenaza significativa para nuestra salud. Estudios muestran que quienes consumen estos productos de manera habitual tienen casi 20% más riesgo de desarrollar cáncer y alteraciones hormonales, además de aumentar la inflamación crónica en el cuerpo. Este tipo de alimentos, diseñados para ser atractivos, económicos, duraderos y adictivos, están cargados de aditivos, azúcares, grasas dañinas y compuestos químicos que afectan negativamente nuestras células. Evitarlos o reducir su consumo al mínimo es una de las decisiones más importantes para tu salud.

6. **Cocinar con aceites refinados y grasa animal: un peligro en la cocina**
El uso de aceites refinados como girasol, soja, canola y maíz, especialmente cuando se reutilizan, es otra fuente de compuestos altamente tóxicos y cancerígenos. Al calentarse, estos aceites se queman y oxidan, liberando humos y sustancias similares a los contaminantes que salen del escape de un auto. Es alarmante saber que hay estudios que muestran que los aceites vegetales refinados pueden causar daños en la salud comparables al consumo de azúcar. Además, freír alimentos en aceite, sumergiéndolos por completo, es tan perjudicial que quienes lo hacen más de dos veces por semana tienen el doble de probabilidades de morir prematuramente en comparación con quienes no utilizan este método de cocción. Por su parte, las grasas animales, como la de cerdo, tampoco son ideales para cocinar a diario. Aunque pueden ser utilizadas ocasionalmente, lo mejor es reservarlas para ocasiones especiales.

La buena noticia es que existen alternativas saludables y seguras para disfrutar de tus alimentos sin poner en riesgo tu salud. Por ejemplo, la cocción al vapor o hervido preserva los nutrientes, especialmente si aprovechas el caldo, y no genera compuestos tóxicos. Cocinar en sartén a fuego bajo u hornear a bajas temperaturas y de manera lenta (por debajo de los 160°C) reduce significativamente la formación de acrilamida, un compuesto cancerígeno que aparece en las partes más quemadas de los alimentos cuando se cocinan a fuego alto. Las freidoras de aire también son una buena opción, pero es importante utilizarlas correctamente para que no alcancen temperaturas demasiado altas. Para evitar que los alimentos se peguen, puedes optar por aceites más saludables, como el aceite de aguacate virgen, el aceite de oliva virgen o la mantequilla ghee en pequeñas cantidades y de manera ocasional. Te daremos más detalles en el capítulo 19 sobre tóxicos en tu cocina.

7. **Alcohol**
Dato curioso: varios estudios mostraron que incluso una sola bebida alcohólica al día (por ejemplo, 355 ml de cerveza al 5%, 150 ml de vino al 12%, o 45 ml de licor al 40%) aumenta el riesgo de cáncer de mama en las mujeres en un 7%. Además, el alcohol es responsable de aproximadamente el 5% de todos los casos de cáncer en el mundo. Hoy sabemos que nuestro cuerpo transforma el alcohol en otros tóxicos que pueden causar daños directos en nuestro ADN. Esta es una de las razones por las que el consumo de alcohol está fuertemente relacionado con el cáncer de hígado, boca y esófago.

Los cinco peores hábitos que provocan cáncer

Además de una mala alimentación y métodos de cocción perjudiciales, como freír o quemar los alimentos, existen otros hábitos cotidianos que aumentan significativamente el riesgo de cáncer.

1. **Exponerse a productos químicos tóxicos**
Aunque no podemos protegernos de todo, sí podemos reducir la exposición a muchos químicos peligrosos presentes en pesticidas, plásticos, productos de limpieza e incluso en los productos de cuidado personal que usamos cada día.

¿Qué químicos tóxicos debemos evitar?

<u>Ftalatos, parabenos y bisfenol A (BPA)</u>

Estos compuestos están relacionados con inflamación crónica, alteraciones hormonales y daño al ADN, factores que favorecen el desarrollo del cáncer.

¿Dónde se encuentran? En productos femeninos y de cuidado personal: desodorantes, cremas hidratantes, maquillaje, champús y productos para alisar o fijar el cabello suelen contener ftalatos y parabenos. Estos químicos se acumulan en el cuerpo con el tiempo y aumentan el riesgo de cáncer de mama y leucemias. ¿Cuál es la solución? Busca en la etiqueta frases como «libre de parabenos», «sin ftalatos» o «sin fragancias sintéticas», y optar por opciones naturales.

Alimentos con pesticidas, herbicidas y metales pesados

Además de los productos de cuidado personal, muchos de los alimentos y el agua que consumimos están contaminados con pesticidas, herbicidas y metales pesados. Estos compuestos no solo dañan el ADN, sino que también interfieren con nuestra microbiota intestinal y debilitan nuestras defensas naturales contra el cáncer.

¿Cómo reducir esta exposición?

- Usa un filtro de agua: los filtros de carbón activado son una excelente opción para mejorar la calidad del agua tanto para beber como para cocinar.
- Lava bien frutas y verduras: utiliza agua con una cucharadita de bicarbonato para eliminar residuos de pesticidas de forma más efectiva.
- Elige alimentos orgánicos siempre que sea posible: los alimentos cultivados sin pesticidas y químicos tóxicos son una inversión en tu salud.

Plásticos en la cocina y en el almacenamiento de alimentos

El plástico es una fuente común de exposición a químicos tóxicos como el bisfenol A (BPA) y los ftalatos, que se liberan especialmente cuando se calienta o se usa para almacenar alimentos. Estas sustancias no solo inflaman nuestro cuerpo y alteran nuestras hormonas, sino que también aumentan el riesgo de desarrollar cáncer.

¿Cómo reducir el uso de plásticos en tu día a día?

- Elimina los plásticos para beber agua o almacenar alimentos: opta por recipientes de vidrio o acero inoxidable para almacenar tus comidas y botellas reutilizables.
- Nunca calientes alimentos en recipientes de plástico: al calentarse, liberan tóxicos que pueden contaminar los alimentos.
- Para congelar alimentos, usa silicona de grado alimenticio: una alternativa segura y libre de compuestos tóxicos.
- Cucharas y utensilios: prefiere los de madera para mezclar y servir los alimentos mientras cocinas.

Tóxicos ocultos en sartenes antiadherentes

Las sartenes antiadherentes de teflón son prácticas, pero pueden ser peligrosas, especialmente cuando están desgastadas o raspadas. Al calentarse a más de 260°C, el recubrimiento de teflón comienza a descomponerse y liberar gases tóxicos.

Estos gases contienen sustancias conocidas como compuestos perfluorados (PFAS), que no solo están vinculadas al cáncer, sino también a alteraciones hormonales y problemas en el sistema inmunológico.

¿Cómo cocinar de forma más segura?

- Evita utensilios de cocina con PFAS (pueden aparecer como PFOA en sartenes más antiguas) o con recubrimientos antiadherentes de baja calidad. Revisa las etiquetas para asegurarte de que sean libres de estas sustancias.
- Opta por materiales más seguros: sartenes y ollas de cerámica, hierro fundido, vidrio o acero inoxidable son alternativas ideales para evitar la exposición a compuestos tóxicos.

Hacer cambios pequeños como estos en tu cocina no solo protege tu salud, sino que también reduce el impacto ambiental, ayudando a crear un entorno más limpio y saludable para todos.

2. **Fumar**

Esta es la causa número uno de cáncer prevenible en el mundo. El humo del cigarrillo contiene más de 70 sustancias cancerígenas, como el alquitrán y el benceno, que no solo dañan el ADN de tus células, sino que también inflaman y debilitan tu sistema inmunológico.

Un dato impactante: un artículo publicado en la British Medical Journal mostró que cada cigarrillo que fumas puede reducir 11 minutos de tu vida. Si fumas una cajetilla al día durante un año, puedes haber perdido casi dos meses de vida. Dejar de fumar no solo reduce el riesgo de cáncer de pulmón, sino también el de otros tipos, como boca, garganta, esófago, estómago y vejiga. Y aquí está la esperanza: si abandonas este hábito, tu cuerpo comienza a repararse casi de inmediato. En 10 años, el riesgo de cáncer de pulmón se reduce a la mitad, y en 15 años, es casi igual al de una persona que nunca fumó.

3. **Dormir mal**

Las personas que duermen menos de 6 horas por noche tienen un riesgo significativamente mayor de desarrollar varios tipos de cáncer, incluyendo el cáncer de mama, colon y próstata. Esto incluye a quienes trabajan de noche y duermen de día porque, aunque a corto plazo no parezca, este tipo de sueño no es reparador. La falta de sueño afecta negativamente al sistema inmunológico y hormonal, haciéndote más vulnerable a que los tumores crezcan.

4. **El sedentarismo**

La falta de movimiento mata más de lo que imaginamos. El sedentarismo no solo afecta al corazón y la salud metabólica, sino que también está vinculado directamente al desarrollo del cáncer.

Un dato impactante: ver televisión más de cuatro horas al día sin moverte del sofá puede aumentar el riesgo de cáncer de colon en un 35%. Además, el sedentarismo está asociado con más de 135 000 casos de cáncer al año en Estados Unidos, la mayoría de los cuales podrían prevenirse con un cambio en el estilo de vida.

Por otro lado, la buena noticia es que incluso un nivel moderado de actividad física puede marcar una gran diferencia. Las personas que realizan al menos 150 minutos de ejercicio a la semana (30 minutos durante 5 días) tienen un riesgo significativamente menor de desarrollar cáncer.

Moverse no es solo una cuestión de estar en forma, es una de las estrategias más poderosas para prevenir enfermedades y mantener al cáncer «dormido», como lo detallaremos en el capítulo 16 sobre ejercicio y longevidad.

5. **Estrés crónico**
   Este debilita el sistema inmunológico y acelera la propagación del cáncer. Las medidas que buscan controlarlo serán explicadas en el capítulo 18.

¿El cáncer tiene cura?

A continuación, detallaremos las mejores estrategias para apoyar la lucha contra el cáncer de forma natural, pero primero una aclaración clave.

En nuestra visión, el cáncer puede ser curable en muchos casos, especialmente si se detecta a tiempo. Y la mejor forma de enfrentarlo es combinando hábitos saludables, una alimentación consciente y opciones de remedios naturales con respaldo científico, junto a tratamientos convencionales como cirugía, radioterapia o quimioterapia cuando sean necesarios.

Estos tipos de enfoques son diferentes, pero no tienen por qué ser enemigos, sino que deben complementarse, como lo explicaremos aquí.

Las mejores estrategias para combatir al cáncer desde su raíz

Es común escuchar comentarios como: «Todo causa cáncer» o «De algo hay que morir». Este tipo de pensamientos solo nos alejan de la verdadera solución. No se trata de vivir con miedo, sino de tomar el control. El mensaje aquí es claro: no estamos diciendo únicamente lo que hay que evitar; también te estamos mostrando cómo prevenir y combatir esta enfermedad desde la raíz con herramientas prácticas y soluciones accesibles.

La fórmula es más simple de lo que parece:

- El 50% de la lucha está en evitar lo que sabemos que puede «despertar» al cáncer: malos hábitos, productos tóxicos y alimentos peligrosos. Todo lo que te contamos hasta el momento.
- El otro 50% consiste en fortalecer el sistema inmunológico, reducir la inflamación y mejorar la microbiota intestinal: todo esto con las mejores terapias naturales, alimentos antioxidantes, vitaminas, remedios naturales y hábitos que fortalecen tu cuerpo y lo protegen de esta enfermedad.

12 mejores alimentos con los principios activos más poderosos anticáncer

1. **La quinoa**
   No solo es rica en fibra, sino que contiene antioxidantes esenciales que protegen tus órganos del cáncer. Y lo más interesante es que, a diferencia de muchos alimentos de origen vegetal, la quinoa es una fuente completa de proteínas de muy alta calidad, es decir, contiene todos los aminoácidos esenciales que tu cuerpo necesita. Y aquí va otro dato interesante: la quinoa es una excelente sustituta para el arroz blanco. Tiene un índice glucémico mucho más bajo, lo que significa que no solo es ideal para personas con diabetes, sino que también reduce la inflamación en nuestro cuerpo.

2. **Té verde**
   Contiene catequinas, uno de los antioxidantes más potentes que puedes encontrar. Junto con los otros hábitos saludables, consumir 1 taza todos los días ayuda a desintoxicar el cuerpo, man-

tiene el sistema inmunológico fuerte y lo más impresionante: previene varios tipos de cáncer, incluidos el de próstata, colon, estómago, mama, pulmón, ovarios y vejiga. La kombucha hecha con té verde fermentado puede ser aún más interesante, porque contiene probióticos.

3. **La poderosa cúrcuma (también conocida como azafrán de la tierra)**
Su principio activo, la curcumina, bloquea la formación de vasos sanguíneos que alimentan los tumores, es decir, corta el suministro de «nutrientes», debilitándolos y frenando su crecimiento. Puedes consumir una cucharadita en tus platos o en un licuado todos los días. Para aprovechar al máximo sus beneficios, es recomendable consumirla junto con una pizquita de pimienta negra. Esto se debe a la piperina, un compuesto presente en la pimienta que aumenta más de 2 000 veces la absorción de la curcumina en nuestro cuerpo.

4. **Limón**
Este cítrico no solo es conocido por su alta concentración de vitamina C, que fortalece el sistema inmunológico, sino también por su capacidad para desintoxicar el cuerpo, especialmente nuestro hígado y riñón, que son los grandes filtros de toxinas del organismo.
Un hábito sencillo, pero poderoso, es empezar el día con un vaso de agua con limón. Y no tires su cáscara, puedes hacer una infusión y tomarla todos los días.

5. **Semillas de lino**
Son una fuente poderosa de omega-3, una grasa muy saludable que reduce la inflamación y mejora la salud de nuestra pared intestinal, lo cual es clave para combatir al cáncer. Consumir tan solo una cucharadita de semillas de lino al día puede hacer una gran diferencia en tu salud.

Siempre recomendamos molerlas y dejarlas en remojo unas horas antes de consumirlas, ya que el cuerpo las absorbe mejor de esta manera. Puedes agregarlas a batidos, yogures o incluso a jugos verdes.

6. **Ajo**
   Es uno de los alimentos más completos para fortalecer la salud, pero su secreto está en cómo lo consumes. Para aprovechar al máximo sus beneficios, es importante aplastar o picar el ajo y esperar de 5 a 10 minutos antes de consumirlo. Este tiempo permite que se active la alicina, el compuesto responsable de sus potentes efectos anticancerígenos. La alicina se aprovecha mucho mejor cuando consumes el ajo crudo. La dosis medicinal es de 1 a 3 dientes de ajo al día. Un consejo: mézclalo con tus platos listos al final de la cocción o tómalo con un vaso de agua todos los días.

7. **Frutos rojos**
   Fresas, frutillas, moras y arándanos son una de las mejores fuentes de antioxidantes como las antocianinas, compuestos que protegen las células sanas y fortalecen el sistema inmunológico. Además, sus principios activos inducen la muerte de células cancerígenas. Recomendamos consumir estas frutas enteras para aprovechar al máximo sus fibras, que además de mejorar la digestión, son clave en la prevención del cáncer.

8. **Soja**
   Una excelente fuente de proteínas y contiene fitoestrógenos, compuestos que ayudan a equilibrar las hormonas del cuerpo. Esto es particularmente útil para protegerse contra cánceres hormonales, como el de mama. Recomendamos siempre optar por soja de calidad, orgánica.

9. Cebolla

Es rica en quercetina, un químico natural que reduce el riesgo de varios tipos de cáncer, incluyendo los de estómago, colon y próstata. Para aprovechar al máximo sus beneficios, es recomendable consumirla cruda, ya que la cocción prolongada puede reducir la concentración de sus compuestos activos. Además, la cebolla colorada es aún mejor y su cáscara es comestible, puede ser consumida molida o en forma de infusión.

10. Hongos comestibles

Como el shiitake, el champiñón o el portobello. Estos hongos tienen la capacidad de estimular a una parte de nuestro sistema inmune responsable de destruir células cancerígenas. Pero un punto importante: es crucial asegurarse de consumir hongos de origen confiable para evitar variedades tóxicas. Te recomiendo cocinar ligeramente los hongos antes de consumirlos, ya que esto facilita la digestión y la absorción de nutrientes. Utilizarlos en sopas o salteados es una forma deliciosa de aprovechar todos sus beneficios. Además, los hongos son ricos en ergosterol, un tipo de vitamina D que refuerza aún más el sistema inmune.

11. Crucíferas

Como brócoli, repollo, col de Bruselas y coliflor. Estos contienen sulforafanos, que son muy potentes contra todos tipos de cáncer. El secreto es que deben ser consumidos crudos para que el sulforafano pueda activarse, o cocinarlos hervidos o al vapor entre 3 y 5 minutos, no más que eso. Si no te gustan de esta forma, puedes cocinarlos más tiempo y luego agregar polvo de mostaza. Este condimento activa al sulforafano.

12. Granada

Los principios activos de esta fruta no solo frenan el crecimiento del cáncer, sino que reducen su capacidad para invadir otros tejidos. Estamos hablando de cáncer de mama, pulmón, próstata, estómago, colon y también de tumores malignos en general.

Puedes disfrutar de sus propiedades anticáncer de varias maneras. Una opción deliciosa es beber un vaso de jugo de granada fresco todos los días, asegurándote de que sea 100% natural, sin azúcar añadida ni filtrar, para aprovechar al máximo sus beneficios. También puedes incluirla en ensaladas, yogur o disfrutarla sola en cualquier momento del día, abriéndola y comiendo sus semillas una por una. Otra opción es preparar una infusión con la cáscara seca.

Cuatro terapias naturales muy poderosas contra el cáncer que puedes incluir en tu rutina diaria

Mantener niveles óptimos de vitamina D y consumir extracto de propóleo son dos de las más efectivas. Ambas terapias se abordan en detalle en el capítulo 15 sobre sistema inmunológico. También es importante consumir probióticos, un tema que se profundiza en el capítulo 14 sobre microbiota. Además, el aceite de oliva virgen extra, rico en polifenoles y omega-3, tiene efectos protectores contra el cáncer. La dosis recomendada es de 1 a 2 cucharadas soperas al día, las cuales puedes añadir a tus platos ya preparados (siempre en frío, ya que no debe usarse para cocinar).

Mensaje de Dr. Veller

Recuerda que no podemos evitar envejecer, pero sí podemos elegir cómo lo hacemos. Entre la salud y la enfermedad, entre la vida plena y el cáncer, muchas veces están nuestras decisiones.

CAPÍTULO 5

Salud digestiva e intestinal: secretos para una vida plena

Dr. Rodrigo Nicolás Veller
Tiempo de lectura: 30 minutos
Tu sistema digestivo no solo procesa alimentos, también moldea tu energía, tu inmunidad y hasta tus emociones.

Si te dijera que tu digestión influye en cada aspecto de tu vida, desde la energía con la que te levantas hasta la calidad de tu sueño, ¿lo creerías? Para muchos, el sistema digestivo es solo un conjunto de órganos que procesan lo que comemos, pero en realidad, **es el pilar de tu bienestar físico y mental**.

Desde la boca hasta el intestino, cada paso de la digestión afecta tu metabolismo, tu sistema inmune, tu piel, tu estado de ánimo y hasta la velocidad en la que envejeces. Un sistema digestivo en equilibrio te mantiene fuerte y lleno de vitalidad. Pero si algo falla, las consecuencias se sienten en todo el cuerpo: fatiga inexplicable, problemas de concentración, enfermedades crónicas e incluso trastornos emocionales.

No se trata solo de lo que comes, sino de lo que tu cuerpo realmente puede procesar, absorber y eliminar. Puedes llevar una alimentación aparentemente saludable y seguir teniendo problemas digestivos si tu microbiota está desequilibrada, si tu intestino está inflamado o si ciertos hábitos están saboteando tu bienestar sin que te des cuenta.

La buena noticia es que optimizar tu digestión no requiere medidas extremas. Con estrategias simples y bien fundamentadas, puedes recuperar el control y potenciar tu salud en todos los niveles. En este capítulo, descubrirás cómo fortalecer tu digestión. Aunque todo el sistema digestivo juega un papel clave en tu salud, nos enfocaremos en el intestino, pieza clave en la regulación de todo tu organismo.

Tu digestión y el efecto dominó

La digestión es un proceso en cadena donde cada órgano cumple un papel fundamental. Desde el primer bocado hasta la eliminación de los desechos, todo está diseñado para extraer nutrientes y mantener el equilibrio interno. Pero basta con que una sola parte falle para que todo el sistema se vea afectado.

Todo comienza en la boca en donde la masticación y las enzimas salivales inician la descomposición de los alimentos. Comer demasiado rápido, hablar mientras masticamos o una mala higiene bucal pueden alterar este primer paso, dificultando el resto de la digestión. Problemas como una prótesis dental mal ajustada, la pérdida de piezas dentales o la reducción en la producción de saliva (muy común en adultos mayores o con el uso de ciertos medicamentos) pueden afectar la capacidad de triturar bien los alimentos, haciendo que lleguen al estómago en trozos más grandes y dificultando su digestión y absorción. A su vez, esto puede aumentar el riesgo de reflujo, hinchazón y deficiencias nutricionales.

Luego, en el estómago, los ácidos y las enzimas continúan descomponiendo los alimentos, en especial las proteínas y eliminando bacterias dañinas. Sin embargo, cuando la acidez estomacal es baja, este proceso se ve afectado. Esto puede ocurrir por el uso excesivo de antiácidos, el estrés crónico, el envejecimiento o incluso ciertas cirugías gástricas. Como resultado, la digestión se vuelve más lenta y menos eficiente, lo que puede causar pesadez, reflujo, gases y una menor absorción de minerales clave como el hierro, el calcio y el magnesio. Esto explica por qué muchas personas con acidez estomacal toman antiácidos y, sin saberlo, empeoran su problema a largo plazo.

El hígado limpia nuestra sangre y produce la bilis, un líquido esencial para digerir las grasas y eliminar toxinas. La vesícula biliar la almacena y la libera cuando es necesario. Sin embargo, factores como una alimentación alta en ultraprocesados, el sedentarismo, una dieta muy baja en grasas saludables o un ayuno mal hecho pueden hacer que el flujo de bilis se vuelva lento o insuficiente. Esto puede provocar digestiones pesadas, hinchazón, náuseas e incluso favorecer la formación de piedras en la vesícula.

Las personas que han sido operadas y ya no tienen vesícula biliar pueden tener más dificultades para digerir ciertos tipos de grasas, ya que la bilis, en lugar de almacenarse, se libera de forma continua y menos eficiente. En estos casos, es importante reducir o distribuir mejor la ingesta de grasas a lo largo del día y priorizar fuentes saludables que sean más fáciles de digerir.

Dado que el hígado cumple muchas otras funciones clave en la salud, abordamos su importancia en profundidad en el capítulo 6 sobre hígado graso y cirrosis.

El páncreas produce enzimas digestivas y regula la glucosa en la sangre. Sin embargo, ciertos hábitos pueden inflamarlo y afectar su función. El consumo excesivo de azúcar y harinas refinadas lo sobrecarga, aumentando el riesgo de resistencia a la insulina y diabetes tipo 2. Con el tiempo, esto puede hacer que el páncreas deje de funcionar bien e incluso aumentar el riesgo de cáncer pancreático. Otro problema menos conocido es que las piedras en la vesícula pueden bloquear el conducto por donde pasan la bilis y las enzimas digestivas, causando pancreatitis, una inflamación del órgano que puede ser muy peligrosa, incluso fatal.

Hasta aquí hemos visto cómo cada órgano del sistema digestivo juega un papel fundamental en la salud y el mensaje clave es claro: **nada en la digestión ocurre de manera aislada. Todo está conectado.** Pero hay una parte del sistema digestivo que merece especial atención: el intestino. Exploremos ahora su impacto en la salud y cómo optimizar su funcionamiento para mejorar todo el organismo.

El intestino: más que un tubo, el centro de control de tu salud

Después de todo el trabajo realizado por los otros órganos, los nutrientes llegan al intestino delgado, un órgano que, aunque está enrollado dentro del abdomen, mide entre 6 y 7 metros de largo. En el ocurre una de las funciones más sofisticadas del cuerpo: absorber lo bueno y bloquear lo malo. Las paredes de este órgano no solo permiten el paso de vitaminas, minerales y otros nutrientes esenciales, sino que también actúan como un escudo, evitando que sustancias dañinas, toxinas y microorganismos peligrosos ingresen al torrente sanguíneo. Pero este sistema de defensa no es infalible. Bajo ciertas condiciones, pueden aparecer pequeñas grietas que permiten el paso de sustancias que no deberían estar allí, generando inflamación y desequilibrios en todo el cuerpo. Más adelante exploraremos qué factores pueden afectar esta barrera y cómo fortalecerla para evitar problemas como el síndrome del intestino permeable.

Pero el proceso digestivo no termina aquí. Todo lo que no se absorbe en el intestino delgado sigue su camino hacia el intestino grueso, un órgano de aproximadamente 1.5 metros de largo, donde ocurre la fermentación de la fibra, la producción de vitaminas y la eliminación de desechos.

Aquí, miles de millones de bacterias conforman la microbiota intestinal, un ecosistema vivo que influye en la inmunidad, el metabolismo e incluso el estado de ánimo. Sin embargo, cuando la dieta es pobre en fibra, el consumo de antibióticos es excesivo o la alimentación está llena de productos ultraprocesados, este ecosistema se desequilibra, favoreciendo la inflamación y aumentando el riesgo de enfermedades.

El intestino grueso es también el lugar donde surgen problemas como el estreñimiento, los divertículos, la colitis y el cáncer de colon, uno de los más comunes y mortales en el mundo. Un mal funcionamiento en esta parte del sistema digestivo puede traer consecuencias graves para la salud, desde molestias digestivas leves hasta enfermedades crónicas y potencialmente letales.

Por eso, en este capítulo también hablaremos sobre cómo «limpiar el intestino» y mantenerlo en óptimas condiciones. Debido a la enorme importancia de la microbiota en la salud general, le dedicamos un capítulo completo (ver capítulo 14).

Síndrome del intestino permeable e inflamación intestinal

La pared del intestino delgado funciona como un filtro inteligente. Está formada por células muy unidas entre sí, que dejan pasar lo que el cuerpo necesita y bloquean lo que puede hacer daño, como toxinas, bacterias y restos de alimentos mal digeridos. Pero cuando esta barrera se debilita, deja de filtrar correctamente y permite que sustancias que deberían ser eliminadas pasen al torrente sanguíneo. En otras palabras, se crean poros que dejan filtrar sustancias de desechos, fragmentos de bacterias y hasta microheces (restos de materia fecal microscópica). Esto puede activar el sistema inmune de manera exagerada, provocando inflamación en diferentes partes del cuerpo y aumentar el riesgo de múltiples problemas de salud. A este fenómeno se le conoce como **síndrome del intestino permeable**, un problema más común de lo que se cree, pero difícil de diagnosticar porque sus síntomas pueden parecer algo cotidiano. Si tienes hinchazón frecuente, digestión pesada, fatiga, alergias inexplicables o dolores articulares, tu intestino podría estar enviándote señales de alerta.

Se ha observado en hasta el 80% de quienes padecen enfermedad celíaca y en más del 60% con síndrome de intestino irritable. También es frecuente en enfermedades como artritis reumatoide, diabetes tipo 1, colitis ulcerosa, enfermedad de Crohn, obesidad y resistencia a la insulina.

¿La muerte viene del intestino?

Por mucho tiempo, la medicina ha tratado las enfermedades como si cada órgano funcionara por separado. Pero hoy, científicos con una visión más amplia han planteado una idea revolucionaria: muchas de las enfermedades que más nos afectan y nos matan pueden tener su origen en el intestino. Desde infartos, derrames cerebrales y diabetes, hasta cáncer, demencia y problemas de salud mental, cada vez hay más evidencia de que un intestino inflamado y dañado puede ser el detonante o un factor clave en su progresión. La buena noticia es que, al tratar la inflamación intestinal y restaurar la barrera del intestino, muchas personas logran mejorar significativamente su salud e incluso revertir problemas crónicos que parecían no tener solución.

¿Qué debilita la barrera intestinal?

El síndrome del intestino permeable no ocurre de la noche a la mañana. Es el resultado de una combinación de factores. Uno de los principales culpables es la alimentación ultraprocesada. Los aditivos, colorantes y conservantes presentes en muchos productos irritan el intestino y alteran la microbiota, afectando su capacidad de protección. El exceso de azúcar y harinas refinadas también contribuye al problema, alimentando bacterias dañinas y promoviendo inflamación. El estrés crónico, la falta de sueño y el sedentarismo o el ejercicio en exceso también pueden alterar la función intestinal, debilitando sus uniones protectoras. Muchas personas con problemas digestivos notan que sus síntomas empeoran en momentos de ansiedad, fatiga o inactividad prolongada.

Otro factor clave es el uso frecuente de antibióticos y antiinflamatorios (como ibuprofeno o diclofenaco). Aunque en muchos casos son necesarios, su abuso aumenta la permeabilidad del intestino. Lo mismo ocurre con los edulcorantes artificiales (xilitol, sorbitol, aspartame, sucralosa, sacarina) y colorantes de alimentos o bebidas (rojo 40 y amarillo 5), junto con emulsionantes como el polisorbato-80 y la carragenina, han mostrado debilitar la barrera intestinal y favorecer la inflamación crónica. También hay otros aditivos que pueden afectar la salud digestiva como el glutamato monosódico (GMS), un potenciador de sabor presente en muchos alimentos ultraprocesados, que puede aumentar la inflamación intestinal en personas sensibles. Por otro lado, los nitratos y nitritos, utilizados en carnes procesadas como embutidos y fiambres, aumentan el riesgo de enfermedades intestinales.

Estos nombres pueden sonar complicados, pero es importante conocerlos porque están en muchas etiquetas de productos ultraprocesados. Saber identificarlos y evitarlos en el supermercado es clave para proteger la salud intestinal y reducir la inflamación en el cuerpo.

Además, la falta de fibra, la deficiencia de nutrientes esenciales como zinc, vitamina D y omega-3, y la exposición a toxinas ambientales (humos del tabaco, caños de escape y fábricas) pueden hacer que el intestino pierda su capacidad de regeneración y defensa. Incluso algunas intolerancias alimentarias (gluten, proteínas de la leche), infecciones intestinales o la presencia de parásitos pueden contribuir a la inflamación crónica del intestino.

En las siguientes secciones, exploraremos cómo revertir estos daños y fortalecer la salud intestinal para recuperar el equilibrio en todo el cuerpo.

Curiosidad: un factor cada vez más preocupante es la exposición a microplásticos, que han sido detectados en el agua, los alimentos y hasta en la sangre humana. Estudios recientes sugieren que estas diminutas partículas pueden generar inflamación en el intestino y debilitar su pared protectora, facilitando el paso de toxinas al cuerpo. Aunque aún se investiga su impacto a largo plazo, su presencia en el ambiente es cada vez mayor, lo que hace que reducir la exposición a plásticos y priorizar una alimentación natural sean estrategias importantes para la salud intestinal (más detalles en el capítulo 19 sobre tóxicos en tu cocina).

Las mejores estrategias para mejorar la salud digestiva e intestinal

Hemos visto cómo el intestino está conectado con nuestros órganos internos y cómo cuando está en mal estado puede ser el origen oculto de muchas enfermedades crónicas. Por eso, no importa si consultas al médico por fatiga, problemas en la piel, dolores articulares o diabetes: si no se aborda la salud intestinal, el tratamiento quedará incompleto.

Ahora, veremos los siete consejos más poderosos para mejorar la digestión, sanar el intestino permeable y reforzar la barrera intestinal, ayudando no solo a tu sistema digestivo, sino a todo tu cuerpo.

1. No hagas dietas, aprende a comer con conciencia

Cuando pensamos en mejorar la salud, muchas veces caemos en la trampa de las dietas estrictas y las fórmulas mágicas. Pero la verdadera clave no está en contar calorías ni en seguir reglas rígidas, sino en desarrollar una alimentación consciente: entender qué comemos, cómo lo comemos y cómo impacta nuestro cuerpo a largo plazo.

Por ejemplo, muchas dietas prometen resultados eliminando por completo ciertos grupos de alimentos, como las grasas. Sin embargo, una alimentación consciente reconoce que no todas las grasas son iguales. Mientras que los ultraprocesados están llenos de aceites vegetales refinados e inflamatorios, hay grasas saludables como el aguacate, las nueces, el aceite de oliva virgen extra, la yema del huevo y la mantequilla ghee (con moderación), que son esenciales para el cerebro, el intestino, el corazón, las hormonas y el hígado.

Otro ejemplo peligroso es la moda de «eliminar los carbohidratos por completo». Si bien reducir los refinados (como el azúcar y la harina blanca) es una buena idea, prohibir todos los carbohidratos puede llevar a la fatiga, a problemas digestivos y alteraciones en el metabolismo. En cambio, una alimentación consciente nos enseña a elegir los más beneficiosos: avena integral, frutas enteras con cáscara comestible y legumbres (frijoles, garbanzos, lentejas), que aportan energía estable, nutren la microbiota intestinal y ayudan a mejorar la barrera intestinal.

Pero ser conscientes no solo implica qué comemos, sino también conocer cómo nos manipula la industria de los alimentos. Aprender a leer etiquetas es una habilidad esencial.

¿Cuántas veces has visto un producto con la etiqueta «sin azúcar añadido» o «endulzado con estevia»? Suena saludable, pero al revisar la letra chica en los ingredientes aparecen sacarosa, sucralosa o jarabe de maíz de alta fructosa, todos edulcorantes dañinos para la salud.

La alimentación consciente nos empodera. Nos permite elegir con inteligencia, evitando trampas de *marketing* y asegurándonos de que lo que ponemos en nuestro plato realmente nos nutra y nos ayude a sanar.

2. Desparasítate al menos una vez al año

Este es un hábito fundamental para revertir enfermedades crónicas. Al eliminar parásitos no deseados, el cuerpo se libera de toxinas y sustancias inflamatorias que estos microorganismos producen y que pueden afectarnos sin que lo notemos.

De hecho, algunos parásitos pueden robar nutrientes esenciales como vitaminas y minerales, debilitando nuestro organismo sin que nos demos cuenta. Al controlarlos, muchas personas experimentan mejoras en problemas como alergias, intolerancias alimentarias, heridas que tardan en cicatrizar (como las úlceras en las piernas provocados por várices o problemas circulatorios) e incluso niveles de energía más estables.

Lo más preocupante es que los parásitos no siempre dan señales claras de su presencia. Pueden estar en el cuerpo sin causar molestias evidentes, pero afectar la salud de forma silenciosa. Por eso, es fundamental desparasitarse, aunque no haya síntomas notorios. Muchas veces, las señales son tan sutiles que pasan desapercibidas: cansancio sin motivo aparente, cambios en el apetito, irritabilidad, gases o hinchazón inexplicada.

Esperar a que aparezcan molestias más evidentes, como diarrea o picazón anal, no es la mejor estrategia. Lo ideal es realizar una desparasitación preventiva al menos una vez al año, combinando tratamientos médicos con hábitos naturales que refuercen la salud intestinal y ayuden a mantener el equilibrio del cuerpo.

¿Cómo desparasitarse de forma segura y efectiva?

Existen medicamentos antiparasitarios muy eficaces, como la nitazoxanida o la combinación de albendazol con metronidazol. Para saber cuál es el mejor en cada caso, lo ideal es consultar con un médico. Sin embargo, más allá de los tratamientos puntuales, también hay formas naturales de combatir los parásitos a diario, ayudando al intestino a mantenerse limpio y saludable. Algunos alimentos tienen potentes propiedades antiparasitarias y pueden incorporarse fácilmente en la rutina. El ajo crudo cuando se consume picado o machacado (2 a 3 dientes al día), es una de las formas más poderosas y naturales de combatir los parásitos. Las semillas de calabaza contienen cucurbitacina, una sustancia que paraliza y expulsa muchos parásitos intestinales. Comer una cucharada al día, ya sea en ensaladas o mezclada con otros alimentos, puede marcar la diferencia.

La papaya, en especial sus semillas, aporta papaína, una enzima que descompone proteínas y dificulta la supervivencia de los parásitos en el intestino. El jengibre, conocido por sus propiedades antiinflamatorias, también ayuda a expulsarlos y mejora la digestión. Y el clavo de olor, gracias a su contenido de eugenol, contribuye a desinfectar el intestino y puede consumirse en infusiones junto con jengibre o combinado con ajo para potenciar sus efectos.

Lo ideal es incorporar estos alimentos en la rutina diaria, variando entre ellos para mantener el intestino fuerte y protegido. Sin embargo, para una limpieza más profunda, lo más efectivo es combinarlos con una desparasitación más concentrada al menos una vez al año, utilizando medicamentos bajo la supervisión de un médico. Es importante que la desparasitación se haga en toda la familia, incluyendo a las mascotas, ya que los parásitos pueden transmitirse. Tratar a todos al mismo tiempo ayuda a evitar reinfecciones y a mantener la salud intestinal en equilibrio.

Importante: ¿Quienes tienen divertículos pueden consumir semillas, cáscaras o frutos secos?

La respuesta corta es sí. Las personas con divertículos no necesitan evitar estos alimentos, aunque durante años se creyó lo contrario. Antes se pensaba que pedazos de semillas, cáscaras y frutos secos podían quedar atrapados en los divertículos y causar inflamación, pero la ciencia ha demostrado que esto no es cierto. Estudios recientes han confirmado que el consumo de estos alimentos ricos en fibra no solo no es peligroso, sino que es beneficioso para la salud intestinal. La fibra contenida en estos alimentos favorece el tránsito intestinal, previene el estreñimiento y reduce la presión en el colon, lo que puede ayudar a evitar complicaciones en personas con diverticulosis. Además, los antioxidantes que contienen protegen la microbiota, fortalecen el intestino y reducen el riesgo de enfermedades intestinales como los pólipos premalignos y el cáncer de colon.

Por otro lado, si hay una crisis de diverticulitis aguda, es decir, si los divertículos están inflamados o sangrando, o si tu médico te ha recomendado restringir estos alimentos por alguna razón específica, lo mejor es evitarlos temporalmente hasta que la inflamación mejore. Fuera de estos episodios, no hay motivo para eliminarlos de la dieta, ya que contribuyen a la salud digestiva y general.

¿Es necesario hacerse un análisis de materia fecal antes del tratamiento?

En la mayoría de los casos, no es realmente necesario. Aunque estos exámenes pueden detectar algunos parásitos, los resultados no siempre son precisos y, en muchos casos, habría que repetirlos durante varios días para obtener un diagnóstico confiable. Desde un punto de vista práctico, esto retrasa el tratamiento sin aportar grandes ventajas. En lugares donde los parásitos son muy comunes, lo más efectivo suele ser realizar una desparasitación preventiva una vez al año, incluso sin síntomas evidentes. Esta estrategia permite a los médicos actuar de manera rápida y efectiva, sin depender de resultados de laboratorio y evitando molestias innecesarias para el paciente. Por supuesto, hay excepciones en las que sí es necesario un análisis de materia fecal, pero esto se decide caso por caso, según la evaluación clínica en el consultorio.

3. Optimiza tu microbiota todos los días

Este es uno de los consejos más poderosos para transformar la salud intestinal y general. Tu microbiota intestinal es uno de los centros de control de la digestión, la inmunidad y hasta el equilibrio emocional, mantenerla en buen estado es clave para prevenir enfermedades, mejorar el bienestar y promover una longevidad saludable. En el capítulo 14 exploraremos a fondo cómo fortalecerla, qué alimentos la nutren, cuáles la dañan y qué hábitos pueden ayudarte a restaurar su equilibrio día a día.

4. Realiza una «limpieza intestinal» todos los días

Cuando se habla de limpieza intestinal, muchas personas piensan en productos milagrosos, enemas o laxantes agresivos. Pero la verdad es que el intestino ya está diseñado para eliminar toxinas solo, sin necesidad de métodos extremos o sustancias artificiales que pueden hacer más daño que bien. De hecho, abusar de enemas o laxantes no solo es innecesario, sino que puede ser peligroso. Estas prácticas pueden alterar la microbiota, irritar la mucosa intestinal y, a largo plazo, generar dependencia y afectar el funcionamiento natural del intestino.

La verdadera limpieza intestinal ocurre cuando le damos al cuerpo lo que necesita para hacer su trabajo de forma eficiente.

Mantener un buen tránsito intestinal de forma natural ayuda a combatir problemas como el síndrome de intestino irritable, estreñimiento crónico, divertículos, cáncer de intestino, hemorroides y malestar digestivo como hinchazón y pesadez. Al optimizar su función, también favorece el equilibrio del metabolismo y del sistema inmunológico, impactando positivamente en toda la salud.

Una de las mejores maneras de favorecer esta limpieza natural es incorporando jugos verdes détox a la rutina diaria. Mi jugo favorito se prepara con: 1 tallo de apio con sus hojas (otras opciones son col rizada, espinaca o hinojo), combinados con un pequeño trozo de jengibre, una manzana, pera o kiwi con cáscara y una cucharadita de canela en polvo. Para potenciar aún más sus efectos, se puede agregar medio limón exprimido y dos o tres hojas de menta fresca.

Curiosidad: moverte más es una de las mejores medicinas para limpiar tu intestino. Pasar demasiado tiempo sentado o acostado ralentiza el tránsito intestinal, favoreciendo la acumulación de desechos. De hecho, se ha observado que la falta de movimiento puede hacer que se acumulen kilos de heces en el intestino, lo que no solo causa hinchazón y malestar, sino que también aumenta la permeabilidad intestinal. Este punto es especialmente importante en adultos mayores o personas más frágiles, ya que la motilidad intestinal tiende a disminuir con la edad. Incorporar caminatas diarias, estiramientos o ejercicios suaves no solo ayuda a la digestión, sino que también previene problemas como el estreñimiento crónico y la inflamación intestinal.

¿Cómo saber si tu tránsito intestinal es saludable?
Una forma sencilla de medirlo es comer una remolacha (betabel) y ver cuánto tiempo tarda en teñir las heces de color rosado. Si esto ocurre en menos de 24 a 36 horas, es una buena señal. Si tarda más tiempo, es posible que tu intestino esté trabajando más lento de lo ideal. En ese caso, es muy importante poner en práctica los consejos mencionados en este capítulo.

5. Hidratarse de manera consciente

La hidratación es una de las prácticas más simples y poderosas para optimizar la salud intestinal y general. Sus beneficios van mucho más allá de la digestión: impacta el metabolismo, la eliminación de toxinas y el equilibrio de todo el cuerpo.

Lo mejor es comenzar el día con un vaso de agua filtrada en ayunas, una forma natural de activar el sistema digestivo y preparar al cuerpo para absorber mejor los nutrientes. Para potenciar aún más sus efectos, se puede añadir jugo de un limón exprimido, que aporta vitamina C, potasio y magnesio, además de darle un impulso al hígado en su trabajo de desintoxicación. Y después, simplemente seguir tomando agua durante el día. ¿Cuánta? Una buena referencia es beber lo suficiente hasta que las heces sean blandas y la orina tenga un color amarillo claro. Una fórmula práctica es aproximadamente 30 ml de agua por kilo de peso corporal. Por ejemplo, si pesas 70 kilos debes tomar 2 100 ml de agua al día, aunque las necesidades pueden variar según la actividad física y el clima.

Sin embargo, no basta con beber suficiente agua, la calidad también es fundamental. Aunque el agua de grifo se considere potable, puede contener toxinas, metales pesados y microplásticos que, con el tiempo, afectan la microbiota, aumentan la inflamación intestinal y comprometen la salud general. En el capítulo 19 te explicamos en detalle cómo usar los filtros de agua, sus beneficios y cuál es la mejor opción para eliminar las impurezas.

6. Alimentación basada en plantas

Consumir una dieta basada en plantas y rica en fibra no solo mejora la digestión, sino que puede reducir significativamente el riesgo de enfermedades intestinales y extradigestivas. Varios estudios han demostrado que las personas que siguen una alimentación rica en vegetales, frutas, legumbres y frutos secos tienen hasta un 40% menos de riesgo de desarrollar cáncer de colon en comparación con quienes consumen dietas altas en carnes procesadas y ultraprocesados, así como una menor probabilidad de sufrir ataques cardíacos, derrames cerebrales y muertes prematuras. Además, la fibra presente en estos alimentos actúa como un combustible esencial para la microbiota, promoviendo el crecimiento de bacterias beneficiosas y ayudando a reducir la inflamación intestinal. Por eso, limitar el consumo de carnes rojas y grasas animales a una o dos veces por semana, y priorizar alimentos ricos en proteína vegetal (como garbanzos, lentejas, porotos, arvejas o tofu), hojas verdes, ensaladas abundantes, semillas de calabaza, chía y linaza puede marcar una gran diferencia. También es importante incluir frutas con cáscara comestible como kiwi, manzana, ciruela y uvas, así como frutos secos, que aportan grasas saludables, esenciales para reparar la pared intestinal.

7. Incorpora el ayuno intermitente

Esta es una herramienta poderosa para mejorar la salud intestinal y el funcionamiento general del organismo. No se trata de pasar hambre ni de forzar al cuerpo, sino de darle al sistema digestivo un tiempo de descanso, permitiéndole enfocarse en procesos clave como la reparación celular, la regeneración de la microbiota y la reducción de la inflamación.

En el capítulo 13 explicaremos en detalle cómo aplicar el ayuno intermitente de forma segura y efectiva, sus beneficios y qué estrategias pueden ayudarte a incorporarlo sin esfuerzo en tu rutina diaria.

Estrategias adicionales para prevenir y combatir cánceres digestivos

Todo lo que hemos explorado hasta ahora sobre la salud intestinal es clave para fortalecer el sistema digestivo y prevenir enfermedades. Sin embargo, cuando hablamos de los cánceres digestivos más frecuentes, como el cáncer de colon, páncreas y esófago, vale la pena reforzar aún más las estrategias naturales más efectivas respaldadas por la ciencia para reducir el riesgo de manera significativa.

Cáncer de colon y recto

El cáncer colorrectal afecta a aproximadamente 1 de cada 20 personas a lo largo de su vida. Afortunadamente, es uno de los cánceres más tratables, especialmente cuando se detecta a tiempo mediante estudios de rutina y, cuando se diagnostica antes de que se propague, la tasa de supervivencia a cinco años es del 90%. El problema es que en sus etapas iniciales no suele causar síntomas, por lo que, si no se detecta a tiempo, el tratamiento es más difícil y menos efectivo. Por eso, se recomienda que, a partir de los 50 años o antes en personas de riesgo (como aquellas con antecedentes familiares de cáncer), se realicen estudios de detección periódicos, como colonoscopias.

Cúrcuma

Las bajas tasas de cáncer en India podrían estar relacionadas con su alimentación, que se basa en vegetales, legumbres y especias como la cúrcuma, y porque tienen un bajo consumo de carnes procesadas y alimentos ultraprocesados. La curcumina, el compuesto activo de la cúrcuma, ha demostrado ayudar a prevenir el cáncer de colon, reduciendo lesiones premalignas y el crecimiento de pólipos, sin efectos secundarios importantes. Incluir una cucharada de cúrcuma con una pisca de pimienta negra a diario, junto con más alimentos de origen vegetal, puede ser una forma natural y efectiva de fortalecer la salud intestinal y reducir el riesgo de cáncer de colon y páncreas.

Fitatos

Los fitatos, presentes en legumbres, granos enteros, frutos secos y semillas, han demostrado ser un poderoso aliado en la prevención del cáncer y otras enfermedades crónicas. Estos compuestos naturales neutralizan radicales libres, fortalecen el sistema inmune y bloquean el crecimiento de células cancerosas, sin dañar las células sanas. Varios estudios han encontrado que el consumo frecuente de carne roja y procesada está fuertemente vinculado al cáncer colorrectal. Un análisis, de más de 30 000 personas, reveló que comer más de 500 gramos de carne roja por semana aumentó significativamente el riesgo de cáncer de colon. Sin embargo, el consumo regular de legumbres y alimentos ricos en fitatos ayudó a reducir este riesgo.

Mi consejo: incluye diariamente alimentos ricos en fitatos como lentejas, garbanzos, frijoles, arvejas, quinoa, arroz integral, avena, trigo integral, almendras, nueces, semillas de chía y linaza. Más que solo evitar alimentos dañinos, también es importante aumentar el consumo de estos alimentos protectores, que actúan como una defensa natural contra enfermedades graves.

Observación: quizás hayas escuchado que los fitatos son llamados «antinutrientes», porque pueden reducir la absorción de minerales como hierro, zinc o calcio en el intestino. Sin embargo, este efecto suele ser un problema solo en dietas mal balanceadas, pobres en alimentos frescos y ricas en comida chatarra. En una alimentación variada y saludable, los beneficios de los fitatos superan ampliamente cualquier posible inconveniente.

Revierte los pólipos comiendo bayas

Las bayas han mostrado ser una de las frutas más poderosas en la lucha contra el cáncer, con una capacidad notable para frenar el crecimiento de pólipos malignos en diferentes experimentos. Su efecto parece ser aún más potente cuando se consumen en su versión orgánica. Dado que el cáncer colorrectal se desarrolla a partir de los pólipos, los compuestos de estos alimentos pueden tener un impacto directo en la prevención y reducción de estas lesiones premalignas. Aunque se necesita más investigación, todo apunta a que incorporar frambuesas, moras, arándanos o fresas en la alimentación puede ser una estrategia natural para proteger el intestino y combatir al cáncer colorrectal.

Menos carnes y más plantas

El hierro es un mineral esencial, pero en exceso puede aumentar el riesgo de cáncer y enfermedades del corazón. Dos grandes estudios de Harvard, que siguieron a más de 170 000 personas durante décadas encontraron que el consumo regular de carne roja, procesada o no, está asociado con una mayor mortalidad por cáncer y enfermedades cardiovasculares. Este hallazgo fue respaldado por el mayor estudio de dieta y salud realizado hasta la fecha, el NIH-AARP, con más de 500 000 participantes, que llegó a la misma conclusión.

Uno de los principales responsables podría ser el tipo de hierro presente en la carne, que junto con la grasa animal y los compuestos tóxicos que se generan al cocinarla, contribuye al daño en el organismo. A diferencia del hierro de origen vegetal, que el cuerpo regula según sus necesidades, el hierro de la carne se absorbe en mayor cantidad y con menos control, lo que puede llevar a una acumulación excesiva con el tiempo, favoreciendo la aparición de pólipos y cáncer.

La industria cárnica ha intentado desarrollar aditivos para contrarrestar los efectos tóxicos del hierro animal, pero en vez de tratar de modificar químicamente los riesgos de la carne, la mejor opción es incluir más alimentos de origen vegetal que aporten hierro de forma más segura y saludable. Las mejores fuentes naturales de hierro incluyen granos enteros, legumbres, frutos secos, semillas y vegetales de hoja verde, y para que tu cuerpo lo absorba mejor, combínalos con fuentes de vitamina C, como la que encuentras en el brócoli, naranjas o un chorrito de limón.

Cáncer de páncreas

El cáncer de páncreas es una de las formas más letales de cáncer, con una tasa de supervivencia de apenas 6% a los cinco años del diagnóstico. En la mayoría de los casos, los síntomas aparecen cuando la enfermedad ya está avanzada, lo que hace que la prevención sea clave.

Hay varios factores que pueden aumentar el riesgo, como el tabaquismo, la obesidad y el consumo excesivo de alcohol.

Grasas que aumentan el riesgo

El tipo de grasa que consumimos parece jugar un papel importante en el desarrollo de esta enfermedad. Las grasas de origen animal, presentes en carnes y lácteos, estaban fuertemente asociadas con un mayor riesgo de cáncer de páncreas, mientras que las grasas de origen vegetal, como las de nueces, semillas, aguacates y aceite de oliva, no mostraban ninguna relación con la enfermedad. Esto refuerza la importancia de elegir grasas saludables en la alimentación, priorizando fuentes vegetales en lugar de productos de origen animal, especialmente en personas con factores de riesgo o antecedentes familiares de esta enfermedad.

¿La carne de pollo causa cáncer de páncreas?

El estudio EPIC, una de las investigaciones más grandes sobre alimentación y cáncer en Europa, siguió a casi medio millón de personas por más de una década y encontró un dato preocupante: comer apenas 50 gramos de pollo al día (menos de la mitad de una pechuga) puede aumentar el riesgo de cáncer de páncreas en un 72%. Lo más sorprendente es que el vínculo con el cáncer fue incluso más fuerte que con la carne roja, que siempre ha sido la más señalada. Los investigadores creen que esto podría deberse al uso de hormonas, antibióticos y virus propios del pollo, que podrían tener un efecto negativo en la salud. Aunque este vínculo no ha sido plenamente confirmado y requiere mayor estudio, estos datos hacen pensar que el pollo de granja industrial no es tan inofensivo como parece.

Para evitar estos problemas, lo mejor es elegir pollo criado de forma más natural, sin hormonas ni antibióticos. Evita productos ultraprocesados como *nuggets* (pollo empanado frito), embutidos de pollo y carnes de criadero intensivo, que suelen estar más expuestos a estos factores. Si consumes pollo, busca opciones orgánicas o de productores locales, que garanticen una crianza más limpia y saludable.

Mi consejo es que más allá del pollo (o aves en general), varíes tus fuentes de proteína. No es necesario comer carne todos los días y, de hecho, hacerlo podría ser perjudicial. Incluir más legumbres, tofu, quinoa, frutos secos y semillas no solo te aporta proteínas de calidad, sino también fibras, vitaminas y antioxidantes que protegen el cuerpo. Cuantas más plantas sumes a tu plato, más protegido estará tu organismo.

Cáncer de esófago

En sus primeras etapas, no suele causar síntomas, pero a medida que avanza, puede generar dificultades para tragar. Cada año se diagnostican 18 000 nuevos casos de esta enfermedad y mueren aproximadamente 15 000 personas en los EE.UU. Los principales factores de riesgo incluyen fumar, el consumo excesivo de alcohol y el reflujo gastroesofágico. Este último es especialmente peligroso, ya que el ácido estomacal irrita y daña la pared del esófago, lo que con el tiempo puede desencadenar cáncer.

¿Cómo reducir el riesgo?

La alimentación juega un papel clave. Nuevamente las comidas altas en grasa animal, carnes rojas y embutidos han sido las más relacionadas con el reflujo y el cáncer de esófago.

Cuando comemos comidas muy grasosas, como un sándwich de salchicha, huevo frito y o fiambres, el músculo que separa el estómago del esófago se relaja casi de inmediato. Esto permite que los ácidos del estómago suban y causen irritación, lo que conocemos como reflujo.

Los antiácidos pueden ayudar momentáneamente, pero no solucionan el problema de raíz. Con el tiempo, pueden generar deficiencias de nutrientes, aumentar el riesgo de infecciones, alterar la microbiota y debilitar los huesos. En lugar de depender de medicamentos, la mejor forma de combatir el reflujo es ajustar la alimentación, eliminando los alimentos y bebidas que lo provocan y priorizando los que fortalecen el sistema digestivo.

La ciencia aquí es muy clara: una alimentación rica en hojas verdes, frutos rojos y cítricos como el agua con limón, la naranja o el pomelo (toronja) pueden ayudar a reducir el riesgo de cáncer de esófago a la mitad. Además, los alimentos vegetales sin procesar aportan fibra, que ayuda a regular la digestión y a reducir la inflamación.

El esfuerzo para evacuar y sus consecuencias

Cuando se consumen pocas fibras y agua, las heces son más pequeñas, secas y duras, lo que obliga a hacer fuerza al evacuar. Con el tiempo, ese aumento de presión dentro del abdomen puede empujar el estómago hacia el pecho, favoreciendo la aparición de hernias de hiato y agravando el reflujo. En estos casos, una parte del estómago se desliza hacia arriba y queda atrapada, permitiendo que los ácidos estomacales suban más fácilmente al esófago, causando reflujo persistente y dañando sus tejidos con el tiempo. Pero eso no es todo: el mismo esfuerzo al evacuar también puede contribuir a la aparición de divertículos, hemorroides y várices.

La buena noticia es que prevenirlo es más fácil de lo que parece. Mantener un sistema digestivo en equilibrio reduce la presión en el abdomen y evita que el estómago se desplace. Consumir más frutas, verduras, legumbres, granos enteros junto con suficiente agua, permite que el intestino trabaje sin esfuerzo, mejorando el tránsito intestinal y manteniendo el estómago en su lugar.

Curiosidad: la fibra no solo mantiene un tránsito intestinal saludable, sino que también ayuda a eliminar toxinas como el mercurio, el plomo, el exceso de colesterol y hormonas como el estrógeno (estos últimos pueden provenir de la alimentación como carnes procesadas y lácteos, de la contaminación ambiental, de productos químicos en plásticos y hasta de residuos hormonales presentes en el agua debido al uso extendido de anticonceptivos y hormonas en la industria ganadera). Cuando la dieta es baja en fibra, estas sustancias pueden reabsorberse y acumularse en el cuerpo, afectando la salud en múltiples niveles.

Otros consejos para mejorar el reflujo, la acidez y el cáncer de esófago

Además de mejorar la alimentación y aumentar la fibra, hay otros cambios simples que pueden ayudar a reducir el reflujo y proteger el esófago.

Comer porciones más pequeñas y masticar bien los alimentos facilita la digestión y evita que el estómago se llene demasiado, lo que reduce la presión sobre el esfínter esofágico. También es recomendable evitar acostarse justo después de comer; lo ideal es esperar al menos dos o tres horas antes de ir a la cama, ya que estar en posición horizontal favorece que los ácidos suban al esófago.

Elevar ligeramente la cabecera de la cama puede ser útil para quienes sufren de reflujo nocturno, ya que la gravedad ayuda a mantener los ácidos estomacales en su lugar. También la posición al dormir influye: en algunas personas, recostarse sobre el lado derecho puede empeorar el reflujo, mientras que hacerlo boca arriba o sobre el lado izquierdo puede aliviarlo. Además, mantener un peso saludable reduce la presión sobre el abdomen, evitando que el contenido del estómago regrese al esófago con facilidad. Del mismo modo es importante evitar el uso de pantalones ajustados, ya que comprimen la zona abdominal y pueden favorecer el reflujo. Optar por ropa más cómoda, especialmente después de comer, ayuda a reducir la compresión sobre el estómago y a mantener el ácido donde corresponde. Por último, limitar el consumo de café, alcohol, frituras, alimentos ultraprocesados y bebidas gaseosas puede marcar una gran diferencia en quienes sufren este problema, ya que estos relajan el esfínter que mantiene el ácido dentro del estómago. Con estos hábitos, el riesgo de reflujo y otras complicaciones digestivas disminuye drásticamente.

Mensaje de Dr. Veller

A lo largo de este capítulo, vimos cómo pequeñas decisiones diarias pueden marcar la diferencia entre un intestino inflamado y uno fuerte y resiliente. La alimentación, el movimiento, el descanso y la conexión con los ritmos naturales de tu cuerpo son claves para transformar tu salud desde adentro.

Muchas de las enfermedades más peligrosas comienzan en el intestino, pero una vida plena, larga y llena de felicidad también puede hacerlo. Cada elección que haces moldea tu bienestar futuro. El conocimiento es poder, pero solo si lo aplicas. Ahora el control está en tus manos.

CAPÍTULO 6

Hígado graso y cirrosis: cómo evitar sus complicaciones

Dr. Rodrigo Nicolás Veller
Tiempo de lectura: 25 minutos
Un hígado sano es la clave para una vida sin toxinas, inflamación y enfermedades crónicas

Hoy, millones de personas en el mundo tienen hígado graso, inflamación o cicatrices en este órgano sin saberlo. Y lo peor es que muchas ni siquiera beben alcohol. La imagen del bebedor con cirrosis ya no es la única cara de las enfermedades hepáticas. Algo en nuestro estilo de vida moderno está afectando a este órgano esencial y pocos se dan cuenta a tiempo.

La buena noticia es que no estás condenado a verlo fallar. Tu hígado tiene un superpoder: puede regenerarse, incluso tras años de daño, si le das lo que necesita. En este capítulo, descubrirás cómo funciona este órgano, cómo evitar que se enferme y, si ya tienes problemas, qué hacer para revertirlos antes de que sea tarde. Porque, créeme, tu hígado lo hace todo por ti, pero a cambio necesita que hagas algo por él.

¿Para qué sirve el hígado y qué pasa cuando se daña?

El hígado es un verdadero laboratorio dentro del cuerpo. Filtra la sangre, elimina toxinas y descompone los medicamentos para que el cuerpo los utilice o los elimine. Sin él, la vida no sería posible. Pero no solo limpia la sangre, también convierte los alimentos en energía, produce bilis para digerir las grasas y almacena vitaminas esenciales funcionando como un depósito bien organizado que el cuerpo usa cuando lo necesita. Pero aquí viene un dato preocupante: uno de cada tres adultos tiene algún grado de lesión hepática y no lo sabe. La mayoría de las personas no siente nada, no hay dolor ni señales evidentes. El hígado es un trabajador silencioso y cuando finalmente empieza a fallar, muchas veces el daño ya ha avanzado.

Etapas del daño hepático

La primera etapa de deterioro comienza con la acumulación de grasa en sus células. A esto los médicos lo llamamos hígado graso o esteatosis hepática y es un problema cada vez más común. Lo curioso es que muchas personas descubren que tienen hígado graso casi por accidente, en estudios médicos que se hicieron por otro motivo. A veces, una ecografía revela un hígado agrandado, brillante y lleno de grasa. Otras veces, un simple análisis de sangre durante un chequeo rutinario muestra que las enzimas hepáticas están elevadas, indicando inflamación.

La buena noticia: esta etapa temprana es 100% reversible en pocas semanas con los cambios correctos. Sí, con una alimentación inteligente y hábitos simples, podés limpiar ese filtro y devolverle su fuerza. Incluso hay aliados naturales, plantas, alimentos y bebidas con principios activos que aceleran la recuperación y, si actuás a tiempo, hasta pueden borrar cicatrices leves antes de que el daño se vuelva permanente. Sin embargo, si la grasa sigue acumulándose, el hígado entra en una fase de inflamación crónica, lo que lo vuelve más vulnerable al daño progresivo. Con el tiempo, este proceso puede avanzar hasta problemas graves como cirrosis, insuficiencia hepática o incluso cáncer de hígado.

Una aclaración fundamental: cuando hablamos de cirrosis, nos referimos a un hígado lleno de cicatrices grandes. Son similares a las que quedan en la piel después de una herida profunda, pero en este caso, se forman dentro del órgano. Estas cicatrices están hechas de colágeno, un tejido que reemplaza las células dañadas y, a medida que las cicatrices se extienden, el hígado pierde su capacidad de filtrar la sangre, procesar nutrientes y eliminar toxinas. Lo preocupante es que, si el daño sigue avanzando, entre esas cicatrices puede desarrollarse un tumor maligno como complicación de la cirrosis. Cuando eso sucede, el tratamiento se vuelve mucho más difícil de tratar. En muchos casos, la única opción es un trasplante de hígado, un procedimiento complejo y con una disponibilidad limitada de órganos. Por eso, actuar a tiempo no es solo una recomendación, sino una necesidad.

Lo que realmente daña a tu hígado

Cuando se habla de enfermedades del hígado, lo primero que muchos piensan es en el alcohol. Y aunque es cierto que el consumo excesivo de bebidas alcohólicas puede causar un daño grave e irreversible, lo que pocos saben es que no existe una dosis segura que podamos recomendar. La mayoría de los casos de daño hepático ocurren por un consumo prolongado y en exceso, pero el problema es que lo que se considera «exceso» varía de persona a persona. Factores como la genética, la alimentación, el estado del hígado y hasta el metabolismo influyen en cómo el cuerpo procesa el alcohol. Lo que para una persona puede parecer un consumo moderado, para otra puede ser el detonante del daño.

Sin embargo, el alcohol no es el único villano, ni siquiera el principal detrás del aumento de las enfermedades del hígado. Hay otros seis grandes culpables que lo dañan silenciosamente, muchas veces sin que las personas lo sepan. Vamos a revelarlos y a aclarar dudas que generan confusión en mucha gente.

1. El enemigo número uno: el azúcar

Este producto está en la cima de la lista de tóxicos para el hígado, y no solo hablo de la azúcar blanca que ponés en el café. Incluye la morena, la integral y, sobre todo, la que se esconde en alimentos procesados con nombres tramposos como «dextrosa», «jarabe», «azúcar natural» u «orgánica». Para tu hígado es todo lo mismo: un golpe directo que lo inflama y lo llena de grasa. Hasta la miel, por más natural que sea, puede sobrecargarlo si te pasás.

¿Y las frutas? Acá surge la gran duda: si la fructosa es azúcar y las frutas la tienen, ¿también dañan el hígado? Vamos a aclararlo de una vez. La fructosa de una manzana no es lo mismo que la de un refresco. Las frutas enteras vienen en un paquete protector: fibra, vitaminas, antioxidantes y agua, que funcionan como un escudo para tu hígado. Esa fibra frena la absorción del azúcar, evitando picos de glucosa que lo estresen. En cambio, el azúcar procesado es como un misil: va directo al hígado, se absorbe rápido y lo sobrecarga, abriendo la puerta al hígado graso. Esto es ciencia pura. La fibra reduce el impacto de la fructosa hasta en un 30%. Por eso, el problema no está en comer una manzana, un plátano o un puñado de arándanos. El problema es el azúcar oculta en productos ultraprocesados, que además pueden contener otros compuestos dañinos, como aceites refinados, aditivos artificiales e incluso microplásticos.

Tomemos al jugo de naranja como otro ejemplo: si comés la fruta entera, te llenás con una gracias a la fibra y el tiempo que lleva masticarla. Pero cuando la exprimimos y filtramos la pulpa, eliminamos esa fibra clave y transformamos una fruta saludable en un *shot* de fructosa líquida. Es como pasar de un paseo tranquilo a una carrera sin frenos: la glucosa sube rápido y el hígado sufre. No es que un vaso de jugo ocasional sea veneno (si lo tomás de vez en cuando con una comida equilibrada, no pasa nada), pero si reemplazás la fruta entera por vasos diarios, o peor, lo mezclás con cereales azucarados, estás pidiéndole a tu hígado más de lo que puede manejar. A largo plazo, eso significa inflamación y hasta cicatrices. Como consejo práctico, si te gusta el jugo, déjale la pulpa, usá licuadora en vez de juguera y quedate con medio vaso. Así ganás sabor sin perder salud.

2. Tóxicos y contaminantes que respiras y tocas

El hígado no solo filtra lo que comemos y bebemos, también procesa las toxinas a las que estamos expuestos todos los días. Pesticidas, herbicidas, químicos industriales y hasta ciertos productos de limpieza o cosméticos pueden sobrecargarlo sin que nos demos cuenta. A largo plazo, esta acumulación puede inflamar el hígado, afectar su función e incluso aumentar el riesgo de tumores.

Y aquí una advertencia especial para las mujeres: muchos productos de belleza para la piel y el cabello, especialmente cremas alisadoras y *sprays* fijadores, contienen parabenos, ftalatos y formaldehído, que pueden alterar las hormonas y afectar el hígado con el tiempo. Lo preocupante es que estos químicos no solo ingresan por la piel, sino que también pueden ser inhalados, exponiéndonos constantemente a toxinas sin que lo notemos. Pero tranquilo, no hace falta vivir en una burbuja para protegerse. Te recomendamos lavar bien las frutas y verduras para quitar pesticidas, leer las etiquetas optando por productos libres de parabenos o sin fragancias artificiales, y ventilá tu casa para no respirar químicos atrapados. Estos pequeños cambios permiten reducir la carga tóxica que el hígado debe procesar cada día.

3. Medicamentos en exceso

El hígado es el encargado de procesar la mayoría de los medicamentos que tomamos. Y aunque muchos fármacos son seguros cuando se usan correctamente, el abuso o la combinación inadecuada pueden ser un peligro para este órgano. Un ejemplo común es el paracetamol (acetaminofén). En dosis normales, es un analgésico seguro, pero tomarlo en exceso o mezclarlo con alcohol puede causar daño hepático severo, incluso insuficiencia hepática. Lo mismo ocurre con algunos antibióticos, medicamentos para reducir el colesterol como las estatinas y ciertos suplementos de dudosa procedencia, que pueden sobrecargar el hígado en lugar de ayudarlo. No se trata de evitarlos por completo, sino de tomarlos de forma segura. No automedicarse ni exceder la dosis recomendada es fundamental, evitar mezclar medicamentos con alcohol, y antes de tomar suplementos o remedios naturales, es recomendable consultar con un médico, ya que muchos productos de venta libre pueden afectar la función hepática sin que nos demos cuenta.

4. Grasas trans y comida chatarra

Estos venenos se encuentran escondidos en margarinas, frituras, *snacks*, cremas para café productos de panadería industrial, aderezos y ultraprocesados que llenan las góndolas de los mercados. Su consumo frecuente contribuye a la inflamación y la acumulación de grasa en el hígado. La comida chatarra y las bebidas azucaradas tienen un impacto tan agresivo en el hígado, que en pocos días de alimentación deficiente ya se pueden ver depósitos de grasa y signos de inflamación en este órgano. ¿La solución? Huye de las frituras y agarrá un puñado de nueces o almendras que aportan grasas saludables que protegen el hígado. Evita alimentos en paquetes o cajas de ultraprocesados y prepará bocados caseros con ingredientes de verdad. Es un cambio simple que no solo salva tu hígado, sino que te hace sentir más ligero y vivo desde el primer día.

Dato clave: aunque algunas etiquetas dicen «0 gramos de grasas trans», si ves «aceite parcialmente hidrogenado» en los ingredientes, ahí están, escondidas en cantidades pequeñas pero dañinas (FDA, 2020).

5. Aceites de semillas vegetales

No todos los aceites son buenos para el hígado. Los de semillas vegetales, como girasol, canola, maíz y soja, son un verdadero peligro. Si quieres que la comida no se pegue, opta por aceite de aguacate virgen o manteca clarificada (ghee) con moderación, que son más seguros y estables para dorar los alimentos. Otra alternativa es usar una freidora de aire, siempre cuidando que los alimentos no se quemen para evitar sustancias nocivas. Todo esto lo exploraremos a fondo en el capítulo 19 sobre tóxicos en tu cocina.

6. Infecciones por virus de la hepatitis

Las hepatitis virales pueden causar daño crónico en el hígado sin mostrar síntomas evidentes durante años. Mientras avanzan en silencio, van inflamando el órgano y, si no se detectan a tiempo, pueden derivar en cirrosis, insuficiencia hepática o incluso cáncer de hígado.

Los principales virus que afectan el hígado son la hepatitis B y C, que se transmiten a través de contacto con sangre infectada, transfusiones sin control adecuado, compartir agujas o material cortante contaminado. También pueden transmitirse por vía sexual, especialmente la hepatitis B.

Lo positivo es que se pueden diagnosticar fácilmente con un simple análisis de sangre. Detectarlas temprano es clave para iniciar el tratamiento adecuado y evitar daños irreversibles. Hoy en día, existen tratamientos altamente efectivos para la hepatitis C y una vacuna segura y eficaz contra la hepatitis B, por lo que la prevención es clave.

¡Atención! El daño puede comenzar en solo una semana

¿Piensas que el hígado graso es algo que toma años en desarrollarse? Un estudio en Suecia mostró que comer comida chatarra dos veces al día durante una sola semana fue suficiente para que más del 75% de los participantes mostraran signos de daño hepático. Y no hace falta comer hamburguesas con papas fritas todos los días para estar en riesgo. Un solo refresco azucarado al día aumenta el riesgo de hígado graso en un 45%.

Además, el consumo diario de carnes fritas, como el pollo empanado industrial (*nuggets* de pollo), y otros productos cárnicos ultraprocesados triplica el riesgo de desarrollar hígado graso.

Y lo que es aún más preocupante: el exceso de colesterol en la dieta puede cristalizarse dentro del hígado en forma de pequeñas agujas microscópicas, causando inflamación y daño progresivo. Es como si esos depósitos de grasa endurecida bloquearan su funcionamiento, de manera similar a lo que ocurre en las arterias cuando el colesterol es demasiado alto. Y la ciencia respalda esto. Un estudio a largo plazo en más de 9 000 adultos encontró que quienes consumían alrededor de 400 mg de colesterol al día, principalmente de comida chatarra (el equivalente a una hamburguesa doble con queso y tocino o panceta bien cargada), duplicaban su riesgo de hospitalización o muerte por enfermedad hepática.

Esto no significa que haya que eliminar por completo los huevos o las carnes, pero sí que una dieta alta en colesterol, frituras y ultraprocesados, sin suficiente fibra ni antioxidantes para equilibrarla, sobrecarga el hígado y lo daña a largo plazo.

Como veremos más adelante en este capítulo, una alimentación basada en plantas es la mejor forma de proteger y regenerar el hígado, dándole los nutrientes que necesita sin el exceso de grasas y toxinas que lo sobrecargan.

¿Cómo detectar a tiempo el daño hepático?

Dado que la enfermedad suele no dar síntomas en sus primeras fases, es común que pase desapercibida hasta que se detecta por casualidad en estudios de imagen o análisis de laboratorio realizados por otros motivos. Por eso, no hay que esperar a sentir «algo raro» para actuar. Los chequeos médicos periódicos son clave, especialmente si existen factores de riesgo, ya que permiten identificar el problema a tiempo y evitar que avance a etapas más graves.

¿Quiénes deberían hacerse estos chequeos?

Si tenés sobrepeso u obesidad, si padecés prediabetes o diabetes tipo 2, o niveles elevados de colesterol y triglicéridos, es recomendable que controles tu hígado con estudios de rutina. Lo mismo ocurre si consumes regularmente los productos que dañan al hígado que acabamos de mencionar, por más que no tengas sobrepeso. Algunos trastornos hormonales, como el hipotiroidismo, pueden influir en el metabolismo del hígado y favorecer la acumulación de grasa. Y aunque no haya síntomas evidentes, las personas mayores de 35 a 40 años deberían realizarse un chequeo hepático al menos una vez cada 3 a 5 años o según lo que su médico indique.

Primeras señales de alerta

Cuando el problema empieza a avanzar, el cuerpo suele enviar síntomas sutiles. El problema es que muchas de estas señales son fáciles de ignorar o confundir con otras afecciones.

Si bien los chequeos médicos son la forma más confiable de detectar un problema hepático a tiempo, prestar atención a ciertos cambios en el cuerpo puede ayudarnos a actuar antes de que el daño sea mayor. Estos son algunos de los síntomas que podrían indicar que tu hígado está en problemas:

1. **Dolor o hinchazón abdominal, especialmente en el lado derecho debajo de las costillas.** En algunos casos, el dolor se siente en el hombro derecho, lo que muchas personas confunden con una simple contractura muscular.
2. **Piel y ojos amarillentos (ictericia).** Esto ocurre cuando la bilirrubina se acumula en la sangre. Puede durar unos días y desaparecer, pero si persiste, provoca picazón intensa en todo el cuerpo e incluso heridas en la piel.
3. **Orina oscura, como té negro o Coca-Cola, con olor fuerte.** Este cambio también se debe a la acumulación de bilirrubina en la sangre, que luego se elimina a través de la orina.
4. **Materias fecales muy claras o blanquecinas.** Esto puede ser un signo de enfermedad en el hígado, la vesícula o el páncreas, ya que indica un problema en la producción o liberación de bilis.
5. **Sangrados o aparición de moretones con facilidad.** El hígado participa en la coagulación de la sangre, por lo que su mal funcionamiento puede provocar sangrados intestinales, de encías o hematomas con pequeños golpes.

6. **Hinchazón de piernas y abdomen.** La acumulación de líquido en el cuerpo es una de las señales más típicas de enfermedad hepática avanzada. Muchas personas lo confunden con «barriga cervecera» o sobrepeso, pero en realidad es retención de líquido. Lo llamativo es que, mientras el abdomen se agranda, la persona puede perder masa muscular y verse más delgada en brazos y piernas.
7. **Dificultad para ver bien de noche.** Esto puede ocurrir por una mala absorción de vitamina A, un nutriente esencial para la salud ocular que depende del hígado para su correcta utilización.
8. **Arañitas vasculares en el tórax y abdomen.** Son pequeños vasos sanguíneos dilatados que pueden aparecer en la piel.
9. **Pérdida de peso y aliento fuerte y desagradable.** En casos más avanzados, el cuerpo libera sustancias a través de la respiración que generan un olor intenso y particular en el aliento, conocido como «aliento hepático».

Cómo revertir el daño y regenerar tu hígado

Llegamos a lo más interesante: ¿qué podés hacer para quitar la grasa, calmar la inflamación y devolverle la salud a tu hígado? El secreto está en dos pasos simples, pero poderosos:

- Primero, evitá todo lo que lo daña y reconocé las señales a tiempo (algo que ya exploramos).
- Segundo, sumá nutrientes que lo regeneren, potenciando su capacidad de recuperación. Desde el desayuno hasta la cena, cada elección es una oportunidad para sanar este órgano.

El mejor desayuno para el hígado

Imaginá empezar el día con un alimento que no solo te llena, sino que limpia tu hígado: la avena integral. Un estudio de 2014 mostró que pacientes con hígado graso y sobrepeso reducían significativamente la inflamación en pocas semanas al incluirla en su dieta en cantidades moderadas (40 a 50 gramos al día, aproximadamente 1/3 a 1/2 taza de avena seca). Pero no es solo la avena; alimentos integrales como la quinoa, el arroz integral y el trigo integral no solo protegen el corazón, sino que también ayudan al hígado a desinflamarse y funcionar mejor. En cambio, los granos refinados (pan blanco, cereales azucarados, ultraprocesados) son como gasolina para la grasa y la inflamación hepática. Entonces, reemplaza el pan blanco por pan integral auténtico (cuidado con etiquetas engañosas que dicen «multicereales» u «8 a 10 cereales» pero siguen hechas con harina blanca) e incorporá más granos enteros en lugar de cajas de cereales procesados en tu alimentación.

Colores que salvan: las antocianinas

No solo el desayuno importa; hay tesoros que podés sumar a cualquier hora. Las antocianinas son esos pigmentos rojos, morados y azules en arándanos, uvas, frutillas, cebolla colorada o batata (boniato) morada. No solo combaten el hígado graso y la inflamación, sino que hasta ayudan a eliminar células cancerosas. No pases por alto estos colores cuando vayas al mercado. Cuanto más intensos los pigmentos, mayor es su capacidad protectora para el hígado ¿Quieres una forma fácil de aprovecharlos? Prepará este jugo morado, perfecto para uno o dos vasos diarios: mezclá un puñado de arándanos frescos o congelados con tres o cuatro tazas de agua filtrada, añade un tallo de apio con sus hojas, un trozo de jengibre fresco y, para un para un extra de frescura y beneficios digestivos, dos o tres hojas de menta. Luego simplemente licuá todos los ingredientes y bebelo sin filtrar.

Tres bebidas medicinales

- **Café:** quienes toman dos o tres tazas al día reducen a la mitad el riesgo de problemas hepáticos crónicos (incluyendo cáncer de hígado) y un 92% el riesgo de morir por enfermedades del órgano según varios estudios. En palabras simples, el café es una medicina para tu hígado, sin embargo, hay algunas reglas: debe ser de buena calidad, sin azúcar, cremas ni procesados. Idealmente, usa granos recién molidos (evita el café torrado, que son granos de mala calidad quemados y con azúcar añadida, lo que anula sus beneficios). Incluso el descafeinado tiene beneficios.

- **Té verde:** con solo una o dos tazas al día, sin endulzantes, te entrega beneficios parecidos al café gracias a sus antioxidantes, pero con menos cafeína (una alternativa ideal para quienes no toleran bien el café).
- ***Golden Milk* o Leche dorada:** si nunca la escuchaste, esta bebida es un remedio natural con propiedades antiinflamatorias y protectoras para el hígado. Su ingrediente principal es la cúrcuma, una especia con potentes efectos antioxidantes que ayudan a reducir la inflamación y favorecer la regeneración hepática. Para prepararla simplemente calienta una taza de leche vegetal, como la de almendras, a fuego bajo sin que llegue a hervir. Agrega media cucharadita de cúrcuma en polvo o cúrcuma fresca rallada y mezclá bien. Para potenciar la absorción de la cúrcuma, añade una pizca de pimienta negra. Si querés darle más sabor y beneficios, podés sumar un poco de canela en polvo, jengibre fresco o una pizca de cacao en polvo. Revolvé la mezcla durante unos cinco minutos hasta que todos los ingredientes se integren bien, y ya estará lista para disfrutar. Además, la cúrcuma se puede agregar en polvo a batidos, sopas y otras preparaciones para aprovechar sus efectos antiinflamatorios en la alimentación diaria.

Superalimentos para el hígado

Sabemos que una alimentación rica en plantas es ideal, pero hay ciertos vegetales que tienen un poder especial para reducir la grasa hepática y bajar la inflamación. Uno de ellos es la alcachofa, que ha demostrado ser un verdadero remedio natural. Su consumo regular ayuda a mejorar la función hepática y reducir la grasa acumulada. La mejor manera de aprovechar sus propiedades es hervida o cocida al vapor.

Otro grupo de vegetales que merecen un lugar en tu mesa son las crucíferas, como el brócoli. Un pequeño secreto para potenciar sus efectos: cómelo crudo o levemente cocido al vapor (3 a 5 minutos). Y si querés llevar sus beneficios al máximo, agregale polvo de mostaza, ya que esto activa un compuesto llamado sulforafano, que no solo protege el hígado, sino que también tiene potentes efectos anticancerígenos.

Las grasas que limpian el hígado

Esto puede sonar contradictorio, pero para combatir la grasa del hígado y limpiarlo, necesitamos consumir más grasa. Eso sí, grasas saludables, ricas en omega-3.

El omega-3 es un tipo de grasa esencial con múltiples beneficios: reduce los triglicéridos, limpia las arterias, protege el hígado y disminuye la inflamación en todo el cuerpo. Para obtenerlo de fuentes naturales, te recomendamos consumir palta (aguacate) madura (raspa cerca de la cáscara, donde se concentran más nutrientes), 1 o 2 cucharadas diarias de aceite de oliva virgen extra sin calentarlo, un puñado de nueces o almendras (para no pasarte con las calorías), pescados grasos como salmón o sardinas, semillas de chía y lino molidas y remojadas en agua, y huevos de campo con su yema.

Alimentos para tu microbiota

Los prebióticos y probióticos son aliados esenciales que fortalecen la conexión entre tu intestino y tu hígado. El impacto es tan grande que merece un capítulo entero (buscá todos los detalles en el capítulo 14 sobre microbiota).

La vitamina clave

Existe una vitamina con un impacto significativo en el hígado graso, recomendada por grandes especialistas como parte del tratamiento. Se trata de la vitamina E. Varios estudios han mostrado que una dosis de 800 UI diarias puede mejorar la función de las células hepáticas, reducir la acumulación de grasa y disminuir la inflamación dentro del órgano. Además, suplementarla en esta dosis es seguro incluso a largo plazo, sin efectos adversos significativos. Sin embargo, no es recomendable consumir este suplemento sin prescripción médica, ya que un exceso o en casos de daño hepático avanzado, la vitamina E puede causar efectos secundarios no deseados. Por eso, antes de tomar cualquier suplemento, aunque sea una vitamina y parezca inofensiva, siempre es mejor consultar a un médico.

La buena noticia es que no siempre necesitás cápsulas. Algunos alimentos te entregan vitamina E de forma natural. Entre ellos se encuentran las verduras de hojas verdes como espinaca, acelga, brócoli o coles, también el aguacate, las nueces, almendras y semillas de girasol (un puñadito). Incorporar estos alimentos en la rutina diaria no solo aporta vitamina E de forma natural, sino que también ofrece otros beneficios antioxidantes y antiinflamatorios que protegen al hígado y a todo el cuerpo.

Dos hábitos que potencian la regeneración del hígado

- Primero, muévete más. El ejercicio físico no solo te ayuda a bajar de peso; quema la grasa visceral (esa que se esconde entre los órganos y rodea tu barriga) y los resultados son asombrosos. Perder apenas un 3 a 5% de tu peso puede mejorar el hígado graso en un 15 a 20%. ¿Te parecen números pequeños? Este efecto es comparable al de los mejores medicamentos del mundo. Combiná levantamiento de pesas con ejercicios aeróbicos como caminar rápido o correr al menos cuatro o cinco veces por semana. Si a esto le sumamos los consejos que dimos antes, los triglicéridos elevados, el azúcar en sangre y el hígado graso no deberían ser un problema.
- El segundo as bajo la manga es el ayuno intermitente, una herramienta tan poderosa para disminuir la grasa hepática, optimizar la quema de grasa visceral y mejorar tu metabolismo que merece su propio espacio. En el capítulo 13 sobre desintoxicar tu cuerpo encontrarás todos los detalles sobre cómo aplicarlo correctamente, los beneficios respaldados por la ciencia y las mejores estrategias para incorporarlo de manera efectiva en tu rutina.

Mensaje de Dr. Veller

La ciencia lo respalda y mi experiencia lo confirma: el hígado graso, la inflamación, incluso los primeros rasguños de la cirrosis no son el final de la historia. Son un llamado a despertar. Cada bocado, cada movimiento, cada decisión que tomes hoy empieza a tejer un cambio que vas a sentir en pocas semanas en tu energía, en tu claridad mental, en tu espejo. No dejes que el silencio del hígado te engañe; cuidarlo es cuidarte y ese poder está en vos.

CAPÍTULO 7

Obesidad y metabolismo: más allá del número en la balanza

Lic. María Camila Veller
Tiempo de lectura: 30 minutos
Cada kilo extra cuenta una historia: estrés, genética, hábitos, entenderlo es el primer paso para el cambio

La obesidad no es solo un problema estético, es un trastorno complejo que afecta prácticamente cada rincón de nuestro cuerpo. Más allá de los números en la balanza, la obesidad altera el metabolismo, inflama los órganos y abre la puerta a enfermedades graves como la diabetes, la hipertensión, problemas cardíacos y cáncer. Sin embargo, lo más importante es que **no es un destino inevitable.**

Este capítulo no busca culparte ni hablar de soluciones mágicas, sino revelarte las verdaderas causas detrás de la obesidad, desmontar mitos y brindarte estrategias basadas en la ciencia que realmente funcionan. ¿Sabías que pequeños cambios en tus hábitos pueden optimizar tu metabolismo y ayudarte a frenar enfermedades que creías permanentes?

A continuación, exploraremos cómo combatir la obesidad de manera práctica, las enfermedades que pueden revertirse al alcanzar un peso saludable y cómo tomar el control de tu salud desde hoy.

¿Qué es el metabolismo y por qué influye en tu peso?

Seguramente has escuchado frases como: «Tengo el metabolismo lento, por eso engordo» o «Fulano come lo que quiere y no sube de peso porque tiene el metabolismo rápido». Pero ¿qué tan cierto es esto?

El metabolismo es, en esencia, el motor de tu cuerpo. Es el conjunto de procesos químicos que convierten los alimentos en energía para mantener todas sus funciones. Incluso cuando estás en reposo, tu cuerpo sigue trabajando: el corazón late, la respiración continúa, las células se reparan y el cerebro sigue activo. Ese gasto de energía en reposo, necesario para mantener las funciones vitales, se llama metabolismo basal. Y aquí viene lo importante: el metabolismo basal representa la mayor parte de las calorías que quemas a diario, incluso más que el ejercicio. Por eso, entender cómo funciona y qué cosas pueden acelerarlo o ralentizarlo, es clave cuando hablamos de peso, energía y salud metabólica.

¿Existen el metabolismo rápido y el metabolismo lento?

Sí, es cierto: algunas personas queman más calorías en reposo que otras. Esto significa que tienen un metabolismo basal más alto o, dicho de forma simple, un metabolismo más acelerado. También ocurre lo contrario: hay quienes gastan menos energía en reposo y tienden a acumular más fácilmente grasa corporal. Esto puede deberse a varios factores:

- **Músculo vs. grasa:** el músculo es metabólicamente más activo que la grasa, lo que significa que consume más energía incluso cuando estás en reposo. Por eso, alguien con mayor masa muscular tendrá un metabolismo más eficiente que una persona con más grasa corporal.
- **Edad:** con los años, el metabolismo tiende a ralentizarse debido a la pérdida de masa muscular, especialmente si no la entrenamos regularmente. Este cambio es gradual, pero puede ser significativo si no adoptamos hábitos que mantengan la musculatura.

- **Factores de salud:** condiciones como el hipotiroidismo, los cambios hormonales durante la menopausia, el uso de ciertos medicamentos (corticoides, antidepresivos, antipsicóticos, la insulina, entre otros) y el síndrome metabólico (un conjunto de alteraciones que incluye resistencia a la insulina, acumulación de grasa abdominal, hipertensión y niveles elevados de colesterol o triglicéridos) pueden reducir la eficiencia metabólica. Estos factores dificultan la pérdida de peso. Identificar y tratar estas causas subyacentes es esencial para abordar la obesidad de manera integral.

El mito del metabolismo lento

Muchas personas creen que suben de peso fácilmente por tener un metabolismo lento. Sin embargo, en la mayoría de los casos, la verdadera causa es otra: solemos subestimar cuántas calorías ingerimos y sobrestimar cuántas quemamos, según han mostrado estudios científicos. Esto ocurre, en parte, porque la industria alimentaria nos manipula para creer que ciertos productos son saludables cuando no lo son, como te lo contaré más adelante. Además, muchas personas no son conscientes de los pequeños «extras» que se cuelan en su dieta diaria, como salsas, bebidas azucaradas o *snacks*. A esto se suma la tendencia a sobreestimar el impacto de actividades leves, como caminar, pensando que queman más energía de la que realmente gastan. En lugar de atribuir el aumento de peso exclusivamente a la velocidad del metabolismo, es mucho más útil enfocarnos en aprender a equilibrar nuestra alimentación y actividad física. Entender cómo funciona nuestro cuerpo y reconocer estas trampas de la industria puede marcar una gran diferencia para alcanzar un peso saludable y sostenible.

Grasa abdominal: la verdadera amenaza

No toda la grasa en el cuerpo es igual. Hay una en particular que representa un gran riesgo para tu salud: la grasa visceral. A diferencia de la grasa que se acumula en los brazos, piernas o glúteos, la grasa visceral se esconde dentro del abdomen, rodeando órganos vitales como el hígado, los intestinos, el páncreas e incluso el corazón. Pero aquí está lo sorprendente: puedes tener exceso de grasa visceral incluso si no tienes sobrepeso o te ves delgado. Esto ocurre porque la grasa visceral no siempre se refleja en el exterior. Es posible que alguien con un peso normal (según la balanza) tenga acumulada un exceso de esta grasa peligrosa en el interior de su abdomen.

¿Cuál es el «peso normal» y quienes necesitan reducir la grasa corporal?

El concepto de peso normal es muy variable y depende de factores como la edad, la etnia, la genética y el tipo de cuerpo. Por ejemplo, una persona con mayor masa muscular puede pesar más que alguien de su misma estatura con menos músculo, pero esto no significa que tenga más grasa. **La salud no depende solo de los kilos,** sino de la cantidad y distribución de grasa corporal, especialmente la visceral. Por eso, no todos necesitan bajar de peso, sino reducir grasa si esta afecta su salud.

Cuatro formas prácticas de saber si tienes exceso de grasa visceral

1. La forma más simple: observa tu abdomen. Si notas rollitos en la barriga, una leve panza o cierta flacidez abdominal, incluso sin ser estéticamente obeso, es posible que tengas un exceso de esta grasa.
2. Mide tu cintura con una cinta métrica flexible. Este método es fácil y puede darte una idea clara de si estás en riesgo.

Cómo hacerlo:

La forma correcta de medir tu grasa abdominal no es simplemente medir en el ombligo. Lo ideal es hacerlo a la mitad del camino entre dos puntos de tu cuerpo: la última costilla y el huesito de la cadera, que se llama cresta iliaca.

Para encontrarlo es muy sencillo: tocá con tus manos el borde inferior de tus costillas, luego el hueso que sobresale en tu cadera al costado. Ubicá el punto que está justo entre ambos. Ahí es donde tenés que poner la cinta métrica, rodeando toda tu panza. Ese número es tu circunferencia abdominal real. En la mayoría de las personas, este punto suele coincidir más o menos con la altura del ombligo, por eso a veces se indica medir ahí. Pero si querés hacerlo de manera más precisa, es mejor tomarte el tiempo de ubicar el punto correcto entre costilla y cadera.

Anota el número y compáralo con los siguientes valores:

Riesgo alto de grasa visceral:

- Hombres: más de 102 cm
- Mujeres: más de 88 cm

Riesgo moderado:

- Hombres: entre 94 y 102 cm
- Mujeres: entre 80 y 88 cm

Zona segura:

- Hombres: menos de 94 cm
- Mujeres: menos de 80 cm

3. Evalúa tu porcentaje de grasa corporal: puedes hacerlo con básculas de bioimpedancia (disponibles en farmacias o gimnasios), que miden el porcentaje de grasa y músculo usando una corriente eléctrica. Pero lo mejor es hacerlo en el consultorio con una nutricionista.
4. Observa si tienes alguno de los síntomas o efectos negativos del exceso de grasa visceral que te contaremos en la siguiente sección.

Vale aclarar que, aunque estos métodos caseros son útiles para orientarte, no son definitivos. Si tienes dudas o si tus medidas indican un posible exceso de grasa visceral, es importante consultar a un médico o nutricionista. Lo más importante es entender que el peso corporal no siempre se relaciona con el exceso de grasa.

Los efectos del exceso de grasa visceral en tu salud

La grasa visceral no solo es peligrosa por dónde se acumula, sino también por cómo afecta a todo el cuerpo. Este tipo de grasa está estrechamente relacionada con la inflamación crónica, un estado en el que el sistema inmunológico permanece constantemente activado de forma anormal, lo que causa daños en los órganos internos de manera silenciosa y progresiva. Este estado inflamatorio puede provocar o agravar enfermedades graves y sus efectos no siempre son evidentes de inmediato. Muchos síntomas comunes, como fatiga constante, falta de energía, dificultad para concentrarte, dolores crónicos y crisis de artrosis o artritis en la rodilla, pueden ser atribuidos a otras causas, cuando en realidad están relacionados con el exceso de grasa visceral, el exceso de peso y la inflamación que genera.

Reducir esta grasa no solo mejora la apariencia física, sino que también puede transformar tu salud y prevenir problemas graves. Aquí te explicamos algunas de las consecuencias más importantes de tener grasa visceral en exceso. La buena noticia es que muchas de estas enfermedades pueden controlarse, e incluso revertirse, al reducir este tipo de grasa (encontrarás más detalles en los capítulos específicos dedicados a cada una de estas enfermedades).

- **Diabetes tipo 2:** la grasa visceral libera sustancias inflamatorias llamadas citoquinas, que interfieren con la capacidad de tu cuerpo para responder a la insulina. Esto aumenta los niveles de azúcar en sangre y puede llevar al desarrollo de diabetes tipo 2. La buena noticia es que perder solo un 5 a 10% del peso corporal puede mejorar dramáticamente el control de la prediabetes como la diabetes tipo 2, mejorando la sensibilidad a la insulina. En algunos casos, reducir la grasa visceral puede incluso revertir la diabetes tipo 2, permitiendo que la persona ya no necesite medicamentos para mantenerla bajo control.

- **Hipertensión y problemas del corazón:** la grasa visceral también eleva el riesgo de enfermedades cardiovasculares, como infartos y derrames cerebrales. Esto ocurre porque aumenta la presión arterial, afecta el colesterol y genera inflamación en las arterias. Reducir la grasa abdominal mejora la circulación, disminuye la presión arterial, reduce el riesgo de problemas cardíacos y muertes prematuras.
- **Demencia:** la inflamación crónica generada por la grasa visceral afecta también al cerebro. Las investigaciones han encontrado que las personas con más grasa abdominal tienen un mayor riesgo de desarrollar problemas de memoria, la enfermedad de Alzheimer y deterioro neurológico con la edad.
- **Hormonas descontroladas:** el exceso de grasa visceral altera las hormonas en hombres y mujeres. En los hombres reduce los niveles de testosterona, lo que afecta la energía, la fuerza muscular y la libido. En las mujeres puede alterar los niveles de estrógeno y aumentar el riesgo de síndrome de ovario poliquístico (SOP), afectando el ciclo menstrual y la fertilidad.
- **Hígado graso y triglicéridos elevados:** el exceso de grasa visceral está estrechamente vinculado a la acumulación de grasa en el hígado, una condición conocida como hígado graso no alcohólico que puede presentarse incluso en personas que no son obesas. Este problema afecta la capacidad del hígado para desintoxicar el cuerpo, regular el metabolismo y procesar grasas, lo que puede llevar a un aumento de triglicéridos en sangre. Si no se controla, el hígado graso puede avanzar hacia inflamación crónica, cirrosis e incluso cáncer de hígado. ¿La solución? Perder grasa abdominal reduce significativamente el hígado graso, mejora la función hepática y ayuda a normalizar los niveles de triglicéridos, protegiendo así tanto al hígado como al corazón.
- **Relación con el cáncer:** la inflamación crónica generada por la grasa visceral también está relacionada con un mayor riesgo de ciertos tipos de cáncer, como el cáncer de colon, de mama y de páncreas. Esto se debe a las sustancias que produce esta grasa, las cuales pueden favorecer el crecimiento de células tumorales.

Reducir de peso es parte integral de la prevención y tratamiento contra esta enfermedad.

Estas son solo algunas de las consecuencias más importantes de tener grasa visceral en exceso. También puede estar vinculada a otros problemas como depresión, estrés crónico y alteraciones del sueño. Estas condiciones, además, pueden agravar la acumulación de grasa visceral, creando un ciclo difícil de romper si no se aborda de manera integral.

¿Se puede curar la obesidad o revertir el exceso de grasa?

La respuesta es un rotundo sí. La ciencia confirma que los cambios en el estilo de vida son increíblemente poderosos para revertir la obesidad y el exceso de grasa. Aunque en algunos casos los medicamentos y las cirugías pueden ser útiles, los hábitos saludables sostenidos son la clave para mantener la pérdida de peso, evitar el «efecto rebote» e incluso minimizar las complicaciones derivadas de los procedimientos quirúrgicos.

Cómo reducir la grasa visceral y optimizar tu metabolismo

Reprograma tus genes

Muchas personas dicen: «Soy gordo porque mi familia es así» o «Mi genética me condenó». Pero ¿qué tan cierto es esto? La verdad es que la genética influye, pero no decide tu destino. Si tus padres tienen sobrepeso, es cierto que tienes una mayor probabilidad de desarrollarlo, pero eso no significa que estés condenado a vivir con obesidad. Lo que realmente importa es cómo esos genes interactúan con tu estilo de vida.

¿Existe un «gen de la obesidad»?

Se han identificado genes asociados, como el gen FTO, que puede aumentar la sensación de hambre o hacer que almacenes grasa más fácilmente. Sin embargo, la genética solo explica una pequeña parte del problema. Según los estudios, estos genes influyen en menos del 5% del peso corporal en la mayoría de las personas. El verdadero factor decisivo es la interacción entre tus genes y tu entorno. Tus hábitos, tu alimentación y tu actividad física pueden «activar» o «desactivar» ciertos genes relacionados con la obesidad y la inflamación crónica. Este fenómeno se llama epigenética, que es la forma en que el ambiente y el estilo de vida pueden modificar la expresión de tus genes. Si la obesidad fuera únicamente genética, los índices de obesidad no habrían aumentado tanto en las últimas décadas. Sin embargo, los casos han explotado. ¿Los genes cambiaron? No. Lo que cambió fue nuestro entorno: una alimentación cada vez más rica en ultraprocesados, aceites de semillas vegetales, azúcares y harinas refinadas, un estilo de vida sedentario, con largas horas sentados frente a pantallas y un ambiente lleno de estrés crónico que afecta las hormonas reguladoras del peso, como el cortisol.

Lo que realmente heredamos

Lo que muchas veces pasa de una generación a otra no es solo la genética, sino también los hábitos familiares. Si creciste en un hogar donde las comidas se basaban en frituras, harinas refinadas, gaseosas y pocos vegetales, es más probable que adoptes esos mismos patrones en tu vida adulta. Si en tu familia no hay costumbre de hacer ejercicio, es menos probable que lo incorpores en tu rutina.

En este contexto, **los hábitos pesan más que los genes.** Cambiar estas costumbres familiares y el entorno que te rodea es clave para transformar tu salud, porque los genes pueden predisponerte, pero no deciden tu destino.

El factor emocional con la comida: un problema que comienza en la infancia

Un factor de extrema importancia en el desarrollo de la obesidad y del cual los adultos somos responsables, es la relación emocional que enseñamos a los niños con la comida. Desde pequeños, muchas veces se les inculca la idea de que la comida es un premio («Si te portas bien, te doy un postre») o un consuelo emocional para lidiar con la tristeza, la ansiedad o el aburrimiento. Hoy en día, incluso está normalizado asociar el consumo de azúcar, golosinas o helados con la felicidad de un niño. No es raro escuchar que un niño recibe como recompensa un dulce o una golosina por ir al dentista, ir al médico o incluso por hacer algo tan básico como portarse bien. Este tipo de mensajes refuerza la idea de que los alimentos poco saludables están ligados al afecto, al éxito o a la celebración.

Por otro lado, cuando los padres intentan limitar estos alimentos para cuidar la salud de sus hijos, a menudo son criticados o vistos como demasiado estrictos, como si estuvieran privando al niño de algo esencial para su felicidad. Frases como «Déjalo, una vez que coma no pasa nada» se repiten constantemente, pero esas pequeñas excepciones, cuando ocurren con regularidad, terminan consolidando un hábito difícil de romper en el futuro.

Vivimos en un mundo del revés, donde las elecciones saludables son vistas como extremas o exageradas, mientras que el consumo de alimentos ultraprocesados y cargados de azúcar es celebrado y hasta incentivado. Este entorno enseña a los niños a asociar el azúcar y los alimentos poco saludables con la felicidad, el cariño y las celebraciones, generando una relación emocional poco saludable con la comida que suele mantenerse en la adultez y resulta muy difícil de romper.

Como adultos, tenemos la responsabilidad de reformular esta relación emocional con la comida. Debemos enseñarles a los niños que los alimentos no son premios ni castigos, sino una forma de nutrir y cuidar el cuerpo. Romper este ciclo desde la infancia y **reconstruir lo que entendemos como felicidad** es fundamental para formar hábitos que promuevan la salud física y emocional a lo largo de la vida.

Construye hábitos saludables

Aunque en los capítulos específicos encontrarás detalles más profundos, aquí tienes una guía práctica con estrategias clave:

- **Reduce el azúcar y los ultraprocesados:** los azúcares añadidos y las harinas refinadas son el combustible perfecto para la grasa visceral. Cambia los alimentos procesados por opciones reales, como frutas enteras (en lugar de sus jugos), verduras, proteínas magras y grasas saludables. Si consumes harinas, prefiere las integrales, como pan o arroz integral, que tienen menos impacto en los picos de azúcar en sangre. Consejo práctico: endulza tus preparaciones con alternativas naturales como canela, jengibre o frutas dulces para reducir el consumo de azúcar refinada de forma sencilla.

Además, elimina o reduce los aceites de semillas vegetales, reemplazalos por aceite de oliva o aguacate virgen extra (consúmelos fríos en los platos listos, no los uses para freír).

- **No te dejes engañar por la industria y el *marketing*:** en el camino hacia una vida más saludable, uno de los mayores obstáculos es la forma en que la industria alimentaria utiliza el *marketing* para confundirnos. Muchas veces, los productos que parecen «saludables» en realidad están lejos de serlo y terminan saboteando tus esfuerzos sin que te des cuenta.

  Los productos etiquetados como «*light*» o «bajo en grasa», por ejemplo, suelen tener menos grasa, pero para compensarlo, se les agrega más azúcar o edulcorantes artificiales que pueden afectar tu metabolismo y tu microbiota intestinal.

  Otro truco común es el uso de frases como «rico en vitaminas» o «fuente de energía». Muchos de estos alimentos, como jugos de frutas procesados, cereales para el desayuno o barras energéticas, están cargados de azúcares añadidos que elevan rápidamente el nivel de glucosa en sangre, favoreciendo el almacenamiento de grasa. Incluso productos aparentemente inofensivos, como cereales etiquetados como «integrales», pueden estar llenos de harinas refinadas y azúcares, lo que los convierte en todo menos saludables.

  Es fundamental aprender a leer las etiquetas. En lugar de fijarte solo en las palabras grandes del empaque, revisa la lista de ingredientes. Si ves términos como jarabe de maíz de alta fructosa, maltodextrina, aceites parcialmente hidrogenados o una larga lista de aditivos químicos, es una señal de alerta. Recuerda, los ingredientes están enumerados por cantidad: si el azúcar aparece entre los primeros, ese producto no es tu mejor elección. La industria alimentaria sabe que buscamos atajos y apela a nuestra necesidad de «salud rápida», pero la verdadera clave está en elegir alimentos reales, naturales y mínimamente procesados. No te dejes llevar por el empaque, **un alimento saludable no necesita tanto *marketing*.**

- **Ejercicio inteligente:** hacer cardio, como correr o andar en bici, puede ayudar a quemar calorías, pero no es la única forma ni la más eficiente para reducir grasa abdominal. Si querés mejores resultados en menos tiempo, lo ideal es combinar entrenamiento de fuerza, que aumenta tu masa muscular y acelera tu metabolismo, con rutinas de alta intensidad (HIIT), que son súper efectivas para lograr esos objetivos. Y si además tomas suplementos de creatina, es posible acelerar el desarrollo muscular y maximizar los beneficios del entrenamiento (ver capítulo 16 sobre ejercicio y longevidad).

- **Duerme bien:** el sueño es clave. Dormir menos de 7 u 8 horas por noche aumenta el cortisol, una hormona que fomenta el almacenamiento de grasa en la panza. Prioriza el sueño reparador como parte de tu estrategia para reducir grasa visceral (ver capítulo 17 sobre el sueño como medicina).

- **Maneja el estrés:** el estrés crónico también eleva el cortisol y favorece la acumulación de grasa abdominal. Técnicas como la meditación, ejercicios de respiración o paseos en la naturaleza pueden ayudarte a equilibrar tu cuerpo y mente (ver capítulo 18 sobre estrés).

Remedios y suplementos ¿valen la pena?

Semaglutida (ozempic)

Este medicamento, desarrollado originalmente para tratar la diabetes tipo 2, ha revolucionado el manejo de la obesidad. Su efectividad radica en que imita la acción de una hormona natural llamada GLP-1, que es liberada por el intestino después de comer. La semaglutida envía señales al cerebro que dicen «Ya hemos comido suficiente, no necesitamos más», «Digiramos la comida más lentamente para mantenernos saciados por más tiempo». El resultado es una disminución del apetito, menor consumo de calorías y, con el tiempo, una pérdida de peso significativa.

- **Lo bueno:** la semaglutida ha mostrado resultados sorprendentes, no solo estéticos, sino también en términos de salud. Los estudios revelaron que las personas pueden perder hasta un 20% de su peso corporal con este medicamento, pero siempre acompañado de hábitos saludables. Además, ayuda a controlar la hipertensión, los niveles de azúcar en sangre y reduce significativamente el riesgo de enfermedades cardiovasculares.
- **Lo malo:** aunque es una herramienta poderosa, la semaglutida tiene efectos secundarios como náuseas intensas, vómitos o malestar estomacal, especialmente al inicio del tratamiento. Estos efectos suelen mejorar con el tiempo. Se han reportado también casos de pancreatitis (inflamación del páncreas).

Además, este medicamento tiene un precio considerable y no siempre está cubierto por seguros de salud. Y lo más importante, la semaglutida no funciona sola. Si abandonas los hábitos saludables, el peso perdido puede recuperarse fácilmente, dando lugar al temido «efecto rebote». Por eso, debe combinarse con una alimentación consciente y equilibrada, ejercicio regular y compromiso a largo plazo.

El veredicto final es que la semaglutida es una herramienta revolucionaria en la lucha contra la obesidad, pero no es para todos ni debe verse como la única solución. Su éxito no solo depende del medicamento, sino también de la mentalidad del paciente y su disposición para adoptar cambios de estilo de vida sostenibles. Si decides explorar esta opción, hazlo siempre con la orientación de un profesional de la salud. **Nunca te automediques.**

Carnitina

La carnitina es un aminoácido que actúa como un «taxista» en tu cuerpo: transporta las grasas hacia las mitocondrias, que son las «fábricas de energía» de tus células, donde se convierten en combustible. Aunque esto suena genial, la realidad de lo que ocurre en tu cuerpo es más compleja. Si eres una persona saludable y llevas una dieta balanceada, tu organismo ya produce suficiente carnitina para cumplir con sus funciones. Además, por más que tomes suplementos, los músculos tienen un límite de cuánta carnitina pueden absorber. Es como tener más taxis disponibles, pero sin pasajeros esperando.

La investigación ha mostrado que, en algunos casos, la carnitina puede ofrecer una pequeña ayuda en la pérdida de peso, pero los resultados son modestos. No es la solución mágica que transforma tu metabolismo o acelera significativamente la quema de grasa. Su utilidad puede ser mayor en situaciones específicas, como en personas con deficiencia de carnitina o atletas de alto rendimiento, pero en personas promedio sus beneficios son muy limitados.

¿La conclusión? La carnitina no es un atajo para la pérdida de peso, pero puede formar parte del equipo, siempre y cuando entiendas que la clave sigue siendo una alimentación equilibrada, ejercicio constante y un enfoque integral en tu salud.

Té verde

Según la ciencia, también puede ayudarte a perder peso. Su secreto está en dos de sus componentes principales: las catequinas y una pequeña cantidad de cafeína. Juntos, estos compuestos hacen que tu cuerpo queme más calorías, incluso mientras estás en reposo. Varios estudios han mostrado que puede aumentar el gasto de energía en un 4% diario, lo que equivale a quemar unas 80-100 calorías extras. Además, el té verde mejora la utilización de las grasas como fuente de energía, un efecto que se intensifica durante el ejercicio. Algunas investigaciones han encontrado que su consumo puede aumentar la quema de grasa hasta en un 17% mientras te ejercitas. Por supuesto, como con todo, el té verde tiene sus limitaciones. Es un aliado, no la solución definitiva. Además, aunque beber té verde en su forma natural es seguro para la mayoría, hay que tener cuidado con los extractos concentrados, que en casos raros pueden causar problemas como daño hepático.

La mejor forma de aprovechar sus beneficios es disfrutarlo como una bebida natural. Con 3 a 5 tazas al día, puedes apoyar la pérdida de peso, acelerar tu metabolismo y mejorar tu salud general. Recuerda: el té verde funciona mejor como parte de un estilo de vida saludable, donde la alimentación equilibrada y el ejercicio son los pilares principales.

Café

Por su contenido de cafeína, es un excelente aliado para la pérdida de grasa visceral. Algunos estudios han mostrado que la cafeína puede aumentar el gasto de energía entre un 3% y un 11%. Esto significa que tu cuerpo quema más calorías y grasa, incluso en reposo, al consumir café. Además, puede actuar como un supresor del apetito, ayudando a consumir menos calorías durante el día. Por esto puede usarse durante el ayuno intermitente o antes de hacer actividad física. Ten en cuenta que, si le agregas azúcar o crema, los efectos positivos se ven contrarrestados por el exceso de calorías. La dosis para optimizar tu metabolismo es 2 a 3 tazas de 240 ml por día (lo que equivale aproximadamente a 300 o 400 mg de cafeína al día).

Proteína en polvo

Aumentar la ingesta de proteína no solo te ayuda a perder grasa, sino que también preserva y construye masa muscular, lo que acelera tu metabolismo de manera natural. Otro de los beneficios clave de la proteína es que protege tu masa muscular mientras pierdes peso. Esto es fundamental, porque durante la pérdida de grasa es común que el cuerpo también elimine músculo, lo que puede ralentizar tu metabolismo. Eso sí, no todas las proteínas en polvo son iguales. A la hora de elegir una, es fundamental revisar la lista de ingredientes. Evita aquellas que contienen edulcorantes artificiales, maltodextrina, jarabe de maíz de alta fructosa o azúcar añadida. Estos ingredientes no solo aumentan las calorías innecesarias, sino que también pueden afectar negativamente tu salud metabólica y tu microbiota intestinal. Opta por opciones más limpias, con pocos ingredientes, como proteína de suero (*whey*) o proteínas vegetales, preferiblemente sin saborizantes ni endulzantes añadidos. Abordaremos más detalles sobre este asunto en el capítulo 16 sobre ejercicio y longevidad.

La mejor «dieta» para adelgazar

Hoy en día, alimentarse de manera saludable se ha convertido en algo extraño, casi «anormal». Cuando alguien decide dejar de consumir alimentos ultraprocesados o azúcares en exceso, muchas veces se escucha: «¿Estás a dieta?». Y si en algún momento come algo poco saludable, se dice que «Rompió la dieta». Esto refleja cómo hemos normalizado lo dañino y cómo lo saludable es visto como una excepción. En realidad, lo que llamamos dieta no debería ser un sacrificio temporal, sino la forma natural de cuidar nuestro cuerpo. Comer frutas, verduras, proteínas de calidad y evitar los excesos de azúcares y grasas poco saludables debería ser lo normal, lo que se vea como la base de una vida equilibrada y sostenible.

Es curioso cómo, en lugar de celebrar a quienes buscan cuidar su salud, muchas veces se les critica, se les tienta o incluso se les ridiculiza por elegir lo que es mejor para ellos. Sin embargo, lo que necesitamos no es hacer dieta, sino redefinir lo que consideramos normal. Comer bien no es una moda ni una penitencia, es un acto de amor propio que debería ser respetado y fomentado, no cuestionado.

Dieta keto

La dieta cetogénica o keto, ha ganado mucha popularidad y no es difícil entender por qué. Promete una rápida pérdida de peso al eliminar casi todos los carbohidratos y priorizar grasas y proteínas. Pero ¿qué tan efectiva y segura es?

Esta forma de alimentarse obliga a tu cuerpo a entrar en un estado metabólico llamado cetosis, en el que, en lugar de usar carbohidratos (azúcar) como principal fuente de energía, empieza a quemar grasa para producir el combustible del cuerpo y el cerebro. Este cambio puede acelerar la pérdida de grasa, sobre todo en las primeras semanas.

Aunque la dieta keto puede ser efectiva a corto plazo, no es para todos y viene con ciertos riesgos. Su naturaleza altamente restrictiva hace que muchas personas encuentren difícil mantenerla a largo plazo, lo que lleva a que la abandonen antes de tiempo. Además, es común experimentar efectos secundarios, especialmente en las primeras semanas, como fatiga, estreñimiento, calambres musculares y mal aliento, algo conocido como la «gripe keto».

Otro aspecto importante es la posibilidad de deficiencias nutricionales. Al eliminar grupos enteros de alimentos, puedes quedar corto en fibra, vitaminas, antioxidantes y minerales esenciales si no planificas adecuadamente tus comidas. Esto puede afectar tanto tu salud intestinal como general. Por último, esta dieta no es ideal para todos. Personas con enfermedades renales, hepáticas o cardíacas, así como aquellas con historial de trastornos alimenticios, deberían evitarla o consultarlo con un profesional antes de iniciarla.

La dieta keto puede ser una herramienta a corto plazo, pero como cualquier plan alimenticio, debe ser adaptada con cuidado y supervisión.

Ayuno intermitente: una herramienta poderosa para la salud

El ayuno intermitente no es simplemente «pasar hambre»; es una estrategia diseñada para darle al sistema digestivo un tiempo de descanso y permitirle al cuerpo entrar en un estado de regeneración. Cada vez más investigaciones respaldan esta práctica como una herramienta poderosa para la salud, especialmente en la regulación del peso, la mejora del metabolismo y el control de enfermedades como la obesidad y la diabetes tipo 2.

Cuando el intestino no está procesando alimentos continuamente, tiene la oportunidad de regenerarse. Este tiempo de descanso puede reducir la inflamación en la pared intestinal, mejorar el equilibrio de la microbiota y fortalecer la salud general del sistema digestivo. Pero los beneficios van mucho más allá del intestino. El ayuno también promueve un proceso llamado autofagia, en el cual las células se «limpian» a sí mismas, eliminando componentes dañados y reciclando materiales útiles. Este mecanismo no solo ayuda a desintoxicar el cuerpo, sino que también se ha relacionado con beneficios para la longevidad, la función cerebral y la reducción de la inflamación en todo el organismo. Otro beneficio clave es el impacto positivo en los niveles de energía. Muchas personas reportan sentirse más ligeras y alertas durante el ayuno, ya que el cuerpo utiliza su energía de manera más eficiente y no está enfocado en la digestión constante.

¿Cómo practicar el ayuno intermitente?
Uno de los métodos más populares y accesibles es el método 16/8, en el que se ayuna durante 16 horas y se concentran las comidas dentro de un período de 8 horas. Por ejemplo, puedes comer entre las 12 del mediodía y las 8 de la noche, y luego comenzar un ayuno hasta el mediodía del día siguiente. Este esquema es relativamente fácil de seguir, ya que gran parte del ayuno ocurre mientras duermes. Si eres principiante, una buena estrategia es empezar con uno o dos días a la semana y aumentar la frecuencia según cómo te sientas. Es importante mantenerte hidratado durante el ayuno, ya que el agua, los tés sin azúcar y el café negro están permitidos y pueden ayudarte a mantener el enfoque y la energía. Es importante mencionar que el ayuno intermitente no se trata solo de cuándo comes, sino también de qué comes. Si después de las horas de ayuno consumes harinas blancas, *snacks* procesados, frituras o bebidas azucaradas, tu cuerpo entrará en un estado de inflamación y picos de azúcar en sangre que contrarrestan todos los procesos positivos que ocurrieron durante el ayuno. La mejor manera de romper el ayuno es con alimentos reales y nutritivos. Opta por comidas que incluyan proteínas de calidad (como huevos, pescado o tofu), grasas saludables (aguacate, aceite de oliva o nueces) y carbohidratos complejos (frutas, verduras o cereales integrales). Esto no solo potencia los beneficios del ayuno, sino que también ayuda a mantener niveles estables de energía y a prolongar la saciedad.

Además del método 16/8, existen otras formas de practicarlo. Cada método tiene sus particularidades y beneficios, por lo que es importante encontrar el que mejor se adapte a tus objetivos, estilo de vida y estado de salud.

Plan saludable y secretos adicionales para reducir la grasa corporal

Come lento, vive mejor

¿Sabías que comer rápido puede hacerte ganar peso sin darte cuenta? Cuando comes demasiado rápido, tu cerebro no tiene tiempo de recibir las señales de saciedad, lo que te lleva a comer más de lo que necesitas. En cambio, comer despacio y masticar bien te ayuda a sentirte lleno con menos comida. Este simple cambio puede ser tu mejor aliado para controlar el peso sin pasar hambre.

El desayuno proteico para perder peso

Lo que comes por la mañana puede influir en tu peso. Recomendamos empezar el día con un desayuno rico en proteínas por tres razones:

1. Te llena más y comes menos: desayunar huevos, yogur natural o tofu puede mantenerte satisfecho por horas, reduciendo los antojos de media mañana. Esto no es magia, es pura ciencia y se debe a que la proteína tiene un impacto directo en las hormonas que regulan el hambre, como la ghrelina, funcionando como un «apagafuegos» para el hambre.
2. Activa tu metabolismo: comer proteínas aumenta el efecto térmico de los alimentos, es decir, la cantidad de calorías que quemas mientras tu cuerpo digiere y utiliza los nutrientes.
3. Reduce los antojos de azúcar: un desayuno alto en proteínas previene los bajones de energía que te llevan a buscar dulces o carbohidratos. Esto te ayudará a comenzar el día con energía estable y con menos antojos de alimentos poco saludables.

Ejemplos de desayunos proteicos
Aquí tienes algunas opciones saludables y fáciles de preparar:

- **Opción 1:** dos huevos revueltos con espinaca salteada, una rebanada de pan 100% integral y un puñado de nueces.
- **Opción 2:** yogur natural sin azúcar ni edulcorantes, acompañado de dos cucharaditas de avena y frutas frescas como manzana o frutos rojos.
- **Opción 3:** una tostada de pan 100% integral con hummus de garbanzos, acompañada de una pera picada.

Mejorar la microbiota intestinal

Optimizar la microbiota intestinal es uno de los consejos más poderosos para mejorar el metabolismo y controlar el peso. Tanto es así, que ningún paciente debería salir del consultorio de un médico o nutricionista sin conocer su importancia.

Una microbiota equilibrada regula las hormonas del hambre, como la ghrelina y la leptina, ayudándote a sentirte lleno por más tiempo y evitando antojos innecesarios. Además, cuando las bacterias «malas» dominan, pueden generar inflamación crónica lo que dificulta la pérdida de peso y afecta la sensibilidad a la insulina. También influyen en la forma en que tu cuerpo extrae calorías de los alimentos, ya que algunas bacterias pueden hacerte absorber más energía de la necesaria, contribuyendo al aumento de peso.

Para fortalecer las bacterias buenas, incorpora alimentos fermentados como yogur natural sin azúcar, kéfir, chucrut, vinagre de manzana orgánico con la madre o kombucha. Estos no solo diversifican tu microbiota, sino que también ayudan a reducir la inflamación y a mantener un metabolismo eficiente. Recuerda que la guía completa para optimizar tu microbiota está disponible en el capítulo 14, donde exploramos a fondo cómo nutrir este ecosistema y potenciar tu salud.

La importancia de la hidratación

Aunque a menudo se subestima, una hidratación adecuada puede marcar una gran diferencia en la pérdida de peso. Beber suficiente agua no solo ayuda a controlar el apetito (a veces confundimos sed con hambre), sino que también ayuda a mejorar el metabolismo. Varios estudios sugieren que beber agua fría puede aumentar el gasto energético temporalmente, además de mejorar la digestión y la eliminación de toxinas. Aquí tienes algunos consejos simples pero efectivos:

- Bebe un vaso de agua antes de cada comida para reducir el hambre y controlar mejor las porciones.
- Toma un vaso de agua con un limón exprimido al despertar.
- Bebe agua con gas: además de ser refrescante, puede generar una mayor sensación de saciedad. Puedes agregarle un toque de limón para potenciar su sabor y hacerlo aún más agradable.

Mensaje de Dr. Veller

El manejo de la obesidad no es un camino que deba recorrerse solo. Contar con el apoyo de profesionales como médicos, nutricionistas y psicólogos es fundamental, pero el papel de la familia y las personas que conviven contigo es igual de importante. Cuando todos en casa adoptan hábitos saludables, no solo facilitan el proceso para quien está trabajando en mejorar su salud, sino que también construyen un entorno más positivo y sostenible para todos.

CAPÍTULO 8

Diabetes: estrategias reales para revertirla

Dr. Rodrigo Nicolás Veller
Tiempo de lectura: 30 minutos
La medicina trata la diabetes, pero solo tus decisiones pueden hacer que desaparezca

Recibir un diagnóstico de prediabetes o diabetes tipo 2 es un golpe, no solo para quien lo recibe, sino también para su familia. De un momento a otro, aparecen el miedo, la incertidumbre y la sensación de que la vida cambiará radicalmente. Surgen la medicación, los controles constantes, las restricciones y la pregunta que todos se hacen: ¿Voy a tener que vivir así para siempre?

Aquí es donde quiero decirte algo que puede cambiar tu perspectiva: **¡la diabetes tipo 2 no es una sentencia de por vida y no define quién eres!** No es algo que simplemente debas aceptar y manejar con medicamentos hasta el final de tus días. Es posible frenarla e incluso **revertirla** en muchos casos. Sí, volver a tener niveles normales de azúcar en sangre, sin depender de medicamentos ni insulina. Sin embargo, hay demasiada desinformación circulando. Incluso algunos médicos repiten que la diabetes tipo 2 es progresiva e irreversible, cuando la ciencia ya ha demostrado lo contrario. No dejes que te engañen diciéndote que no puedes hacer nada.

En este capítulo, descubrirás cómo detectar este problema a tiempo, los errores más comunes que empeoran la enfermedad y, sobre todo, qué hacer para recuperar el control de tu salud.

¿Qué es la diabetes?

Es un trastorno del metabolismo en el que el cuerpo no puede regular correctamente los niveles de glucosa en sangre. Pero no es solo un «exceso de azúcar», sino una alteración en la forma en que el cuerpo maneja la energía, con cambios hormonales profundos que afectan a todo el organismo. Y aunque suele englobarse en un solo término, ¿sabías que existen diferentes tipos de diabetes? Cada uno con causas, mecanismos y tratamientos distintos.

Diabetes tipo 1

Es una enfermedad autoinmune. El propio sistema inmunológico del paciente produce anticuerpos que atacan y destruyen las células beta del páncreas que son las encargadas de producir insulina. Como resultado, la persona deja de fabricar esta hormona por completo y necesita inyectársela de por vida (o usar una bomba de insulina), a menos que reciba un trasplante de páncreas u otras terapias experimentales, como el trasplante de islotes de células beta.

Esta condición suele detectarse en la infancia o la adolescencia, aunque puede presentarse a cualquier edad.

Diabetes tipo 2

A diferencia de la tipo 1, en la diabetes tipo 2 no hay una destrucción del páncreas por el sistema inmune. En este caso, el problema surge principalmente por nuestros hábitos de vida.

Esta enfermedad se desarrolla lenta y silenciosamente a lo largo de años. Al principio, el páncreas sigue produciendo insulina, pero las células del cuerpo dejan de responder bien a ella. Esto se llama **resistencia a la insulina**: esta hormona está presente, pero el cuerpo no la utiliza de manera eficiente. Para compensar, el páncreas comienza a fabricar más y más insulina, hasta que con el tiempo se agota y deja de funcionar correctamente. Por eso, aunque la diabetes tipo 2 suele aparecer en adultos, hoy en día se está diagnosticando cada vez más en jóvenes e incluso en niños, debido al estilo de vida moderno.

¿Cómo se diferencian la diabetes tipo 1 y tipo 2?

Ambas pueden presentarse en niños, adolescentes o adultos y, en algunos casos, ambas pueden requerir insulina. Por eso, diferenciarlas no siempre es tan simple. No es raro que una persona descubra que tiene la glucosa en 200 o 300 mg/dl, y el médico le recete insulina de inmediato. Pero esto no significa que tenga diabetes tipo 1.

En casos de dudas, para confirmar de qué tipo se trata, es necesario medir ciertos anticuerpos en sangre y evaluar cuánta insulina produce el cuerpo. En la tipo 2, aunque el tratamiento inicial pueda incluir insulina, en muchos casos es posible reducir o incluso eliminar su uso si la enfermedad se controla con los cambios adecuados.

¿Y la diabetes tipo 3?

También conocida como «diabetes cerebral» este concepto está cambiando nuestra forma de entender la diabetes y su impacto en el cuerpo.

La insulina no solo controla el azúcar en sangre, también juega un papel clave en el cerebro: protege las neuronas, evita que mueran y regula las sustancias químicas que permiten pensar con claridad, recordar y aprender.

Algunas personas desarrollan resistencia a la insulina en el cerebro, lo que significa que esta hormona deja de funcionar bien en las neuronas (esto es más común en quienes ya tienen diabetes tipo 2). Como consecuencia, se acumulan desechos tóxicos, las neuronas comienzan a morir y su comunicación se altera, lo que puede provocar que la memoria comience a fallar, que haya desgaste en las funciones del cerebro e incluso enfermedades como el alzhéimer (demencia).

Por eso, hoy sabemos que todo lo que ayuda a reducir la resistencia a la insulina en el cuerpo también protege el cerebro.

Es importante aclarar que la diabetes tipo 3 **no es todavía un término oficialmente aceptado en la medicina**, pero cada vez más los estudios sugieren que la resistencia a la insulina juega un papel clave en las enfermedades que deterioran al cerebro (más detalles en el capítulo 12 sobre demencia e inflamación cerebral).

¿Realmente se puede revertir la diabetes?

Muchos médicos dicen que no. Pero la realidad es que sí, en muchos casos se puede. A esto se le llama remisión, reversión o incluso cura, y significa no necesitar más medicamentos para mantener el azúcar en sangre en niveles normales. Si estás considerando este camino, hay cuatro puntos claves que debes conocer:

1. No todas las personas con diabetes son iguales. La genética y el estilo de vida influyen en cómo se desarrolla la enfermedad y qué tan fácil o difícil será revertirla. Para algunos, los cambios dan resultados más rápido, mientras que otros pueden necesitar más esfuerzo y tiempo. Además, si la diabetes está muy avanzada o el desorden metabólico es grave, puede ser más complicado. Pero incluso en estos casos, se puede lograr un excelente control de la enfermedad.
2. Cambiar los hábitos funciona, pero hay que tomárselo en serio. Si abandonas los buenos hábitos, la enfermedad puede volver. Esto no es diferente a cualquier otro problema crónico de salud.
3. Cuanto antes empieces, mejor. Actuar rápido con los cambios adecuados aumenta las probabilidades de éxito.
4. El daño puede ser irreversible. Si la diabetes estuvo descontrolada por años y ya afectó gravemente órganos como los ojos,

el corazón o los riñones, esas lesiones pueden ser permanentes. Por eso, aun si logras revertir la enfermedad, los controles médicos deben continuar.

Etapas de la diabetes: ¿En qué momento «se despierta la enfermedad»?

Muchas personas creen que «se volvieron diabéticas» de un día para el otro, cuando en realidad, la enfermedad comienza muchos años antes de que el azúcar en sangre se descontrole o aparezcan síntomas evidentes. De hecho, una persona puede recibir un diagnóstico de diabetes tipo 2 a los 40 o 45 años, pero su cuerpo probablemente llevaba décadas enviando señales de alerta. Desde los 18 o 20 años, e incluso antes, el metabolismo ya podía estar alterado, preparando el terreno para la enfermedad. Esto no ocurre de un día para otro, sino de forma progresiva.

Antes de que la diabetes tipo 2 se manifieste por completo, hay una fase intermedia llamada prediabetes, en donde la resistencia a la insulina ya está presente. Aquí, los niveles de azúcar en sangre están elevados, pero aún no lo suficiente como para ser considerados diabetes. Este es el momento ideal para actuar y evitar que la enfermedad avance.

Cómo detectarla a tiempo: primeras señales en tu cuerpo

Años antes de que la glucosa en sangre se dispare, el cuerpo empieza a enviar señales de advertencia. Muchas personas sienten fatiga constante, incluso después de una buena noche de sueño y notan que su capacidad de concentración disminuye o que su estado de ánimo cambia con facilidad.

El hambre excesiva a cualquier hora, especialmente de noche, los antojos de azúcar y carbohidratos, es otra señal de alerta. A pesar de comer, la sensación de saciedad nunca llega del todo. Al mismo tiempo, el cuerpo comienza a acumular grasa, sobre todo en la zona abdominal y perder peso se vuelve cada vez más difícil.

Estos síntomas pueden parecer inofensivos o atribuirse al estrés y al ritmo de vida, incluso confundirse con trastorno bipolar o depresión, pero en realidad pueden ser los primeros avisos de que la insulina no está funcionando como debería.

Además de los síntomas internos, el cuerpo también deja huellas visibles en la piel cuando los niveles de insulina están elevados. Uno de los signos más comunes es la aparición de manchas oscuras en el cuello, los codos o las manos, conocidas como «acantosis nigricans». A simple vista pueden parecer suciedad, pero no desaparecen con el lavado ni con cremas.

También pueden formarse pequeños bultos marrones en el cuello, el pecho o los brazos, y en algunos casos, nódulos amarillentos en los párpados llamados xantelasmas, que suelen estar relacionados con triglicéridos elevados.

La piel se vuelve más seca, los talones pueden agrietarse y pueden aparecer callos o endurecimientos, especialmente cuando ya hay algún grado de neuropatía.

Otro signo de alerta es la tendencia a desarrollar infecciones por hongos, como manchas rojas que pican en la zona íntima, el abdomen o entre los dedos. En las uñas, los hongos (onicomicosis) las vuelven gruesas, deformadas y difíciles de tratar, con infecciones que regresan una y otra vez a pesar de los tratamientos. Todos estos cambios en la piel pueden ser una advertencia temprana de que el metabolismo está fallando, mucho antes de que la glucosa en sangre se eleve.

¿Cómo saber que la resistencia a la insulina se convirtió en prediabetes o diabetes?

El problema comienza cuando, a pesar de que el páncreas sigue produciendo insulina, el azúcar en sangre empieza a subir.

Valores normales de glucosa en sangre:

- Menos de 100 mg/dl en ayunas.
- Menos de 140 mg/dl dos horas después de comer.

Prediabetes:

- Glucosa en ayunas entre 100 y 125 mg/dl.
- 2 horas después de comer entre 140 y 199 mg/dl.

Diabetes (cuando el azúcar en sangre ya está fuera de control):

- Glucosa en ayunas de 126 mg/dl o más.
- 2 horas después de comer 200 mg/dl o más.

Importante: en las primeras etapas, la glucosa en ayunas puede seguir dentro de los valores normales, pero después de las comidas comienza a elevarse por encima de lo saludable. Hacerse un chequeo solo en ayunas y asumir que todo está bien puede ser un error, sobre todo si tienes alguno de los síntomas mencionados. Por eso, medir el azúcar después de comer es clave para detectar el problema a tiempo. Además, el diagnóstico siempre debe ser confirmado por un médico, ya que es necesario evaluar otros factores y realizar estudios complementarios para tener un panorama completo.

Síntomas que ya indican diabetes:

Cuando la glucosa en sangre ya está elevada, el cuerpo comienza a manifestar síntomas claros. La sed excesiva y la boca seca son señales de que el organismo intenta eliminar el exceso de azúcar a través de la orina, lo que también provoca ganas de orinar con frecuencia, incluso durante la noche.

El hambre constante a pesar de comer empeora y la fatiga se vuelve muy intensa, incluso después de descansar. Los cambios de humor de las primeras etapas también se intensifican. La visión borrosa es otra señal de alerta, al igual que los calambres y el hormigueo en manos y pies, que indican que los nervios empiezan a verse afectados. Además, las infecciones urinarias y en la piel pueden volverse más frecuentes, al igual que las heridas que tardan en sanar, debido al exceso de glucosa en el organismo.

Cómo revertir la diabetes tipo 2 en tres pasos

Lo que te contaré a continuación no es magia ni promesas vacías, es ciencia aplicada a tu vida. Para lograrlo, hay que seguir tres pasos clave:

Paso 1: entender la verdadera causa

La diabetes no aparece por azar. Es el resultado de una combinación de factores, donde la genética juega un papel importante, pero no es el destino. Tener familiares con diabetes aumenta el riesgo, pero lo que realmente marca la diferencia son los hábitos de vida y el entorno en el que nos desarrollamos.
Como dice el famoso dicho: «Los genes cargan el arma, pero los hábitos aprietan el gatillo». Nosotros lo sabemos bien, porque los Veller tenemos diabetes en la familia. Nuestro padre es diabético y nuestro abuelo falleció por complicaciones de esta enfermedad. Pero no estamos condenados a repetir la historia. Hoy en día sabemos que los genes que predisponen a la diabetes y otras enfermedades crónicas pueden activarse o desactivarse según el estilo de vida y eso es lo más poderoso que puedes aprender.

Paso 2: evitar y modificar lo que daña el páncreas y provoca inflamación

Antes de tomar cualquier remedio o suplemento para sanar el cuerpo, es fundamental dejar de hacer lo que lo enferma. Y aquí es importante aclarar un concepto clave: la diabetes tipo 2 no se produce solo por comer azúcar. Existe la creencia de que esta enfermedad surge por comer demasiados dulces, pero el problema es mucho más complejo. Lo que realmente daña el páncreas y genera resistencia a la insulina es la inflamación crónica en el cuerpo. Y el azúcar es solo «la punta de iceberg».

Hay ciertos hábitos que actúan como detonantes de la inflamación y aceleran el deterioro metabólico, empujando al cuerpo hacia la diabetes. Si quieres empezar a revertir la enfermedad, estos son los primeros enemigos que debes combatir:

- **Pasar demasiado tiempo sin moverse:** el sedentarismo es uno de los mayores enemigos de la salud metabólica. Varios estudios han mostrado que estar sentado más de seis horas al día aumenta significativamente el riesgo de muerte, con riesgos para la salud comparables al de fumar. Esto ocurre porque la falta de actividad física reduce la sensibilidad a la insulina, ralentiza el metabolismo y aumenta la inflamación en todo el cuerpo.

  Si trabajas en una oficina o te gusta maratonear series, levántate cada una o dos horas, camina unos minutos, estira las piernas o permanece de pie por un rato, pero evita quedarte sentado sin moverte.

- **Dormir mal:** dormir menos de 7 horas por noche, incluso una sola noche, puede aumentar el cortisol, elevando la glucosa y los triglicéridos en sangre, reduciendo temporalmente la sensibilidad a la insulina. Si la falta de sueño se vuelve crónica, el riesgo de desarrollar resistencia a la insulina y prediabetes se duplica, especialmente en personas con antecedentes familiares de diabetes. Y aún peor, dormir menos de 6 horas por noche altera negativamente el metabolismo de manera similar a haber seguido una dieta alta en azúcar y grasas durante semanas.

- **Estrés crónico mal manejado:** muchas personas dicen que no pueden controlar el azúcar por el estrés y tienen razón. La diabetes y el estrés se retroalimentan creando un ciclo difícil de romper. El estrés prolongado mantiene elevados los niveles de cortisol, lo que provoca más resistencia a la insulina y dificulta la regulación del azúcar en sangre. En palabras simples, el estrés no solo es mental, es bioquímico. Cada vez que el cortisol sube, la glucosa también sube. Si no se controla, el metabolismo se desajusta y la inflamación se vuelve crónica.

- **Consumir toxinas todos los días:** no se trata solo del azúcar. El exceso de harinas refinadas, aceites vegetales procesados, bebidas azucaradas, alcohol y comida ultraprocesada inflama el cuerpo y altera la microbiota intestinal. Incluso la exposición al humo del cigarrillo o contaminantes ambientales puede aumentar el riesgo de resistencia a la insulina.

Lo que comemos no solo afecta el páncreas, sino también el hígado, los intestinos y el cerebro. Más adelante veremos qué alimentos dañan al páncreas, cómo identificar toxinas ocultas y los engaños de la industria alimentaria que afectan tu salud.

- **No hacerse chequeos médicos a tiempo:** miles de personas caminan hoy con niveles de glucosa alterados sin saberlo. La prediabetes no da síntomas evidentes al principio, por lo que muchos llegan a un diagnóstico cuando el daño ya está avanzando. Si tienes antecedentes familiares de diabetes, sobrepeso o llevas un estilo de vida poco saludable, hazte chequeos anuales, incluso antes de los 30 años. No esperes a que sea más tarde.

Importante: para profundizar en cada uno de estos factores y conocer estrategias específicas para revertir su impacto, consulta los capítulos dedicados a estrés, ejercicio, sueño, y obesidad y metabolismo. Allí encontrarás información detallada y herramientas prácticas para recuperar el equilibrio de tu cuerpo.

Los peores alimentos y bebidas que dañan el páncreas y aumentan el riesgo de diabetes:

- Ultraprocesados: no son comida real, son imitaciones industriales que pasan más tiempo en una fábrica que en la cocina. Aquí entran el azúcar refinado, comida rápida, puré de papa instantáneo, jugos de fruta industriales, gaseosas, cereales de desayuno, barras de proteínas. En general, los alimentos empaquetados suelen estar cargados de conservantes, saborizantes y edulcorantes artificiales, compuestos que alteran el metabolismo y favorecen la inflamación en el cuerpo.

  También incluimos los embutidos como salchichas, salame y mortadela, que están llenos de aditivos perjudiciales. Comer estos productos es como llenar el tanque de tu auto con combustible de mala calidad: a corto plazo puede seguir funcionando, pero por dentro se va deteriorando hasta que falla.

- El engaño del azúcar oculto: la industria sabe disfrazar el azúcar con nombres menos evidentes, como jarabe de maíz, fructosa, néctar o maltosa, para que pase desapercibida en la lista de ingredientes. Pero hay tres trampas comunes que debes conocer para no caer en el *marketing* engañoso:

» Productos «bajos en grasa»: para compensar la falta de grasa y mantener el sabor, muchas veces añaden más azúcar.

» Productos «saborizados»: alimentos como el yogur de vainilla pueden parecer saludables, pero una sola porción puede contener hasta cinco cucharadas de azúcar.

» Productos con etiquetas como «natural», «sin azúcar añadido» u «orgánico»: no siempre significa que sean saludables. Los jugos de frutas industriales, aunque sean naturales, pueden contener el equivalente a 5 y hasta 10 cucharadas de azúcar por vaso.

¿Cómo evitar estos engaños? La mejor estrategia es leer siempre la etiqueta, revisar los ingredientes y priorizar alimentos reales, sin aditivos innecesarios.

- Aceites de vegetales refinados: los aceites de maíz, girasol, canola, uva y palma son altamente inflamatorios cuando se consumen en exceso, especialmente en dietas desequilibradas con pocos omega-3. Estos aceites están presentes en una gran cantidad de productos procesados, no solo en los que usamos en casa, lo que hace fácil superar las cantidades recomendadas sin darnos cuenta. Salsas, aderezos, galletas, *snacks* y hasta algunos alimentos etiquetados como «saludables» pueden contener estos aceites ocultos, lo que los convierte en una fuente constante de inflamación.

Algunos consejos para reducir su impacto incluyen:

1. Evitar frituras y no sumergir la comida en estos aceites.

2. Si los usas en postres o para dorar, reduce al máximo la cantidad y jamás los reutilices porque una vez calentados, generan compuestos tóxicos.

3. Opta por grasas más estables y saludables para dorar u hornear como aceite de aguacate virgen o la mantequilla clarificada ghee (con moderación). Para conocer opciones más saludables y cómo integrarlas en la alimentación diaria, puedes consultar el capítulo 19 sobre tóxicos en tu cocina, donde exploraremos en detalle las mejores alternativas.

- Carbohidratos refinados: los productos elaborados con harina blanca, pan blanco, pastas y arroz blanco pueden no ser dulces, pero en el cuerpo se comportan de manera muy similar al azúcar. Se digieren rápidamente, elevando la glucosa en sangre en poco tiempo y obligando al páncreas a trabajar más para controlarla.

  La mejor alternativa es optar por versiones integrales y ricas en fibra, que no solo tienen un impacto menor en los niveles de azúcar, sino que también nutren la microbiota intestinal y mejoran la sensibilidad a la insulina. Este cambio no solo ayuda a estabilizar la glucosa, sino que también favorece un metabolismo más equilibrado y sostenible.

- Bebidas alcohólicas: el alcohol no solo afecta el hígado, sino que también altera el metabolismo del azúcar, favorece la inflamación y puede empeorar la resistencia a la insulina. No importa si se trata de vino, cerveza o destilados, su impacto metabólico sigue presente. Lo ideal es reducir su consumo al máximo y, si decides beber, hacerlo con moderación dentro de un estilo de vida saludable para intentar minimizar sus efectos negativos en el organismo. Es importante aclarar que no existe una cantidad de alcohol considerada completamente segura para la salud.

Paso 3: alimentos, hábitos y remedios para sanar

Si llegaste hasta aquí, es posible que te sientas frustrado por todo lo que hay que evitar. Tal vez pienses que revertir la diabetes significa vivir con restricciones, renunciar a todo lo que te gusta o que el esfuerzo no vale la pena. Pero ese es precisamente el tipo de pensamiento que nos mantiene atrapados en el problema.

No necesitas dietas extremas ni depender de medicamentos de por vida. A continuación, te mostraré qué agregar a tu día a día para mejorar la sensibilidad a la insulina y revertir la enfermedad. También hablaremos sobre la metformina y si realmente es necesaria, así como de los remedios naturales y estrategias comprobadas para acelerar tu recuperación.

Lo primero que debes hacer al despertar

Antes de cualquier otra cosa, hay dos hábitos muy poderosos que ayudan a estabilizar el azúcar en sangre durante todo el día:

1. Beber uno o dos vasos de agua filtrada. Esto reduce los niveles de glucosa rápidamente.
2. Potenciar el agua con ingredientes medicinales, como un limón exprimido, una cucharadita de canela en polvo o media cucharadita de jengibre rallado. Estos ingredientes tienen efectos beneficiosos en el metabolismo y la regulación del azúcar en sangre.

¿Es mejor desayunar o hacer ayuno intermitente?

El desayuno es una herramienta poderosa para equilibrar el metabolismo, reducir la inflamación y mejorar la sensibilidad a la insulina. Después de pasar toda la noche en ayuno, el cuerpo está como una esponja, listo para absorber rápidamente lo que comas o bebas. Por eso, la elección de los alimentos en este momento del día puede marcar una gran diferencia. Al mismo tiempo, el ayuno intermitente es una estrategia efectiva para controlar la diabetes, reducir la grasa visceral y optimizar el metabolismo. La clave está en combinar ambos enfoques a lo largo de la semana, aprovechando los beneficios de cada uno. En el capítulo 13 *¿Se puede desintoxicar el cuerpo?* encontrarás una guía detallada para aplicar el ayuno de manera segura y efectiva.

Cómo debe ser un desayuno ideal:
Para que realmente ayude a mejorar la sensibilidad a la insulina y genere saciedad, debe incluir una combinación adecuada de proteínas, grasas saludables, carbohidratos saludables y fibra.

Para aprovechar al máximo sus beneficios, es recomendable comer primero las proteínas y grasas, y dejar los carbohidratos para el final. Esto retrasa la absorción del azúcar y ayuda a mantener los niveles de glucosa más estables.

Algunas combinaciones ideales para el desayuno incluyen:

1. Dos huevos cocidos (no fritos) con pan integral y una fruta con cáscara (manzana, pera, ciruela).
2. Yogur natural o griego con semillas de chía y un puñadito de frutos secos (nuez, almendra).
3. Una rebanada de pan integral con aguacate, acompañada de una porción de queso cottage, tofu o semillas de chía y una infusión medicinal como café con canela o té verde.
4. Omelette con un puñado de frutos secos y un jugo verde casero (hecho con apio, espinaca, jengibre, limón y una manzana o pera con cáscara para endulzar).
5. Sándwich integral de pollo con aguacate o semillas de chía o calabaza.
6. Avena con yogur natural y frutos secos.

No hace falta comer lo mismo todos los días. Lo importante es mantener la variedad y evitar los errores más comunes: exceso de azúcar refinada, harinas blancas, jugos de frutas filtrados y cereales de caja industriales. Un buen desayuno no solo controla la glucosa, sino que también ayuda a empezar el día con más energía y estabilidad metabólica.

¿El café es malo para la diabetes?

Algunas personas creen que eleva el azúcar en sangre, pero la realidad es diferente. El café es una fuente natural de polifenoles, compuestos con efectos antiinflamatorios que ayudan a controlar la diabetes y protegen el corazón y el cerebro. Consumido en su versión sin azúcar, puede ser un verdadero remedio natural. Lo ideal es tomar entre 2 y 3 tazas al día.

Sin embargo, hay una excepción: algunas personas son más sensibles a la cafeína, y en estos casos, el café puede aumentar hasta un 15% la resistencia a la insulina. Si al medirte el azúcar notas que tu glucosa sube después de tomar café, podrías probar con café descafeinado, que conserva muchos de sus beneficios sin el impacto de la cafeína.

¿La avena es un buen desayuno para diabéticos?

Este es un excelente alimento para controlar la diabetes, siempre que se elija la versión correcta. Contiene carbohidratos complejos, fibra, proteínas, grasas saludables y vitaminas. Pero lo que la hace especial es su alto contenido de betaglucanos, un tipo de fibra que mejora la sensibilidad a la insulina, reduce el colesterol y protege el corazón.

El problema surge cuando se consume avena altamente procesada, como la instantánea en caja o las mezclas comerciales de granola. En estos casos, se han eliminado muchas de sus fibras y nutrientes, convirtiéndola en un producto con efectos negativos.

Para aprovechar al máximo sus beneficios, elige avena integral y lo más natural posible, evita la avena en hojuelas instantáneas o granolas comerciales con azúcar añadida.Lo ideal es consumir una porción de aproximadamente 1/3 de taza, combinándola con proteínas y grasas saludables, como huevo y nueces, para estabilizar el azúcar en sangre.

¿Cuáles son los mejores endulzantes?

Lo ideal sería reducir progresivamente el uso de endulzantes hasta que el paladar se acostumbre a percibir el sabor real de los alimentos.

En pocas semanas, tu lengua se adaptará y empezarás a notar la dulzura natural de muchas comidas sin necesidad de agregar nada extra.

Si aun así necesitas endulzar, es importante elegir la mejor opción. El peor endulzante es la azúcar blanca refinada, ya que no aporta ningún beneficio nutricional y solo aumenta los niveles de glucosa en sangre. A menudo intentan vender la azúcar morena o integral como una alternativa más saludable, pero la realidad es que su impacto en el metabolismo es el mismo. Para las personas con diabetes, no es recomendable ninguna de estas versiones.

Otro endulzante natural muy utilizado es la miel, que contiene algunos nutrientes adicionales en pequeñas cantidades, pero su efecto en la glucosa es similar al del azúcar refinado, por lo que tampoco es la mejor opción para quienes buscan controlar la diabetes.

Después están los edulcorantes artificiales, como el aspartame y la sacarina. Algunas personas los utilizan como un recurso temporal mientras reducen su dependencia del azúcar, ya que no aportan calorías ni elevan la glucosa. Sin embargo, su uso a largo plazo puede alterar la microbiota intestinal y se ha investigado su posible relación con problemas metabólicos, demencia e incluso cáncer. Por eso, no deberían ser una solución permanente.

Las mejores alternativas son dos opciones naturales y seguras:

- Plantas medicinales en polvo, como jengibre, cardamomo y canela: No solo aportan un sabor dulce sin calorías, sino que también contienen antioxidantes con beneficios para la salud.
- Edulcorantes naturales como la estevia y el fruto del monje: Son opciones más seguras para endulzar sin afectar el metabolismo.

Si bien estos endulzantes pueden ser útiles en ciertas situaciones, lo mejor siempre será reducir la necesidad de endulzar y disfrutar los sabores naturales de los alimentos.

¿Cuáles son las frutas prohibidas?

En realidad, no existen frutas prohibidas, pero sí es importante respetar las porciones y elegir las mejores opciones. Algunas frutas elevan el azúcar en sangre más rápidamente, como el mango, los dátiles, la banana madura, la sandía y la ananá (piña). En cambio, otras tienen un menor impacto en la glucosa como la manzana, la pera, el durazno, la ciruela, los frutos rojos y la banana menos madura. Estas últimas son opciones más recomendables para quienes buscan controlar la diabetes.

Lo que sí debe evitarse al máximo son los productos derivados de las frutas que concentran una gran cantidad de azúcar sin el equilibrio de su fibra natural:

- Frutas deshidratadas, ya que su azúcar se encuentra mucho más concentrada.
- Mermeladas de frutas, incluso las «sin azúcar añadida», que pueden seguir teniendo un exceso de azúcar.
- Jugos de frutas naturales filtrados o industriales que eliminan la pulpa y dejan solo el azúcar natural, elevando rápidamente la glucosa en sangre.

Las frutas en su estado natural, con piel cuando sea posible, son la mejor opción, ya que además de su dulzura natural, aportan fibra, vitaminas y antioxidantes que favorecen la salud metabólica.

¿Es peligroso cenar si se vive con diabetes?

La cena no está prohibida y, de hecho, saltársela puede ser contraproducente, salvo en casos donde se siga un plan específico de ayuno intermitente. Pero en general, cenar todos los días es recomendable, ya que es un momento clave para incorporar alimentos con propiedades medicinales y mantener el metabolismo estable durante la noche.

Lo importante no es solo qué comer, sino también cuándo y cómo hacerlo. Comer demasiado tarde puede hacer que los niveles de azúcar en sangre sean más altos al despertar, por lo que lo ideal es cenar al menos 2 o 3 horas antes de acostarse.

Además, la hidratación juega un papel fundamental. Beber un vaso de agua con limón o agregarle una cucharada de vinagre de manzana puede ayudar a regular la glucosa y mejorar la sensibilidad a la insulina.

En cuanto a la comida en sí, el orden en que se consumen los alimentos también influye. Comer primero proteínas, grasas saludables y fibra ayuda a que los carbohidratos se absorban de manera más lenta y estable. Aplicar este principio en la cena, al igual que en el desayuno, puede marcar una gran diferencia en el control del azúcar en sangre. También es clave dar preferencia a alimentos integrales y evitar harinas refinadas o azúcar, ya que estos pueden generar picos de glucosa nocturnos. Un gran consejo para evitar comer en exceso es servir la comida en platos más pequeños, una estrategia simple pero efectiva para controlar las porciones sin necesidad de medir cada bocado.

¿Cuál es la mejor «dieta» para la diabetes?

En realidad, no se trata de hacer dieta, sino de aprender a comer de manera inteligente para mejorar la salud. Uno de los errores más comunes es enfocarse solo en evitar el azúcar, cuando en realidad las grasas también juegan un papel fundamental en la resistencia a la insulina.

El exceso de grasa corporal es el mayor factor de riesgo para desarrollar diabetes tipo 2. Hasta el 90% de quienes la padecen tienen sobrepeso u obesidad, lo que no solo afecta el peso, sino que bloquea el funcionamiento de la insulina. Cuando las células grasas se saturan, derraman grasa al torrente sanguíneo, lo que interfiere con la absorción de glucosa y provoca resistencia a la insulina. En palabras simples, el exceso de grasa es tóxico para el cuerpo.

Pero este problema no es exclusivo de quienes tienen sobrepeso. Las dietas altas en grasa, especialmente en grasas saturadas (carnes rojas, lácteos y huevos en exceso), también elevan la grasa circulante en la sangre y pueden generar resistencia a la insulina. Esto significa que una persona delgada que sigue una dieta alta en grasas puede desarrollar el mismo problema.

Por otro lado, las grasas saludables de origen vegetal, como las del aguacate, las nueces y el aceite de oliva, pueden proteger contra este efecto, ya que el cuerpo las procesa de forma diferente y no generan los mismos niveles de inflamación ni de grasa en sangre.

¿Qué pasa con las dietas bajas en carbohidratos o cetogénicas?

Muchas personas recurren a dietas bajas en carbohidratos para mejorar la diabetes. Cuando están bien supervisadas pueden ser una herramienta útil **a corto plazo**, pero si no se hacen correctamente pueden ser un arma de doble filo.

Las dietas bajas en carbohidratos suelen ser altas en grasas y si estas provienen principalmente de productos animales, pueden aumentar la resistencia a la insulina con el mismo impacto que el exceso de peso. También pueden elevar el riesgo de enfermedades del corazón y afectar la microbiota intestinal, que juega un papel clave en la diabetes.

Si eliges reducir los carbohidratos, es importante priorizar grasas saludables de origen vegetal y asegurarte de incluir suficiente fibra, vitaminas y antioxidantes para mantener un equilibrio adecuado, y para ello, el acompañamiento de un nutricionista es fundamental.

Más plantas, menos productos animales: el secreto de una mejor salud metabólica

La ciencia lo deja claro: cuanto más basada en plantas es la alimentación, menor es el riesgo de desarrollar diabetes tipo 2 y morir a causa de ella. Estudios en grandes poblaciones han mostrado que quienes reducen su consumo de carne tienen una mejor sensibilidad a la insulina. Las personas que comen carne solo ocasionalmente (una o dos veces por semana) tienen un 28% menos de riesgo de diabetes. Aquellos que solo incluyen pescado en su dieta lo reducen en un 50%, mientras que los vegetarianos disminuyen su riesgo en un 61% y los veganos hasta en un 78%.

Esto no significa que todos deban volverse veganos, sino que cuantas más plantas incorporemos en nuestra alimentación y menos productos animales consumamos, mejor será para la salud metabólica.

Para mejorar la sensibilidad a la insulina y reducir la inflamación, la alimentación debe centrarse en verduras, legumbres como lentejas, frijoles y garbanzos, frutas frescas en porciones adecuadas (especialmente frutos rojos, manzanas y peras), granos integrales (como el arroz), o mejor aún, quinoa, y también frutos secos, semillas y aceites saludables como el de oliva y aguacate. El poder está en las elecciones diarias.

Una alimentación basada en plantas no solo previene la diabetes, sino que en muchos casos puede revertirla.

Más allá de los medicamentos: remedios naturales más efectivos
Revertir la diabetes no se trata solo de alimentación y hábitos, aunque estos sean la base. En muchos casos, es necesario recurrir a remedios naturales, suplementos y medicamentos para lograr un mejor control del azúcar en sangre.

En esta sección hablaremos sobre los seis mejores remedios naturales.

- **Nopal**
  También conocido como tuna o higo de la India, es un cactus comestible ampliamente utilizado en México y reconocido por su potente efecto en el control de la glucosa. Su alto contenido de fibra soluble lo convierte en un aliado natural contra la diabetes. Al entrar en contacto con el agua y los jugos digestivos, esta fibra se transforma en un gel que ralentiza la digestión y reduce la absorción del azúcar en el intestino, evitando picos bruscos de glucosa en sangre. Pero sus beneficios no terminan ahí. El nopal también aporta vitaminas, minerales y antioxidantes que ayudan a reducir la inflamación y protegen las células del daño oxidativo.

  Incorporarlo a la alimentación es sencillo. Puede consumirse hervido durante 10 minutos con un poco de sal y acompañado de limón o vinagre de manzana para potenciar su efecto. También se puede comer crudo en ensaladas, agregar a omelettes o incluir en jugos verdes.

- **Vinagre de manzana**
  No solo realza el sabor de los alimentos. Consumido antes de una comida con carbohidratos, reduce la absorción del azúcar y evita subidas bruscas. Además, mejora la sensibilidad a la insulina y reduce la inflamación al equilibrar la microbiota intestinal.

Para aprovechar sus beneficios, se recomienda tomar una cucharada (10-15 ml) hasta tres veces al día, mezclado con las comidas. También puede tomarse antes de dormir, una cucharada diluida en un vaso de agua, para mantener estables los niveles de glucosa durante la noche y mejorar los valores en ayunas (nunca lo tomes puro, dilúyelo en agua).

- **Canela**
  Es una especia con propiedades que ayudan a regular el azúcar en sangre de forma natural. Su consumo diario favorece el uso eficiente de la insulina, lo que contribuye a estabilizar la glucosa y reducir sus variaciones bruscas.

  Para obtener sus beneficios, basta con una cucharadita al día. Puede tomarse disuelta en agua antes de las comidas o en ayunas, o simplemente agregarla como condimento a los alimentos después de la cocción.

  Si planeas usar canela regularmente como remedio natural, la canela de Ceilán (*Cinnamomum verum*), también llamada canela verdadera, es la mejor opción para el consumo diario, ya que conserva sus beneficios sin riesgos. En cambio, la variedad más común, la canela Cassia (falsa canela), contiene altos niveles de cumarina, un compuesto que en exceso puede afectar el hígado.

- **Aceite de oliva y aguacate virgen extra**
  Son ricos en grasas buenas omega-3, con poderosos efectos antiinflamatorios. Ayudan a mejorar la resistencia a la insulina, protegen el corazón y retrasan la absorción del azúcar en el intestino. Recomiendo consumir 10-15 ml (1 cucharada) dos veces al día, mezclado en comidas ya listas, sin calentarlos ni usarlos para cocinar.

- **Berberina: la «metformina natural»**
  Es un compuesto vegetal con efectos muy similares a la metformina, el medicamento más utilizado para la diabetes tipo

2. Ayuda a mejorar la sensibilidad a la insulina, reducir la absorción de glucosa en el intestino y combatir la inflamación. Para obtener sus beneficios, se recomienda comenzar con dosis bajas, ya que puede causar malestar digestivo al inicio, tal como ocurre con la metformina. La dosis habitual es de 500 mg, de 1 a 3 veces por día.

Sin embargo, no debe combinarse con otros medicamentos para la diabetes sin supervisión médica, ya que podría potenciar demasiado su efecto y causar daño. Si ya tomas metformina y te ha funcionado bien, cambiar a berberina no es necesario. Antes de incorporar cualquier suplemento, es fundamental consultar con un médico para asegurarse de que sea seguro y adecuado para tu caso.

- **Prebióticos y probióticos**
  Son alimentos y suplementos esenciales para optimizar la microbiota y la salud intestinal. Debido a la enorme relevancia de este tema, te recomiendo revisar en detalle el capítulo 14 sobre microbiota, donde explicamos su importancia y cómo incorporar alimentos y suplementos de manera efectiva.

Metformina: lo bueno y lo malo

Es uno de los medicamentos más utilizados, accesibles y efectivos para la diabetes tipo 2. Su acción va más allá de simplemente reducir el azúcar en sangre, ya que trata la raíz del problema: la resistencia a la insulina, ayudando al cuerpo a procesar mejor la glucosa y estabilizar sus niveles.

Además de su efecto en el metabolismo, favorece la pérdida de peso, protege las células del páncreas y reduce el riesgo de enfermedades cardiovasculares, como los infartos. Por estas razones, sigue siendo una de las opciones más recomendadas en el tratamiento de la diabetes.

En los últimos años, algunos estudios han sugerido que también podría ralentizar el envejecimiento y promover la longevidad. A pesar de sus beneficios, este medicamento no está exento de dudas y precauciones. Existen ciertos efectos que deben monitorearse y es importante conocer sus posibles riesgos antes de iniciar o continuar con su uso.

¿La metformina daña el riñón?

Este es un mito muy común. En realidad, la metformina protege los riñones, ya que ayuda a prevenir el daño que la diabetes puede causar en estos órganos.

La confusión surge porque, cuando la insuficiencia renal ya está avanzada, la metformina puede acumularse en la sangre y causar efectos adversos. En estos casos, el medicamento no se usa y se opta por otras opciones, como la insulina. Pero es falso que la metformina cause daño renal por sí misma.

¿La metformina puede causar neuropatía?

Sí, su uso prolongado puede afectar los nervios, pero no de manera directa. El problema está en que interfiere en la absorción de vitamina B12, un nutriente esencial para la salud del sistema nervioso. Con el tiempo, esto puede generar una deficiencia y, como consecuencia, aumentar el riesgo de neuropatía. Por eso, es fundamental que las personas con diabetes midan sus niveles de B12 al menos una vez al año y la repongan si es necesario.

La neuropatía diabética es una de las complicaciones más frecuentes de la diabetes. Puede manifestarse con hormigueo, sensación de agujas en manos y pies o incluso pérdida de sensibilidad, lo que hace que algunas heridas pasen desapercibidas. Este es el verdadero peligro: si los pies pierden sensibilidad, una pequeña lesión puede convertirse en una úlcera e infectarse sin que la persona lo note a tiempo.

Para prevenir problemas, el cuidado de los pies es clave. Evitar cortarse las uñas con tijeras o alicates reduce el riesgo de heridas, al igual que tratar los hongos si están presentes. Mantener la piel hidratada ayuda a prevenir grietas y usar un calzado cómodo, que no apriete ni cause roces, es esencial. Además, en cada consulta médica, es importante revisar los pies para detectar cualquier problema a tiempo.

Vitaminas y minerales clave para la diabetes

Además de una buena alimentación, hay dos nutrientes esenciales que pueden marcar la diferencia en el control del azúcar y la salud en general:

Vitamina D

Los niveles bajos de vitamina D se han relacionado con mayor resistencia a la insulina, lo que dificulta el control de la glucosa. Lo ideal es medirse los niveles para ajustar la dosis si es necesario, pero en general, suplementar con 1000-2000 UI al día es seguro y recomendable (siempre bajo supervisión médica).

También hay una fuente gratuita y natural: tomar sol al menos 20 minutos al día ayuda al cuerpo a producir esta vitamina de manera eficiente.

Magnesio

Este mineral es clave para muchas funciones del cuerpo, incluyendo el metabolismo de la glucosa. El 50% de los adultos no consume suficiente magnesio y en personas con diabetes esta deficiencia es aún más común.

Dependiendo de la necesidad, estas son las mejores opciones de magnesio:

- Citrato de magnesio, ideal para mejorar el tránsito intestinal.
- Malato de magnesio, recomendado si hay fatiga crónica.
- Treonato de magnesio, protege el sistema nervioso y ayuda a prevenir enfermedades neurodegenerativas, algo clave en la diabetes
- Glicinato de magnesio, con efecto relajante, perfecto para quienes sufren ansiedad o insomnio.

La dosis recomendada es 200-400 mg dos veces al día, pero siempre es importante recordar que ningún suplemento reemplaza una alimentación equilibrada y un estilo de vida saludable. Además, su consumo debe estar supervisado por un profesional de la salud, ya que cada organismo es diferente y un exceso o uso inadecuado podría no ser beneficioso.

Mensaje de Dr. Veller

La diabetes tipo 2 no solo es prevenible en la gran mayoría de los casos, sino que también es tratable e incluso reversible a través de cambios en la alimentación y el estilo de vida. Al igual que otras enfermedades crónicas, como la hipertensión y los problemas cardiovasculares, la diabetes tipo 2 es, en gran medida, una consecuencia de nuestras elecciones diarias. Pero incluso si ya la padeces o has sufrido sus complicaciones, hay esperanza y deseamos puedas sanar.

Adoptando los cambios correctos, es posible lograr una remisión completa de la enfermedad, sin importar cuántos años o décadas lleves conviviendo con ella. Recuerda que no se trata de restricciones, sino de elecciones inteligentes. Y lo mejor de todo es que los beneficios comienzan casi de inmediato: con una alimentación adecuada, **tu salud puede empezar a mejorar en cuestión de horas.** Estos consejos deberían ser rutina en los consultorios médicos de todo el mundo, pero la realidad es que los tratamientos convencionales para la diabetes se basan muchas veces en medicamentos, inyecciones y cirugías, sin abordar la raíz del problema. Mientras tanto, los cambios del estilo de vida, una solución sin efectos adversos, sigue siendo subestimada en la medicina convencional.

CAPÍTULO 9

Enfermedades del corazón parte 1: ¿Cómo sobrevivir a la pandemia más mortal?

Dr. Juan Ignacio Veller
Tiempo de lectura: 15 minutos
Usted y solamente usted es responsable por su salud, empodérese con conocimiento.

¿Has escuchado la expresión «Hay un elefante en la habitación»? Resulta que un grupo de personas muy influyentes se encuentran reunidos tratando temas de extrema importancia, pero en un momento de la reunión ingresa un gigantesco elefante y decide quedarse inmóvil en el medio del salón, es tan grande que todos deben rodearlo, es imposible no notarlo, pero nadie dice «Ey ¿qué hace este elefante aquí?». Todos continúan con la reunión como si el elefante no estuviera, prefieren ignorarlo a enfrentar la respuesta incomoda de ¿Qué hace un elefante allí?...

Imagínense una pandemia que produzca 18 millones de muertes en el año, o que sea la responsable de más del 30% de las muertes en el mundo. Sin duda las redes sociales, los diarios, la TV e incluso nuestras series favoritas hablarían sin parar del tema. Pero, como el elefante en la habitación, aunque esta «pandemia» está ocurriendo ahora mismo, decidimos ignorarla, **permitiendo que se cobre la vida de una persona cada dos segundos**. ¿De qué pandemia hablo? De las enfermedades del corazón y los vasos sanguíneos, desde mi punto de vista, **uno de los mayores asesinos que la humanidad haya conocido nunca.**

En este capítulo intentare transmitirte el conocimiento detallado para entender las enfermedades más frecuentes del corazón y que hacer para mejorarlas, además responderemos preguntas como ¿Qué es lo que nos produce enfermedades cardiovasculares?, ¿Qué siente una persona que tiene problemas de corazón?, ¿Se puede revertir o mejorar las enfermedades cardiovasculares? Y mucho más.

¿Qué enferma al corazón y a los vasos sanguíneos?

Podríamos discutir durante horas sobre las dificultades para acceder al sistema de salud o cómo los precios de los medicamentos son muy altos, pero lo que no podemos discutir es que la mayoría de nosotros preferimos estar dos horas (o más) sentados todos los días frente al celular viendo redes sociales o mirando una serie en la TV a estar realizando ejercicios o compartiendo tiempo de calidad con amigos o familiares.

Luego de esta reflexión intentaré responder entonces ¿Qué nos lleva a tener enfermedades cardiovasculares?, desde mi punto de vista, existe un problema mixto entre los médicos que muchas veces no realizan correctamente su trabajo, los pacientes que no tratan de aprender sobre su cuerpo, el sistema de salud e incluso la complejidad de las enfermedades que afectan al corazón, por ejemplo:

1. Según estimaciones de la OMS, 2 500 000 000 (Dos mil quinientos millones) de personas, el 43% de la población mundial, tiene sobrepeso u obesidad. Se estima que la obesidad (por si sola) provocó, en 2022, más de 5 millones de muertes, muchas de ellas por enfermedades cardiovasculares, complicaciones de la diabetes, cáncer, etc. Permíteme agregar una aclaración aquí,

estos datos no incluyen los llamados delgados «metabólicamente obesos», es decir, aquellas personas delgadas con barriga prominente. Entonces, el sobrepeso y la obesidad de verdad matan, incluso más de lo que se estima.

Aclaración: así es, tú puedes ser de apariencia delgado, pero si tu abdomen es un poco prominente, puedes ser un «delgado metabólicamente obeso» porque la grasa que se acumula en tu barriga actúa similar a un órgano, pero a diferencia de nuestro corazón que bombea sangre o nuestro riñón que la filtra, este órgano graso lo único que genera es inflamación, resistencia a la insulina, depresión, irritabilidad y muerte (puedes leer mucho más en el capítulo 7 *Obesidad y metabolismo*).

2. Más del 30% de la población del mundo tiene hipertensión, esto quiere decir que su cuerpo de forma anormal mantiene cifras de presión arterial consideradas «altas». Se consideran altas porque la ciencia ha comprobado que producen que los órganos y los vasos sanguíneos se dañen, generando enfermedades y más chance de morir que las personas con presión considerada «normal». Lo escalofriante de la hipertensión es que de las personas que se estiman que son hipertensas en el mundo, solo el 60% conoce que padece esta condición, es decir que cerca la mitad de los hipertensos del mundo ni siquiera sabe que lo son. Pero lo grave no termina allí, de los hipertensos que sí saben que son hipertensos solo la mitad recibe tratamiento y, lo peor de todo, es que de los pacientes que se «tratan» la presión, solo un 25% logra controlarla correctamente. Los párrafos anteriores pueden resumirse en la siguiente frase: la hipertensión en el mundo es una catástrofe. Es decir, las arterias de miles de millones de personas en el mundo soportan presiones excesivas, no es raro que con el tiempo se llenen de grasa, formen coágulos o se rompan.

Suma a estos dos puntos otros factores de riesgo que ya discutimos o discutiremos en este libro (diabetes, obesidad, dislipemia, sedentarismo, tabaquismo, estrés, insomnio, etc.) todos ellos, solos o combinados, producen que nuestro corazón y arterias se enfermen dañando a casi cualquier órgano de nuestro cuerpo y produciendo enfermedades y muertes prematuras.

¿Cuáles son las principales enfermedades que afectan al corazón y los vasos sanguíneos?

Aterosclerosis:
La aterosclerosis es una enfermedad crónica y progresiva que afecta a las paredes de las arterias. Se produce por una acumulación de colesterol, inflamación y otras sustancias, formando lo que se conoce como *placas ateroscleróticas*. Con el tiempo, estas placas pueden endurecerse, estrechar el interior de las arterias o romperse bloqueando el pasaje de la sangre, produciendo decenas de enfermedades graves. Ahondaremos más sobre aterosclerosis y sus consecuencias en el capítulo 10 *Enfermedades del corazón parte 2*.

Infarto:
El infarto es la muerte de una porción de un órgano y ocurre por falta de oxígeno y nutrientes; por ejemplo, porque una arteria que llevaba sangre al corazón se tapó. Es decir que quien tuvo un «infarto cardíaco» tiene una porción, más grande o pequeña, del corazón que murió. El cuerpo repara esas células «muertas» generando una cicatriz (similar a lo que ocurre en la piel). Dependiendo del tamaño, la localización y el compromiso de otras estructuras, las personas que tuvieron un infarto de corazón pueden fallecer, presentar síntomas como fatiga, falta de aire o no sentir nada en absoluto. Gracias a los avances de la ciencia cada vez más pacientes que fueron bien tratados durante y luego de un infarto pueden continuar con sus vidas de forma prácticamente normal. Los infartos pueden ocurrir en todos los órganos, un derrame cerebral es un infarto de cerebro, pero también puede ocurrir en el hígado, el pulmón, los riñones, etc.

Insuficiencia cardíaca:
La insuficiencia cardíaca ocurre cuando el corazón no puede bombear la sangre que el cuerpo necesita, es decir, «es insuficiente». La insuficien-

cia cardíaca es, en general, consecuencia final de muchas enfermedades (infartos, hipertensión, problemas en las válvulas, infecciones virales, etc.). A menudo, cuando tenemos insuficiencia cardíaca, el corazón «se agranda» o se hace más «musculoso», por eso muchas personas con este síndrome dicen tener el corazón «grande».

Arritmias:
Nuestro corazón en reposo y en condiciones normales late con un ritmo muy ordenado y a una velocidad (frecuencia) entre 50-100 latidos por minutos. Las arritmias son alteraciones del ritmo y/o de la frecuencia cardíaca. Las arritmias pueden ser desde mortales o hasta benignas cuando no ponen en riesgo la vida del paciente.

¿Cuáles son los principales síntomas de corazón enfermo?

Las personas tienden a pensar que se enfermaron el día que los síntomas comenzaron, sin embargo, muchas de ellas se encontraban enfermas décadas antes. Un ejemplo sencillo sería el virus de la gripe: cuando aparecen los síntomas, el virus ya estaba al menos 2 o 3 días antes dentro de nosotros. Las enfermedades cardiovasculares en su mayoría son similares, pero con tiempos mucho más largos, desde que las arterias comienzan a llenarse de grasa e inflamación hasta que los síntomas aparecen pueden pasar décadas. Los pacientes con arterias tapadas pueden tener hasta un 70% de sus arterias llenas de grasa, y no sentir absolutamente nada, incluso algunas de ellas llegan a tener 85 a 90% de obstrucción y se «sienten bien», en especial cuando no hacen ejercicio. El mensaje, aunque repetitivo, es claro: si tienes síntomas cuídate mucho, pero si no los tienes, cuídate igual.

Finalmente, cuando las arterias se tapan mucho, se rompen. Y cuando la hipertensión, inflamación, obesidad y azúcar en sangre debilitan mucho a nuestro corazón, los pacientes pueden comenzar a sentir los síntomas típicos del «corazón enfermo». A los fines prácticos, y aunque no sea preciso desde el punto de vista científico, voy a dividirlos en dos estadios:

1. **Etapas iniciales de la enfermedad**
   Aquí los pacientes pueden no sentir nada o tener síntomas **inespecíficos.** Suelen relatar que están muy cansados incluso cuando durmieron bien o que caminan 5 o 6 cuadras y se fatigan; muchas veces no pueden distinguir si es falta de aire o «cansancio», comienzan a perder la fuerza y, a veces, sin darse cuenta, empiezan a limitar sus actividades diarias por sentirse extenuados o les puede faltar el apetito. Estos síntomas tienden a confundir, porque casi cualquier enfermedad te quita el hambre o el solo hecho de ser obeso y sedentario produce que te canses al caminar 5 o 6 cuadras. La diferencia entre «Probablemente no sea grave» o «Es posible que tengas un problema de corazón» es el desafío que tenemos los médicos cuando evaluamos en profundidad al paciente. Sin embargo, aunque no sea lo más habitual, algunos pacientes en etapas iniciales de la enfermedad también pueden tener síntomas típicos.

2. **Cuando la enfermedad esta avanzada**
   En este caso, los síntomas típicos de infarto, insuficiencia cardíaca u otras enfermedades cardíacas aparecen de forma clara. A continuación, explicaré los síntomas más frecuentes:

   - **<u>Dolor de pecho:</u>** a casi todos nosotros alguna vez el pecho nos «molestó» y, sin embargo, la mayoría no nos infartamos. El dolor de pecho cuando es del corazón suele ser un dolor en la zona del tórax (entre los músculos pectorales) o la parte alta de la barriga, se siente como que algo aprieta, quema o asfixia; algunas personas sienten que ese dolor viaja hacia el cuello, la mandíbula o los brazos. Es muy común que el dolor de pecho aparezca luego de un esfuerzo físico o psicológico (mientras caminaba o luego de una discusión) y también es frecuente que se calme cuando el paciente se queda quieto o cuando toma medicamentos llamados nitritos. Cualquier persona que tenga un dolor así debe consultar de manera urgente al hospital. Si eres un paciente joven y sin factores de riesgo, es menos probable que sea un infarto, puede ser una crisis de pánico, un ataque de asma u otra cosa, sin embargo, aun así, te recomiendo consultar y realizarte los chequeos que tu médico sugiera.

- **Falta de aire:** los médicos llamamos a este síntoma «disnea», si el dolor de pecho que expliqué antes se acompaña de disnea no pierdas tiempo y consulta inmediatamente. Sin embargo, muchas veces la falta de aire aparece de a poco, lo habitual es que los pacientes cuenten que antes podían caminar 4 o 5 cuadras y ahora «se cansan mucho» al caminar 2 o 3 cuadras, o al subir una escalera. Algunos casos más extremos dicen que les falta el aire incluso al cepillarse los dientes, al acostarse o al estar sentados. Esto en general indica algún grado de insuficiencia cardíaca y debemos encontrar la causa de manera inmediata. Es habitual que los pacientes con insuficiencia cardíaca deban dormir con varias almohadas o incluso sentados porque al acostarse en posición horizontal sienten falta de aire que mejora al sentarse.

- **Retención de líquidos:** también llamada edema, cuando el corazón no tiene fuerza suficiente para bombear la sangre del cuerpo, esa sangre se empieza a acumular en las venas, principalmente en las piernas (por la gravedad), al no poder «subir» correctamente hacia el corazón, la sangre empieza a «empujar» las paredes de las venas y el agua comienza a escaparse hacia las capas profundas de la piel, esto produce que las piernas y los pies se hinchen mucho. A veces las personas no pueden colocarse sus zapatos o sienten las piernas muy cansadas y, al apretar la hinchazón con los dedos, se siente como si apretaran una plastilina dejando una marca (puedes ver esto si buscas en Google «signo de Godet»). Claro que la retención de líquidos no ocurre solo por problemas cardiológicos, puede ocurrir por tener varices, por problemas en los riñones, tiroides y mucho más. Sin embargo, es muy típico que las personas con problemas de corazón tengan edema en ambos miembros inferiores, especialmente en los pies y pantorrillas, y empeore al final del día y mejore al despertarse.

- **Palpitaciones:** normalmente no sentimos el latido de nuestro corazón, sin embargo, algunas personas, en algunos momentos, pueden sentirlo. A esto se le llama palpitaciones. Las palpitaciones no siempre indican que haya un problema en el corazón y ocurren principalmente en momentos de estrés, ansiedad, ejercicio físico o incluso al tomar cafeína. Sin embargo, en otras situaciones, las palpitaciones pueden indicar arritmias que requieren tratamiento. Si tienes palpitaciones en especial si están acompañada de otros síntomas y tienes factores de riesgo, consulta con tu cardiólogo de forma urgente.

- **Lipotimia/Sincope:** lipotimia es lo que la gente llama «predesmayo», es un estado donde la persona siente mareos, visión borrosa, dificultad para mantenerse parado como si se fuera a desmayar y, sin embargo, no se desmaya. En cambio, el sincope es la perdida transitoria de la conciencia (lo que la gente llama desmayo). La lipotimia y el sincope pueden tener múltiples causas desde deshidratación y exceso de medicación para la presión como arritmias, infartos, insuficiencia cardíaca o problemas cerebrales o del oído. El sincope siempre debe ser estudiado y es habitual que en personas jóvenes y sin factores de riesgo sea provocado por causas benignas, mientras que en adultos mayores o con factores de riesgo puede ser un síntoma de enfermedades graves y o mortales.

Otros síntomas típicos de problemas cardíacos son toser mucho de noche, aumentar de peso rápido y de forma inexplicada, orinar mucho en la noche, orinar poco durante el día, tener los dedos o labios fríos o azules, etc.

¿Las enfermedades cardiovasculares pueden controlarse o revertirse?

La respuesta es un rotundo **sí**: uno de cada dos problemas del corazón y los vasos sanguíneos puede prevenirse y muchas de ellas pueden revertirse. La premisa es simple, mientras más temprano comiences y más cambios de hábitos hagas, mayor es la chance de revertir enfermedades y disminuir o evitar medicaciones, pero, incluso en pacientes muy enfermos, que ya han tenido un infarto, tienen grasa en las arterias o que tienen algún grado de insuficiencia cardíaca, los cambios de hábitos combinados con la medicina tradicional logran resultados asombrosos, y pueden llevar una vida prácticamente normal. A continuación, te doy tres consejos fundamentales:

- No importa la edad que tengas, es hora de conocer tu cuerpo y algunas enfermedades comunes: tómate la presión y controla tu colesterol (Puedes aprender cómo cuidar tu presión en el capítulo 10 dedicado a las Enfermedades del corazón parte 2). Preocúpate por prevenir o combatir la diabetes, como te lo explicamos en el capítulo 8, comienza a cambiar tus hábitos, a hacer ejercicios, abandona el tabaco, haz un esfuerzo por controlar el estrés y mejorar tu sueño (en este libro hemos dedicado un capítulo a cada uno de estos temas). Claro, también debes visitar a tu médico de confianza y aprender de su experiencia y consejos, pero créeme, como médico te lo digo, si a ti no te importa tu salud ¿realmente crees que nosotros podemos hacer mucho por ti?

- Si aun no comenzaste a cuidarte es mucho mejor comenzar hoy que mañana, incluso si ya tuviste un infarto hay muchísimo que podés hacer, pero, si logramos educar a nuestros hijos y nietos, si les enseñamos a alimentarse saludablemente y ejercitarse desde niños, créanme, vamos a vivir más y mejor. En este momento, se me viene a la mente que todo padre o abuelo enseña a sus hijos y nietos a cepillarse los dientes, pero me animaría a decir que prácticamente ninguno le enseña a cuidar sus arterias, su corazón y su riñón. Y no me malinterpreten, claro que la salud bucal es fundamental, pero ¿y el resto?

- Evita creer en los «mitos» limitantes que solo desinforman y producen daño, aquí te dejo los más frecuentes que escuché en mi consultorio con la respuesta que suelo darles a mis pacientes:

«Antes la gente comía lo que quería, no existían medicamentos y las personas vivían re bien, sin tantos problemas»

Este es uno de los mitos más inexactos y falaz que existe, veamos los datos reales. «Antes» desde la época de cristo hasta el 1800 las personas vivían entre 30-40 años en promedio, las causas de muerte eran desnutrición e infecciones. Hace tan solo 100 años el promedio de vida era de 55-60 años. Actualmente, el promedio de vida ronda los 73-74 años, y si miramos los países desarrollados, ronda los 80-85 años, es decir, la ciencia, el desarrollo, el conocimiento, los hábitos y los medicamentos (cuando son éticamente utilizados), lograron, como mínimo, duplicar la expectativa de vida.

El segundo punto a considerar si quisiéramos decir que antes podíamos «comer lo que quisiéramos», lo cual ya sabemos que es falso, es que «antes» el mundo estaba mucho menos desarrollado, las tierras no estaban plagadas de químicos, los alimentos eran alimentos, sin embargo, hoy muchos de los «alimentos» que compramos en tiendas están plagados de productos creados en un laboratorio para generar el deseo irresistible de comer más, no poseen nutrientes y están llenos de sal, azúcar y químicos peligrosos. Es decir, hoy, más que nunca, el conocimiento puede hacer que distingas entre alimentos saludables y ofertas tentadoras toxicas.

«Mi abuela vivió 90 años, comía lo que quería, fumaba todos los días, no hacía ejercicio y vivía mucho mejor»

A esta afirmación yo suelo contestarles que el ejemplo de su familiar es similar a una persona que diga «Yo no uso cinturón de seguridad porque conozco una persona que tuvo un accidente y sobrevivió sin él» o aquella persona que decide cruzar los semáforos en rojo porque un amigo lo hace así y nunca tuvo un accidente. Este tipo de afirmaciones son lisa y llanamente una tontería, pero una muy peligrosa. Los hábitos saludables, la alimentación consciente e incluso los medicamentos (cuando son bien usados) son nuestro cinturón de seguridad, claro que algunas personas pueden vivir sin ellas muchos años. Sin embargo, la mayoría vivirá menos tiempo y peor si decide no cuidar su cuerpo.

«Los médicos solo quieren recetar medicamentos porque la industria les paga»

Esta afirmación requiere una respuesta más compleja, que puede generar el disgusto de colegas y amigos. Me gustaría también aclarar que no estoy hablando de nadie en particular. Este «mito» no es del todo inexacto, es cierto que existen colegas inescrupulosos que indican medicaciones, procedimientos u otros actos médicos no para beneficio del paciente, sino con el fin de sacar provecho para ellos mismos o congraciarse con la industria. A cambio reciben viajes, cenas, vacaciones, dinero, etc. Sin embargo, somos más los médicos que creemos que la medicina se trata de las personas, personas vivas con sentimientos, creencias, sufrimientos y angustias. Que no demonizamos a la medicina tradicional y, por el contrario, creemos que los medicamentos **en conjunto** con hábitos saludables y la educación del paciente logran la mejor medicina. Generalizar que los medicamentos siempre hacen mal, que están llenos de efectos secundarios y que nadie debería usarlos es un disparate sin sentido, los medicamentos, bien utilizados, recetados a conciencia y luego de una profunda evaluación de cada caso, forman parte del tratamiento de muchos pacientes, aunque es cierto que muchos pueden vivir bien durante mucho tiempo sin medicación.

Debo aclarar también, que muchos médicos, científicos e investigadores han dedicado toda su vida a descubrir medicamentos y procedimientos que hoy en día salvan millones de vidas y por ello me parece injusto generalizar.

Hasta este punto hemos abordado temas generales sobre la salud del corazón y los vasos sanguíneos, así como las enfermedades que más los afectan y sus síntomas. A continuación, en *Enfermedades del corazón parte 2*, abordaremos específicamente los temas hipertensión arterial y arterias tapadas.

CAPÍTULO 10

Enfermedades del corazón parte 2: hipertensión arterial y colesterol alto lo que debes saber

Dr. Juan Ignacio Veller
Tiempo de lectura: 20 minutos

¿Qué es la presión arterial?

Dentro del cuerpo tenemos «cañerías» que se llaman arterias. Por ellas circula la sangre que lleva nutrientes y oxígeno a cada órgano. A medida que la sangre avanza, también empuja las paredes de esas cañerías. La fuerza con que la sangre empuja las paredes de las arterias es lo que medimos como presión arterial. El corazón con cada latido empuja más sangre dentro de las arterias lo cual aumenta la presión, en cambio, cuando se relaja, la presión disminuye levemente, además las arterias pueden abrirse o cerrarse lo cual también afecta a la presión.

¿Cómo se lee y entiende la presión arterial?

Probablemente alguna vez te mediste la presión con un tensiómetro digital (aparato para medir la presión). Si lo hiciste, seguro viste que aparecen **dos números en la pantalla**, por ejemplo: **120 y 80**.

El número **120** es la presión que hay en tus arterias **cuando el corazón se contrae** para empujar la sangre. A eso se le llama **presión sistólica,** o como la gente suele decir, **la presión «máxima o alta»**.

Después de cada latido, el corazón **se relaja**. En ese momento, la presión disminuye, y es lo que llamamos **presión diastólica**, **«baja o mínima»**. En el ejemplo, sería el número **80**.

¿Qué significa ser hipertenso?

La hipertensión es una condición en la que, dentro de las arterias del cuerpo y de forma permanente, la presión es muy alta. Y no es considerada alta por capricho, los estudios científicos muestran que la presión alta por mucho tiempo destruye las arterias de todo el cuerpo aumentando el riesgo de derrames cerebrales, insuficiencia renal, infartos cardíacos, ceguera y mucho más.

¿Cuáles son las cifras normales de presión y qué se considera alto?

- Presión normal: menos de 120/80
- Hipertensión: más de 140/90 (aunque algunos expertos creen que con más de 130/80 ya eres hipertenso).
- ¿A quién hacerle caso? Eso depende de tu médico y tu condición general.

Importante: para que alguien sea considerado **hipertenso**, no alcanza con tener la presión alta una sola vez. **Tiene que estar elevada de forma constante.**

Nuestro cuerpo no es una máquina que funciona siempre igual. Ni siquiera un auto lo hace. Cuando hacemos ejercicio, nos enojamos, nos ponemos felices, tomamos café o comemos ciertos alimentos, el corazón puede latir más fuerte y eso hace que la presión suba o baje por un rato. Eso es completamente normal.

En cambio, la persona con hipertensión tiene la presión **alta todo el tiempo**, sin importar lo que esté haciendo o sintiendo.

Esto es clave entenderlo, porque mucha gente se mide la presión cuando le duele la cabeza, después de una discusión o en un momento de estrés y ve que está alta. Pero esa subida **es una respuesta del cuerpo a lo que está viviendo** y no necesariamente significa que tenga hipertensión. Este no es de ningún modo un dato menor, muchos pacientes y médicos cometen este error, se diagnostican (sin tenerla) hipertensión y toman medicaciones (que no necesitan) durante años incluso teniendo síntomas como mareos, sensación de desmayo o fatiga. Por eso, a continuación, te explico cómo medirte la presión correctamente para evitar estos errores.

¿Cómo tomar la presión arterial correctamente?

1. Sentate cómodo en una silla, con la espalda recta apoyada en el respaldo y los pies bien apoyados en el suelo. No cruces las piernas.
2. Apoya el antebrazo sobre una mesa. Puede ser el izquierdo o el derecho, no hay gran diferencia (salvo casos especiales).
3. Coloca el brazalete del tensiómetro digital directamente sobre la piel del brazo (sin ropa entre medio).
    - No enrolles tu ropa hasta el hombro, mejor sacártela completamente.
    - La parte que se infla del brazalete debe cubrir al menos ¾ del brazo (si es muy grande o pequeño cámbialo), el borde debe quedar a unos 2 o 3 dedos del codo (debes poder flexionar el codo sin problemas).
    - La manguerita que sale del brazalete debe quedar en la parte interna del brazo (entre el brazo y la axila) apuntando hacia la mano.
    - El brazo debe estar **relajado** (no aprietes el puño) no hagas fuerza.

4. No te tomes la presión aun, aguarda durante 3 a 5 minutos quieto, sin hablar y sin moverte demasiado.
5. Presiona el botón de medir la presión y espera que termine.
6. Cuando termine, hazlo una segunda vez, dejando pasar uno o dos minutos entre ambas.
7. Anota ambos valores en un papel (ejemplo 130/80 – 120/80).
8. Repite el procedimiento entre 1 a 2 veces por día en los horarios que tu médico te sugiera (habitualmente temprano en la mañana y por la noche).
9. Anota tu presión de esta forma durante 5 a 7 días y llévale a tu médico, él hará algunos cálculos y te dirá si sos hipertenso o no.

Importante:

- Si has bebido café, mate, té u otra infusión o has fumado entre 30 minutos y hasta 1 hora antes de medirte la presión, entonces puede estar alta por este motivo. Mídete la presión antes.
- Si tienes ganas de orinar o defecar puedes tener la presión alta por este motivo, debes vaciar la vejiga y defecar antes.
- Si te duele la cabeza, has dormido mal, has tenido una discusión o algún estrés en las últimas horas, debes anotar esto al lado del valor de la presión que has medido para que tu médico lo tenga en cuenta (no te recomiendo medirte la presión en estos momentos).
- La mejor situación para medir la presión es temprano al despertarse, antes de desayunar, aunque si tienes en cuenta todos los puntos, cualquier momento es propicio.

¿Qué aparato de presión comprar?

Cada vez los tensiómetros digitales son más confiables, actualmente hay relojes e incluso anillos que son bastante precisos. Sin embargo, el mejor consejo es que elijas tensiómetros de brazo (no de muñeca) que estén validados. Para saber si tu tensiómetro está validado busca en Google «Lista de dispositivos para medir la presión arterial automáticos validados», allí ingresa en la página de la PAHO donde podrás ver qué marcas y modelos están validados.

Preguntas frecuentes sobre hipertensión

Te dejo a continuación las dudas más frecuentes que tienen mis pacientes sobre la presión e hipertensión.

- **«Dr. en mi tensiómetro aparece otro número chiquito ¿qué es eso?».** Esas son las pulsaciones o frecuencia cardíaca, puedes anotarla también. En general es «normal» cuando esta entre 50 y 100 aunque esto puede variar mucho, ante las dudas consulta con tu médico.
- **«¿Me tomo la presión antes o después de tomar la medicación que me dio mi médico?».** Según los horarios que hayas pautado con él puedes tomarte la presión antes o después, normalmente no debería interferir demasiado, sin embargo, cuando estás en reposo y si estás bien medicado, debes tener la presión controlada incluso antes de tomar la medicación de ese día. A veces se deben hacer ajustes.
- **«Dr. ¿y si tengo la presión muy baja?».** Cuidado con este concepto, la presión baja importa principalmente cuando da síntomas más que por el número, hay mujeres que realizan su vida diaria con presiones de 90/50 y se sienten bien. En cambio, si tú tienes 100/70 luego de que te medicaron y estás fatigado, cansado, te mareas al pararte o incluso estando sentado, tal vez tu médico deba bajarte la medicación.
- **«Dr., mi médico me dio pastillas para la presión, pero yo conozco mi cuerpo y siempre tuve 140/90 y me siento bien ¿qué hago?».** Debes comprender que, aunque «te sientas bien» con 140/90 tu cuerpo sufre daños, aunque no sientas nada. Es hora de cambiar tus hábitos y en algunos casos medicar.
- **«¿Cada cuánto tengo que tomarme la presión?».** Si tu presión es normal durante varios días y tu médico te dice que no eres

hipertenso, chequearte una vez al año está perfecto. Si, en cambio, eres hipertenso, tu médico te sugerirá cambios en el estilo de vida y a veces también medicación. Durante las primeras semanas de tratamiento te pedirá que te midas muy a menudo la presión y anotes, hasta controlarla correctamente. Luego de que esté controlada, no requerirás más mediciones durante periodos prolongados de tiempo (a veces tres meses, a veces seis meses e incluso un año según el caso).

- **«¿Qué hago si no soy hipertenso, pero tengo un «pico de presión»?».** Está muy extendida la idea de que un «pico de presión» produce derrames cerebrales e infartos y, en realidad, esto es muy poco frecuente. La presión alta enferma lentamente durante años, si no eres hipertenso y tienes un pico de presión es muy probable que haya «algo» psicológico o físico que este alterando tu presión, debes acudir al médico con tranquilidad. Sin embargo, si tu presión está alta y sientes dolor de pecho, falta de aire, mareos, se te duerme una parte del cuerpo u otros síntomas de este estilo, entonces ve a emergencias inmediatamente, en este caso puedes estar sufriendo alguna enfermedad grave.

Importante: hay personas que, con el afán de cuidarse «mucho», se vuelven obsesivos por medirse la presión, lo hacen todos los días de su vida una, dos o tres veces e incluso ante cualquier situación. Esto no solo produce problemas de ansiedad y estrés, sino que compromete su estilo de vida y el de sus familiares. Si es tu caso o el de algún familiar, deben comprender que esto no te ayudará e, incluso, te enfermará, la mejor forma para lograr un equilibrio es aprender sobre esta enfermedad.

¿Es obligatorio tomar remedios para la hipertensión o los cambios de hábitos pueden solucionarlo?

Esta es una pregunta que no tiene una única respuesta, porque depende de varios factores, como el riesgo que tengas de sufrir un infarto, un accidente cerebro vascular (ACV) u otras enfermedades, también dependerá de qué tan alta esté tu presión.

No es lo mismo alguien con una presión promedio de 140/90 que otra persona con 180/100. Por eso, solo tu médico puede evaluar bien tu caso y decidir qué es lo mejor para vos. En muchos casos la medicación es obligatoria e inevitable.

Sin embargo, lo que sí puedo decirte como cardiólogo es que los hábitos saludables hacen una gran diferencia.

Muchas personas logran controlar la presión sin tomar medicamentos desde el primer momento y otras, que ya tomaban remedios, pueden reducir las dosis o incluso dejar la medicación con el tiempo, siempre con seguimiento médico.

¿Qué síntomas pueden indicar que tienes hipertensión?

Algunas personas con hipertensión, sobre todo cuando los valores están muy altos (por ejemplo, 180 o más de máxima), pueden sentir síntomas como dolor de cabeza al despertar, mareos o palpitaciones.

Pero lo más común (y lo más peligroso) es que **no sientan absolutamente nada**. Por eso la llamamos **«el asesino silencioso»**. La mayoría de las personas con presión alta pueden pasar meses o incluso años sin saberlo, mientras sus órganos (como el corazón, los riñones o el cerebro) se van dañando poco a poco.

Por eso es tan importante que aprendas a medirte bien la presión y que lo hagas con regularidad, aunque te sientas bien.

Y un dato clave: no te confundas cuando te duele la cabeza y ves que la presión está alta. En muchos casos, el dolor es el que sube la presión y no al revés. Es como si te fracturás un brazo: el dolor sube la presión, pero no fue la presión la que te fracturó.

¿Qué alimentos usar y cuáles no para controlar la presión?

Sodio: no quiero que queden dudas en este punto, el consumo de sodio **excesivo** es nocivo para la salud y empeora las cifras de presión arterial, en especial si sos hipertenso. Para los pacientes que tienen hipertensión es fundamental disminuir el consumo de sodio a un valor cercano a dos gramos (2 000 mg) por día (esto es lo que contiene 1 cucharadita de té colmada de sal), en cambio, en pacientes con presión «normal» podría tolerarse hasta 3 o 4 gramos de sodio al día.

Importante: muchas personas a las que les preocupa el sodio deciden eliminar el salero de la mesa y desconocen que la mayoría del sodio (entre un 50 y hasta un 70%) que comemos esta oculto en los alimentos que nos venden en el supermercado, casi todo tiene sodio y algunos productos contienen cantidades monstruosas del mismo. Dicho de otra forma, **si aprendes qué alimentos evitar puedes reducir tu consumo de sodio a la mitad.** ¿Mi consejo? Lee la etiqueta de cada producto que compres, atrás en la información nutricional busca la palabra 'sodio' y fíjate cuanto tiene por porción. De esta forma sabrás si es mucho o poco. Ejemplos de alimentos con mucho sodio son las sopas instantáneas (hasta 2 400 mg de sodio), los fiambres y embutidos (2 fetas tienen entre 300 y 400 mg de sodio), quesos (1 feta puede tener hasta 200 mg), enlatados (700 mg o más), pizzas, lasañas y otros alimentos congelados.

Aclaración: observa que no es lo mismo el sodio que la sal, la sal de mesa está formada por cloruro de sodio, 5 gramos de sal contienen aproximadamente 2 gramos de sodio el resto es cloruro.

¿Puedo beber agua con sal? La respuesta es no, no lo hagas, la mayoría de la información que ves en redes sociales es tendenciosa, falsa o mal intencionada, beber agua con sal puede dañar tu cuerpo. Es diferente el agua formulada que podría ser recomendada en algunos pacientes para algunas condiciones o necesidades como los deportistas, pero la mayoría de las personas no lo necesitan.

¿Y la sal del Himalaya o de mar son buenas? Es simplemente sal (con microscópicas cantidades de minerales). No va a colaborar a disminuir el consumo de sodio ni lo harán más saludable. No caigas en el engaño. Un consejo que sí puede ayudarte a reducir el consumo de sodio es cocinar en casa y condimentar con orégano, romero, cúrcuma, jengibre, limón.

¿Existe algún tipo de sal que sea más saludable que la común? Sí, las sales enriquecidas con potasio (75% cloruro de sodio 25% potasio) han mostrado disminuir el consumo de sodio y aumentar el consumo de potasio (fundamental para tener la presión controlada), sin embargo, consúltale a tu médico si te la recomienda, pues el potasio en exceso puede ser malo para la salud ¿Hablamos ahora del potasio?

Potasio: aumentar el consumo de potasio en los hipertensos puede ayudarlos a controlar la presión. Si sos hipertenso, lo ideal es no superar los **2 000 mg de sodio por día** y consumir de **3 500 a 4 000 mg de potasio**. Estudios científicos muestran que, cuando se logra un buen equilibrio entre el consumo de sodio y potasio, la presión arterial puede bajar de forma significativa. La presión máxima puede disminuir entre 3 y 6 puntos, y la mínima entre 2 y 4 puntos. Por ejemplo, una persona con 140/90 podría alcanzar valores como 134/86 simplemente ajustando estos dos minerales en su alimentación ¡Casi como algunos medicamentos para la presión! ¿Cómo lograrlo? Muy simple, consume: banana: una mediana tiene 450 mg de potasio; espinacas: 1 taza cocida tiene 800 mg; aguacate: una taza tiene 700 mg; naranjas, tomate, batata (camote), brócoli, zanahoria, melón, etc.

Cuidado: si tenés alguna enfermedad (especialmente del **riñón**) o si tomás medicamentos que **retienen potasio,** este puede resultar peligroso, por eso es fundamental que hables con tu médico antes de aumentar su consumo.

Dieta: en *Dr. Veller* no creemos en las dietas. No porque esté de moda decirlo, sino porque **las dietas han fracasado una y otra vez**. La mayoría son restrictivas, poco sostenibles y nos enseñan a contar calorías u otras cosas poco practicables, pero no a elegir mejor. Lo que sí funciona (y está demostrado científicamente) es **aprender a comer bien**. Entender qué alimentos protegen tu corazón y cuáles lo dañan silenciosamente. Sin embargo, no puedo dejar de destacar que hay dietas que sí han marcado la diferencia, como la dieta **DASH** (para frenar la hipertensión) y la **Dieta Mediterránea** (amiga del corazón). No son modas: decenas de estudios científicos serios las apoyan y por eso a continuación te resumo lo más importantes de estas dos:

1. Frutas y vegetales en abundancia: unas 3 a 5 frutas al día, más 2 tazas de vegetales cocidos. Colores, fibras y antioxidantes que tu cuerpo necesita.
2. Grasas buenas todos los días: puede ser 1 a 2 cucharada de aceite de oliva virgen extra (frío), semillas como lino y chía, nueces, almendras, aguacate o pescados grasos como salmón o sardina.
3. Bajo consumo de carnes rojas, idealmente una vez por semana y se prefieren carnes blancas como pollo (sin piel) o pescado.
4. Evita por completo los embutidos o carnes procesadas (salchichas, salames, jamón, etc.), realmente son muy toxicas.
5. Evitar azúcares añadidos (incluso la miel, mermeladas, jugos de fruta, bebidas azucaradas) y alimentos procesados.
6. Como te explicamos antes consume menos sodio y más potasio de fuentes naturales.
7. Moderado consumo de lácteos bajos en grasa (1 taza de leche, por ejemplo, 50 gramos de queso o 1 taza de yogur diarios).

Si además restringes el consumo de alcohol o lo evitas lograrás bajar tu presión y mejorar la salud de tus arterias y tu corazón, como también la del resto de tus órganos.

¿Qué ejercicios ayudan a controlar la presión arterial?

El ejercicio tiene un impacto tan fuerte en el control de la presión que **puede compararse con el efecto de algunos medicamentos**. Sí, como lo leés: mover tu cuerpo puede ser tan poderoso como una pastilla. Varios estudios científicos lo confirman: con solo ejercitarte de forma regular, **puedes bajar entre 7 y 8 puntos la presión máxima**, y entre **4 y 5 puntos la mínima**.

A continuación, te cuento los dos tipos de ejercicio que más recomiendo para cuidar tu corazón y tu salud en general.

- **Ejercicio aeróbico:** puedes hacerlo de forma moderada (trotar, andar en bici tranquilo, natación suave, caminar rápido) durante al menos 150 minutos por semana. O de forma intensa al menos 75minutos a la semana. Debes repartir los 150 o los 75 minutos en al menos tres días a la semana (por ejemplo 25 minutos 3 veces por semana de ejercicio intenso).

- **Ejercicio de fuerza:** si desarrollas músculo tu salud te lo agradecerá, tu inflamación y metabolismo mejorará, el músculo es una fábrica de bienestar. Realiza al menos 2 a 3 veces por semana ejercicios de fuerza (sentadillas, flexiones de brazo, abdominales, complementos en el gimnasio supervisado por un profesional para evitar lesiones).

¿Es mejor hacer ejercicios de fuerza o ejercicios aeróbicos?

Combinar ambos tipos de ejercicio ofrece los mejores resultados para bajar la presión y mejorar el riesgo de enfermedades del corazón.

¿Si tengo hipertensión puedo hacer ejercicio?

Muchos pacientes vienen a verme al consultorio porque alguien les ha dicho que no podían hacer ejercicio por ser hipertensos, cuando en realidad es todo lo contrario ¡Pueden y deben! Pues su presión disminuirá si lo hacen. Sin embargo, cuando la presión supera los 200/110 (en reposo) deberías evitar los ejercicios de **alta intensidad** hasta que tu presión descienda un poco.

Seguramente aun tienes muchas dudas sobre ¿Cómo empezar a ejercitar?, ¿Cuánto caminar, correr, etc.?, ¿Qué pasa si tienes problemas de rodilla o columna?, ¿Cuánto peso levantar?, por eso hemos preparado un capítulo entero sobre este tema que despeja las dudas más frecuentes sobre el ejercicio (Capitulo 16 *Ejercicio y longevidad*).

¿Qué otros hábitos pueden prevenir, combatir o mejorar la hipertensión?

Es clave que entiendas esto: **cada hábito que mejoras tiene un impacto real en tu presión arterial**. No es una opinión, está comprobado científicamente.

Aprendimos que **mantener un peso saludable, dormir bien, manejar el estrés y tener vínculos sociales sanos** no son solo consejos sueltos: **son herramientas concretas para combatir la hipertensión.**

Por eso, en este libro dedicamos **un capítulo entero a cada uno de estos temas**, para explicarte de forma clara, práctica y aplicable cómo podés mejorar cada uno y cuidar tu corazón y arterias desde todos los ángulos.

Ahora explicaremos cómo combatir uno de los peores factores de riesgo que comprometen a tu corazón y vasos sanguíneos en general: estoy hablando del colesterol alto y las consecuencias que esto tiene en tus arterias.

¿Qué es el colesterol y qué tiene que ver con la aterosclerosis?

El colesterol es una grasa esencial que está en todas las células del cuerpo y también circula por la sangre. Cumple funciones importantes, como formar parte de hormonas clave para tu salud.

Pero no todos los colesteroles que circulan en tu cuerpo son iguales. En realidad, se mezclan diferentes grasas y proteínas para viajar por la sangre y, dependiendo de cómo esté tu organismo (especialmente si hay inflamación o daño en las arterias), pueden convertirse en un problema serio.

En personas con factores de riesgo como diabéticos, hipertensos, sedentarios, tabaquistas, obesos, las grasas logran penetrar la pared de las arterias y comienzan a acumularse allí. Como una especie de «mancha» interna que no debería estar. Entonces, el cuerpo intenta defenderse: los glóbulos blancos llegan para limpiar esa zona. Pero no pueden. En vez de ganar la batalla, terminan generando más inflamación. Y como última estrategia, el cuerpo encapsula esa grasa con una capa de colágeno, como si intentara tapar el problema.

Eso que se forma es lo que conocemos como aterosclerosis: una placa de grasa inflamada, envuelta en colágeno, que crece dentro de la arteria, reduce el paso de sangre y puede llegar a obstruirla por completo o romperla, generando infartos cardíacos, ACV u otras enfermedades graves. La aterosclerosis **es la principal causa de muerte por pro-**

blemas del corazón o de las arterias en todo el mundo incluso una de cada tres personas **sin síntomas** tiene algún grado de aterosclerosis.

¿Qué siente una persona que tiene aterosclerosis?

Muchas veces… nada. Y eso es lo más peligroso.

La aterosclerosis puede estar avanzando silenciosamente o puede dar síntomas. A continuación, te explico cuatro escenarios comunes en los que se presenta:

1. El paciente asintomático:
   Imagina una manguera con un poco de sarro en sus paredes, el agua aún pasa con fuerza. Lo mismo pasa cuando las placas de grasa son pequeñas y no obstruyen mucho el flujo de sangre. La persona se siente perfecta. Sin embargo, estas placas pueden romperse de un día para el otro, generar un coágulo y provocar un infarto o un derrame. Por eso, estar «sin síntomas» no significa estar sano.

2. El paciente con síntomas al hacer esfuerzo:
   Cuando la arteria está más tapada (digamos entre un 50% y un 90%) la sangre pasa, pero con dificultad. El corazón, en reposo, se las arregla. Pero cuando le exigís un poco más (y necesita más sangre) las arterias tapadas no pueden enviárselo y comienzan los síntomas.

   Así es que una persona con una arteria del 90% obstruida puede estar tranquila mientras está sentada, pero apenas camina media cuadra, siente dolor en el pecho o falta de aire. En cambio, otra persona con 50% de obstrucción puede incluso trotar sin problemas.

3. El evento agudo:
   A veces, sin previo aviso, una placa (grande o pequeña) se rompe. El cuerpo, al detectarlo, reacciona formando un coágulo, que tapa de golpe la arteria.

Ahí aparece el infarto o el ACV, con síntomas intensos, repentinos y muchas veces peligrosos. Es una emergencia.

4. El paciente que no siente, ni siquiera durante un infarto:
Sí, esto también pasa. Hay personas, sobre todo mujeres, adultos mayores y personas con diabetes, que pueden tener arterias gravemente obstruidas y no sentir dolor ni falta de aire. Incluso pueden sufrir un infarto y no notarlo. **A eso lo llamamos infarto silencioso** y muchas veces se descubre por casualidad, en un chequeo de rutina. Otros pueden tener síntomas muy leves o raros y el infarto pasa desapercibido.

Ya entendimos qué es la aterosclerosis y también cómo esta y los factores de riesgo que afectan a las arterias pueden ser tan silenciosos como peligrosos. Ahora veamos cómo se manifiestan cuando afectan distintos órganos del cuerpo y qué síntomas podrías estar sintiendo sin saber que el problema viene de tus arterias tapadas.

- **En el corazón:** la sangre llega con dificultad y el corazón comienza a protestar. Podés sentir **dolor en el pecho, falta de aire** o **cansancio constante. Recuerda que estos síntomas del corazón tienen características específicas (tal como hemos explicado en *Enfermedades del corazón parte 1*).**
- **En el cerebro:** si la aterosclerosis afecta el cerebro o incluso las arterias del cuello (carótidas) y crecen mucho o se forma un coágulo y va al cerebro pueden aparecer síntomas como: pérdida repentina de la visión de un ojo, pérdida de la fuerza o sensibilidad de un lado del cuerpo, dificultad para hablar o comprender palabras, dificultad para tragar, dificultad para caminar, sensación de que todo gira repentinamente. Esto puede ocurrir y resolverse sin dejar lesiones cerebrales (a lo cual llamamos AIT: accidente isquémico transitorio); aquí la arteria del cerebro se tapó y destapo rápido, el tiempo no fue suficiente para dejar lesiones cerebrales. En cambio, sí en una resonancia el cerebro ya sufrió daños permanentes llamamos

ACV: Accidente cerebro vascular (infarto cerebral) en estos casos los síntomas en general son permanentes (secuelas).

- **En las piernas:** las placas que obstruyen las piernas pueden causar dolor o calambres en las piernas, que empeoran cuando la persona camina y mejora cuando se queda quieta, también los pies pueden estar fríos, pálidos o incluso azulados, pueden ocurrir heridas que no cicatrizan bien y se infectan frecuentemente, la piel muchas veces es pálida, casi transparente y se rompe muy fácil, además es muy común que pierdan los pelos en la zona del tobillo y pies.
- **En el abdomen:** por el centro de nuestro cuerpo, bien atrás pegada a nuestra columna, está la arteria aorta (piensa en ella como el caño maestro de agua de un edificio) de ella salen todas las ramificaciones de arterias que van al cuerpo, la aorta también puede sufrir aterosclerosis e incluso romperse. Los síntomas típicos son dolor abdominal o lumbar inespecífico, tener un tumor que late fuerte en el abdomen (se ve mejor en personas delgadas). Además, la aterosclerosis puede debilitar la pared de la aorta produciendo que se agrande mucho su tamaño y luego que se rompa. Cuando se rompe las personas experimentan un dolor abdominal terrible, desgarrador, que va hacia su espalda, suelen desmayarse, pueden tener síntomas parecidos a un ACV y en la mayoría de los casos fallecen. Aunque si se trata a tiempo con cirugía existen chances de sobrevivir.
- **En los riñones:** si ocurre aterosclerosis en las arterias que llevan sangre a los riñones los mismos pueden comenzar a fallar (insuficiencia renal), además los riñones pueden comenzar a hacerse más pequeños y sus células pueden morir y ser reemplazadas por cicatrices llevando a la perdida de la función del órgano y el requerimiento de diálisis. Además, existe un tipo de hipertensión arterial que ocurre cuando la sangre no llega correctamente a los riñones, estos pacientes tienen la presión exageradamente alta y es muy difícil de controlar incluso con cambios del estilo de vida y cuatro o cinco medicaciones.

Aunque podría continuar señalando cómo cada órgano del cuerpo puede verse alterado por la aterosclerosis en este punto queda claro que es una enfermedad grave que puede dañar a todo el cuerpo. La buena noticia es que la aterosclerosis se puede prevenir o mejorar, veamos cómo:

¿Cómo prevenir y combatir la aterosclerosis?

Tal cual como explicamos en *Enfermedades del corazón parte 1*, mantener una vida saludable que incluya alimentos específicos, ejercicios y control de factores de riesgo puede prevenir, mejorar y en algunos casos revertir enfermedades, la aterosclerosis es una de ellas.

Para lograr controlar la aterosclerosis se necesita reducir el colesterol malo (LDL) y los triglicéridos, disminuir la inflamación y oxidación del cuerpo, mejorar o evitar la hipertensión, obesidad, sedentarismo, diabetes y evitar tóxicos como el tabaco.

Aquí te explico cuatro patrones de alimentación que pueden ayudarte específicamente para la aterosclerosis, pero también para otros problemas de salud.

- **Aumenta el consumo de grasas saludables y evita o disminuye al mínimo las grasas saturadas y trans ¿Cómo?**

  Consume:

  1. **Aceite de oliva virgen extra:** no se debe calentar, se debe usar frío entre 1 a 2 cucharadas al día (10-20 ml), puedes agregarlo a tus ensaladas u otros alimentos.
  2. **Semillas de lino, chía o sésamo:** 1-2 cucharadas por día. Debes activarlas dejándolas remojar en agua hasta que aparezca una especie de gelatina.
  3. **Pescados grasos** (salmón, sardinas, atún, caballa) 2-3 veces por semana (unos 100 a 150 gramos por vez), deben ser pescados frescos o al natural. Evita preparaciones procesadas.
  4. **Aguacate:** ½ palta por día en el desayuno, en la merienda o en tus ensaladas, cortadas en trozos o en forma de guacamole, evita agregarle salsas o mucha sal.

5. **Frutos secos** (almendras, nueces, avellanas, maní) 30 gramos (aproximadamente un puño cerrado) por día. Agregarlos a tus ensaladas, frutas u otras preparaciones les da un sabor crujiente y saludable. Deben ser naturales no saladas o endulzadas.

Evita o disminuye:

1. **Aceites vegetales refinados:** girasol, canola, etc. Estos aceites son tóxicos para la salud, al calentarlos generas oxidación que luego comes e inflamas tu cuerpo ¿Qué puedes usar para cocinar sin calentar demasiado? Aceite de aguacate virgen extra.
2. **Carnes procesadas, embutidos o rojas:** evita por completo las procesadas y los embutidos, y disminuye la cantidad de carnes rojas a una vez por semana tratando de que sean cortes magros y sin grasas.

- **Aumenta el consumo de fibras y carbohidratos saludables y evita el consumo de carbohidratos tóxicos ¿Cómo?**

Consume:

1. **Verduras y hortalizas:** al menos 400 gramos al día (lechuga, rúcula, espinaca, tomates, zanahorias, pepinos, zapallo, berenjena, cebolla, etc.). Puedes consumirlas como ensaladas, en jugos o batidos verdes, cocinadas al vapor, salteadas al horno, etc. La clave para lograr estar cerca de lo requerido es variar el color y agregar en cada comida alguna verdura o hortaliza.
2. **Frutas frescas:** 2-4 frutas al día, aquí no importa tanto qué fruta elegir, importan los colores y que las comas enteras (no su jugo) si puedes, incluso con su cáscara (manzana, peras, frutos rojos, arándanos, incluso la cáscara del kiwi o la de la banana son comestibles, etc.).
3. **Legumbres:** inclúyelas, aunque sea tres veces a la semana (lentejas, garbanzos, porotos también llamado frijoles) la porción debe ser de al menos 1/2 o 1 taza cocida cada vez.

4. **Cereales integrales** (avena, arroz integral, pan integral) la recomendación aquí es que al menos el 50% de los cereales de tu día deben ser integrales, ten cuidado con la trampa de los panes de salvado, multisemillas, etc. Debe ser integral real, si en la etiqueta figura algún tipo de harina «refinada» entonces es un alimento no saludable.

Evita o disminuye:

1. **Jugos de fruta:** no son saludables, pues la fruta debe comerse entera, los jugos contienen solo el azúcar y dejan fuera la fibra de la cáscara y la fibra interna. No es una opción que debas consumir.
2. **Mermeladas o miel:** aunque son naturales, en general más del 90% de ellas son «azúcares» que se absorben muy rápido, pueden contener pequeñas cantidades de vitaminas o minerales, pero su alto contenido en azúcar hacen que sean productos que deberíamos consumir con mucha moderación.
3. **Azúcar:** de cualquier tipo no importa si es mescabo, negra, integral, de caña, etc. No la consumas.
4. **Gaseosas y otros productos procesados** como cereales azucarados o galletitas.

- **Proteínas de calidad:**

Aquí la recomendación es sencilla, más carnes blancas (pollo, pavo, conejo o peces) al menos 2 o 3 veces por semana (100 a 150 gramos por vez). Legumbres o derivados (tofu, tempeh, soja texturizada) 4 o 5 veces por semana, huevos (1 a 3 al día) lácteos desnatados o fermentados (yogur natural, kéfir, etc.) una porción al día.

- **Otros alimentos que debes evitar o disminuir**
  Harinas refinadas y sus derivados (pan, galletitas, productos de panadería, etc.) *snacks* ultraprocesados y alcohol. Recuerda la importancia de controlar el consumo de sodio como lo explicamos en detalle unas páginas atrás.

Una pregunta que mis pacientes siempre me hacen cuando les hablo de esto es «Dr. ¿cómo hago para comer todo eso en un día todos los días?». A lo que yo respondo: la idea no es que comas todo esto todos los días, sino que reemplaces los alimentos que ya comes e introduzcas de a poco grandes cantidades de frutas y verduras, cuando tengas que elegir proteínas optes por proteínas de buena calidad y evites aquellos alimentos que no son saludables, es así de sencillo.

Recuerda que hacer ejercicio es fundamental para el corazón y las arterias, anteriormente expliqué que lo ideal es combinar ejercicios de tipo aeróbico con ejercicios de fuerza (en el capítulo 16 *Ejercicio y longevidad* profundizaremos en detalle cada uno y te enseñaremos cómo comenzar). Aquí solo te dejo dos recomendaciones:

1. Siempre es mejor entrenar con un profesional que te guie, de esta forma no solo mejoraras tu técnica, evitando lesiones, sino que, está comprobado, tendrás mayores beneficios.
2. No importa la edad que tengas o cuan frágil seas, existe el ejercicio adecuado para ti, sin embargo, en caso de ser un adulto mayor con problemas de corazón el deporte debe «recetarse» como si fuera un medicamento, es decir cada paciente tendrá su dosis y tipo de ejercicio adecuado.

Antes de hablar de las estatinas me gustaría agregar que el control del estrés crónico, que lleva a problemas hormonales, aumento de cortisol, inflamación y enfermedades del corazón es fundamental. Técnicas como la meditación, el yoga, tener relaciones sociales saludables y ejercicio son fundamentales para combatir este flagelo del que poco se habla.

¿Los medicamentos para el colesterol (estatinas) son peligrosos?

Peligroso es confiar en fanáticos radicalizados de cualquier postura, en Dr. Veller nosotros creemos (avalados por la ciencia) que la medicina convencional en conjunto con la del estilo de vida logran mejores resultados.

Las estatinas (atorvastatina, rosuvastatina, sinvastatina, etc.) son medicamentos que logran «frenar» la producción de colesterol por parte del hígado. Para quienes no lo saben, la mayoría del colesterol malo que circula en nuestro cuerpo no proviene de nuestra dieta, sino de la producción del hígado. Estos medicamentos logran disminuir notablemente varias formas de colesterol «malo», al mismo tiempo que disminuyen la inflamación en la placa de grasa llevando a que se rompan menos. Todo esto sin lugar a duda ha demostrado ser eficaz para disminuir los infartos, derrames cerebrales y otros eventos cardiovasculares graves, así como también el chance de morir por estas causas.

Sin embargo, una mezcla de colegas inescrupulosos que utilizan estos medicamentos sin criterio mezclados con el sensacionalismo de las redes sociales ha llevado a que se dude de su efectividad con base en sus efectos secundarios. En este punto, es cierto que las estatinas (como cualquier medicamento, alimento o ejercicio) tiene efectos secundarios, principalmente dolor de piernas, inflamación muscular, del hígado, etc. Lo que no es cierto es que esto sea frecuente o que los chances de tener un daño considerable sean significativos. De hecho, es extremadamente raro que el daño por estatinas sea grave.

Para que quede claro mi postura respecto a ellas, las estatinas, bien utilizadas, a conciencia y con criterio médico, son excelentes medicaciones que pueden reducir el chance de que un paciente muera de problemas cardiovasculares, y los efectos secundarios, que en general son leves y raros, si son bien acompañados, no deberían ser una limitación para utilizarlas. Sin embargo, no todos los pacientes las necesitan, el médico debe evaluar correctamente cuando el beneficio es mayor al riesgo.

Dedicado a mi esposa, Fernanda Senguer, médica cardióloga pediatra y futura hemodinamista. Su amor, apoyo y guía constante han sido fundamentales en mi camino.

CAPÍTULO 11

Riñones enfermos: cómo prevenir, tratar y revertir el daño

Dr. Rodrigo Nicolás Veller
Tiempo de lectura: 30 minutos
Cuidar tus riñones es invertir en una mejor calidad de vida.

La insuficiencia renal en su etapa final es una de las principales causas de muerte en el mundo. Cuando los riñones dejan de funcionar, la única forma de sobrevivir es a través de diálisis (un proceso que filtra los desechos de la sangre cuando los riñones no pueden hacerlo) o un trasplante (cuando se reemplaza un riñón dañado por uno sano de un donante). Te sorprenderá saber que, aunque se estima que entre 5 y 10 millones de personas en el mundo necesitan estos tratamientos cada año, solo entre 2 y 2.6 millones realmente reciben los cuidados que podrían salvarles la vida. Esto significa que, mientras tú lees esto, una gran cantidad de personas están sufriendo en silencio y perdiendo la batalla porque no tienen acceso a la atención médica que tanto necesitan, ya sea por barreras económicas, geográficas o de infraestructura. En este capítulo descubrirás cómo tomar el control de la salud de tus riñones, abordando el problema desde su raíz.

Para qué sirve el riñón y qué es la insuficiencia renal

Además de filtrar la sangre y producir orina, los riñones son auténticas fábricas de hormonas. Activan la vitamina D, regulan la presión arterial y mantienen el equilibrio de la acidez en la sangre. También son esenciales para la salud de los huesos y la producción de glóbulos rojos mediante la eritropoyetina, una hormona clave para prevenir la anemia. Los riñones tienen muchas funciones vitales, y por eso, cuando fallan, los efectos no se limitan solo a la orina, se sienten en todo el cuerpo, afectando varios sistemas y funciones esenciales.

La insuficiencia renal no es una enfermedad en sí misma, sino el resultado final de otros problemas de salud. Ocurre cuando los riñones están tan dañados que no pueden realizar sus funciones adecuadamente. Este daño avanza a través de varias etapas antes de que los síntomas se hagan evidentes.

Las etapas de la insuficiencia renal

La insuficiencia renal avanza en cinco etapas, siendo la primera la más leve. La segunda y la tercera corresponden a fases intermedias, donde el daño comienza a hacerse más evidente. La cuarta ya indica una pérdida importante de la función renal, y la quinta es la más grave, conocida como la «etapa final», en la que se necesita tratamiento con diálisis o un trasplante para seguir viviendo.

A lo largo de los años, como especialista en enfermedades renales, he identificado las principales razones por las que la mayoría de mis pacientes llegan a la etapa final de la insuficiencia renal. Una de ellas es que más del 80% de las personas descubren que tienen daño renal avanzado solo cuando se realizan análisis de sangre, orina o una ecografía, generalmente por motivos no relacionados, como un chequeo laboral o la evaluación de síntomas generales como cansancio, fatiga o dolores leves. Esta noticia suele ser una sorpresa, ya que los primeros síntomas de problemas renales son tan sutiles que a menudo pasan desapercibidos, incluso para muchos profesionales de la salud.

¿Cómo se sabe en qué etapa está una persona?
Un médico puede determinarlo a través de análisis de sangre y orina, donde se miden varios parámetros, siendo uno de los más importantes el nivel de creatinina en sangre. En general, cuanto más alto es este nivel, más avanzada está la insuficiencia renal. Otros indicadores, como la pérdida de proteínas en la orina y el aspecto de los riñones en exámenes de imagen (como una ecografía), también son clave para determinar el grado de daño renal. Es importante que estés familiarizado con estos términos técnicos, ya que el conocimiento es una de las herramientas más poderosas para descubrir y tratar las enfermedades a tiempo.

Causas de insuficiencia renal

Aunque pueda sonar repetido, la realidad es que los mismos factores que dañan otros órganos del cuerpo, como el corazón, el cerebro, el intestino y el hígado, también pueden afectar gravemente los riñones. Los alimentos, bebidas que inflaman el cuerpo y alteran nuestra microbiota intestinal son también culpables de provocar la falla de estos órganos. Hablamos de los productos ultraprocesados, los aceites de semillas vegetales, el azúcar y las harinas refinadas que, aunque parezcan inofensivos, tienen un impacto silencioso, pero devastador en la salud renal.

Si bien existen enfermedades renales genéticas, la mayoría de los problemas son causados por estos mismos productos, bebidas y malos hábitos. Son ellos los que, al alterar la salud general, provocan problemas de salud relacionados como la diabetes, la hipertensión y la obesidad, que a su vez afectan los riñones. De hecho, estos factores son responsables de la mayor parte del daño renal, mucho más que cualquier predisposición genética.

Es muy común que mis pacientes se sorprendan cuando, a pesar de no tener síntomas evidentes, reciben la noticia de que sus riñones no están funcionando bien. Muchos me preguntan, «¿Pero por qué tengo insuficiencia renal?» Y la respuesta es clara: han tenido estas enfermedades no controladas durante años. Es por eso que es esencial hacer un seguimiento constante de estas condiciones para evitar que afecten la función renal.

Dicho esto, haré unas breves salvedades sobre estas patologías, revelándote datos claves de cada una para detectar el daño renal a tiempo:

1. Diabetes: tanto la diabetes tipo 1 como la de tipo 2 son extremadamente dañinas para los riñones. Los altos niveles de azúcar en la sangre crean poros en los filtros renales, lo que provoca la pérdida de proteínas a través de la orina. Al principio, esta pérdida solo se detecta en los análisis, pero con el tiempo puede manifestarse como orina espumosa.
2. Hipertensión arterial: al igual que ocurre en el corazón y los ojos, la presión arterial alta daña los vasos sanguíneos de los riñones. Muchas personas descubren que tienen insuficiencia renal después de años de padecer presión alta sin control adecuado. En estos casos, el primer síntoma suele ser levantarse a orinar con frecuencia de noche o la presencia de proteínas en la orina, al igual que la diabetes.
3. Enfermedad poliquística: esta afección genética provoca la formación de múltiples quistes en los riñones, lo que eventualmente lleva a la insuficiencia renal. Muchas personas descubren esta enfermedad de forma inesperada, a menudo en la juventud, al realizarse una ecografía por otro motivo. En muchos casos, hay antecedentes familiares con el mismo problema, por lo que es crucial realizar un seguimiento médico oportuno. Es importante señalar que no todos los quistes son iguales ni representan un riesgo significativo para la salud renal.
4. Inflamación del riñón: puede ser causada por enfermedades autoinmunes (como el lupus), infecciones urinarias recurrentes o efectos adversos de ciertos medicamentos. Conocer los medicamentos que pueden afectar los riñones es fundamental para evitar complicaciones. Sin embargo, es importante reforzar que los malos hábitos mencionados anteriormente son la causa más común de inflamación y daño crónico en los riñones.

Veamos con más detalle los remedios y suplementos de vitaminas que, aunque parezcan inofensivos, pueden provocar daño renal grave cuando no se los utiliza con precaución:

- Antiinflamatorios no esteroides (AINE) como el ibuprofeno y el diclofenaco son comúnmente usados para aliviar el dolor y la inflamación, pero en dosis altas o prolongadas, pueden dañar los riñones al reducir el flujo sanguíneo hacia ellos.
- Antiácidos como el omeprazol, lansoprazol y el pantoprazol, aunque efectivos para tratar el reflujo y la gastritis, pueden provocar una inflamación crónica en los riñones cuando se los usa en dosis muy altas o por tiempo prolongado (meses o años) y sin supervisión médica.
- Antibióticos como la penicilina y la amoxicilina, entre muchos otros, pueden ser efectivos contra infecciones, pero también tienen el potencial de causar daño renal grave si no se usan con precaución.
- Medicamentos para la presión arterial: estos son un arma de doble filo. Aunque medicamentos como el enalapril y losartán son beneficiosos para la mayoría, cuando se los utiliza mal, o en personas con insuficiencia renal avanzada, pueden empeorar el daño si no se ajusta la dosis correctamente.
- Metformina: ¿este fármaco daña al riñón? En realidad, por sí sola, no daña los riñones. De hecho, este medicamento es ampliamente utilizado por millones de personas para controlar la diabetes tipo 2 y es considerado seguro y efectivo. La confusión surge porque la metformina debe ajustarse o suspenderse en personas que ya tienen enfermedad renal avanzada. Esto no significa que la metformina cause daño renal. Lo que sucede es que, en pacientes con insuficiencia renal grave, el cuerpo no elimina adecuadamente el medicamento, lo que puede llevar a su acumulación en la sangre y aumentar el riesgo

de efectos secundarios graves. De hecho, la metformina protege los riñones al prevenir el avance de la diabetes, que es una de las principales causas de insuficiencia renal. Así que, si tienes un diagnóstico temprano de diabetes y tus riñones aún funcionan bien, la metformina es un aliado valioso en tu tratamiento.

Dato curioso: ¿sabías que hay vitaminas que pueden dañar los riñones si no se usan bien? Estas son esenciales para la salud, pero en exceso, algunas pueden ser peligrosas. Dos de las más comunes son:

- Vitamina C: aunque es conocida por sus beneficios, los suplementos en dosis excesivas (más de 2 000 mg por día), puede formar piedras en los riñones, especialmente en personas predispuestas.
- Vitamina D: en dosis altas pueden aumentar peligrosamente los niveles de calcio en la sangre, lo que obstruye los filtros de los riñones y provoca su fallo.

Por eso, siempre consulta a tu médico antes de tomar cualquier medicamento o suplemento, especialmente si tienes antecedentes de enfermedades renales. Mantén una buena hidratación, especialmente cuando tomes medicamentos que puedan afectar tus riñones y evita la automedicación o el abuso de medicamentos de venta libre, ya que estos pueden perjudicar tu salud renal. Además, asegúrate de hacerte análisis de sangre y orina al menos una vez al año, o según indicación médica, para monitorear la salud de tus riñones y detectar cualquier problema a tiempo.

5. Otros problemas comunes que provocan daño renal: piedras en los riñones, niveles elevados de ácido úrico y problemas en otros órganos, como la próstata, el hígado o el corazón, también pueden afectar gravemente la función renal.

Mi mensaje principal es claro: para controlar el avance del daño, es fundamental tratar y controlar las enfermedades subyacentes que lo están causando, como veremos más adelante.

¿Es posible revertir la insuficiencia renal?

Sí, se puede revertir o detener el avance de la insuficiencia renal, pero es una carrera contra el tiempo. Cuando las etapas avanzan y el daño se hace crónico, el riñón empieza a perder partes de su estructura funcional, formándose cicatrices, similar a lo que ocurre en el hígado con la cirrosis. Y aunque los riñones no tienen la capacidad de regenerarse, aún es posible mejorar la función de las áreas no afectadas, lo que puede compensar el daño de las partes comprometidas y permitir que la persona «retroceda algunas etapas» en su condición.

Por ejemplo, una persona en etapa 3 o 4 de insuficiencia renal podría notar una gran diferencia en la salud de sus riñones, como una reducción en los niveles de creatinina (el marcador que mide cómo están funcionando), simplemente corrigiendo algunos hábitos. En muchos casos, al mejorar la hidratación (bebiendo más agua para ayudar a los riñones a filtrar desechos) y controlando enfermedades subyacentes, como la diabetes, es posible que el daño avance más lento e incluso que la función renal mejore lo suficiente como para pasar a una etapa menos grave, como de la 4 a la 3, o de la 3 a la 2.

Imagina a alguien con presión alta que ha descuidado su control por muchos años: si ajusta su tratamiento, sigue una dieta saludable y adopta buenos hábitos (como los que explicamos en el capítulo 10, sobre hipertensión), podría ver una mejoría importante en su función renal e incluso detener la eliminación de proteínas por la orina (un signo clave de daño) en muchos casos. Esto no significa que los riñones siempre vuelvan a estar como nuevos, pero definitivamente pueden mejorar su funcionamiento, lo que le da al cuerpo un respiro valioso. Al hacerlo, se puede retrasar la necesidad de tratamientos más invasivos, como la diálisis y mejorar la calidad de vida de manera significativa.

¿Y los casos de insuficiencia renal aguda?

Lo que hemos discutido hasta aquí sobre revertir el daño renal se refiere principalmente a los casos **crónicos**, donde ya existen algunas cicatrices y el daño es más avanzado. Sin embargo, también existen situaciones agudas que ofrecen un panorama diferente. Una situación común es la de una persona con piedras en el riñón o un quiste renal, los cuales pueden complicarse con una infección. En estos casos, la función del riñón puede verse gravemente comprometida y algunos pacientes incluso requieren hemodiálisis temporal. Sin embargo, al tratar la infección y resolver los problemas subyacentes, como las piedras, es posible que el riñón recupere una parte significativa de su función y la hemodiálisis no sea necesaria a largo plazo. En muchos de estos casos, se puede recuperar el 100% de la función renal perdida. Por otro lado, en los casos crónicos, cuando el daño es más avanzado y el riñón está contraído y lleno de cicatrices, la recuperación total se vuelve más complicada.

El mensaje sigue siendo claro: siempre hay esperanza. Incluso en casos avanzados, se puede mejorar la calidad de vida, y en algunos casos, revertir parte del daño o retroceder alguna etapa de la insuficiencia renal. Pero, como mencionamos anteriormente, esto es una carrera contra el tiempo y depende de cada caso. Cuanto antes se actúe, mejores serán las perspectivas para el pronóstico.

¿Cómo saber si el riñón está muy contraído o tiene muchas cicatrices?

La mejor manera de detectar esto es a través de un examen de imagen como una ecografía, que permite ver el estado físico de los riñones. Sin embargo, lo más importante es el seguimiento médico periódico con análisis de sangre y orina. Al realizarse chequeos regulares, tu médico podrá monitorear la función renal y determinar si el daño será o no reversible.

Primeros síntomas de daño renal

Aquí te presento los síntomas más comunes que pueden aparecer en las etapas iniciales. Aunque estas señales también pueden estar relacionadas con otras condiciones, es importante que te alerten sobre la posibilidad de daño renal y te animen a consultar a un médico a tiempo.

1. Orinar mucho por la noche (nocturia): lo normal es levantarse una vez por noche o dos veces si tienes más de 60 años. Más que eso debe llamarte la atención.
2. Hinchazón o retención de líquidos: si notas que tus piernas se hinchan durante el día o que las marcas de las medias quedan demasiado visibles, podría ser una señal de que los riñones no están eliminando adecuadamente los líquidos. Y, especialmente, si te despiertas con el rostro o los párpados hinchados, es un indicio importante de que algo no está funcionando correctamente.
3. Calambres musculares frecuentes sobre todo de noche, puede ser un síntoma precoz de insuficiencia renal. Aunque esto puede ocurrir por muchos otros motivos, como fatiga muscular, falta de magnesio o mala circulación, es una señal de advertencia importante que no debe ser ignorada.
4. Dolor lumbar: contrario a lo que muchos piensan, la insuficiencia renal por sí misma no suele causar dolor. Sin embargo, el dolor en la parte baja de la espalda (o muchas veces el abdomen) puede estar relacionado con grandes quistes renales, infecciones o piedras que obstruyen el paso de la orina. Estas afecciones, si no se tratan a tiempo, pueden llevar a la insuficiencia renal.

Lo que el color de tu orina dice de tus riñones

En condiciones normales, el color de la orina varía entre un amarillo claro y uno más oscuro, similar al jugo de manzana. Es normal que por la mañana sea más oscura debido a la deshidratación nocturna. Sin embargo, si permanece oscura durante todo el día o presenta un color anaranjado intenso, marrón oscuro o cualquier otra alteración, podría ser una señal de problemas renales. El color de la orina también puede verse alterado por el consumo de ciertos alimentos, como la remolacha o por medicamentos que modifican su color. Estas alteraciones no siempre son motivo de preocupación, pero si persisten por más de 24 horas o si tienes dudas, lo mejor es consultar con un médico para descartar cualquier problema.

¿Qué pasa si hay sangre en la orina?: su presencia, también conocida como «hematuria», puede asustar a cualquiera. Afortunadamente, en la mayoría de los casos, la sangre en la orina no es un signo de cáncer. Las causas más comunes incluyen infecciones urinarias (cistitis) o, en los hombres, prostatitis. Estas condiciones suelen ir acompañadas de otros síntomas como dolor al orinar, fiebre o una urgencia para orinar. Sin embargo, si tienes más de 50 años y has sido fumador por muchos años, es importante descartar el cáncer como posible causa. No obstante, siempre es necesario consultar al médico para investigar a fondo.

Espuma en la orina

La orina no debería tener demasiada espuma. Si notas que la orina tiene muchas burbujas o capas de espuma que no desaparecen rápidamente, como si hubiera jabón en el inodoro (o similar a la que se forma al batir una clara de huevo), podría ser una señal de que estás perdiendo proteínas en la orina. Al perder proteínas en la orina, es posible que experimentes otros síntomas como hinchazón, cansancio extremo y orinar con frecuencia durante la noche. Pero ante la duda, siempre consulta con un médico.

Síntomas de insuficiencia renal avanzada

Cuando la insuficiencia renal llega a sus etapas más críticas, los síntomas se hacen más difíciles de ignorar. La fatiga intensa y la falta de fuerza muscular son comunes, ya que el cuerpo acumula toxinas, lo que provoca un cansancio abrumador, confundido a menudo con estrés o depresión. La pérdida de peso inexplicable y la falta de apetito también son señales claras, ya que el cuerpo no puede eliminar adecuadamente las toxinas. Además, es frecuente sentir náuseas y vomitar debido a la misma razón.

La insuficiencia renal también debilita el sistema inmunológico, aumentando la susceptibilidad a infecciones y dificultando la cicatrización de heridas. Otra consecuencia es la picazón intensa y las erupciones cutáneas, causadas por la acumulación de toxinas en la sangre.

Finalmente, a medida que la insuficiencia renal avanza, el cerebro también se ve afectado, lo que puede generar confusión, dificultad para concentrarse y olvidos frecuentes, lo que algunos pacientes describen como una sensación de «niebla mental» constante, a veces confundida con demencia. En algunos casos, la retención de líquidos es tan significativa que se acumula en los pulmones, lo que dificulta la respiración y puede empeorar problemas cardíacos preexistentes. Por lo general, estas señales indican que la persona necesita hemodiálisis para sobrevivir. Sin embargo, como ya hemos mencionado, hay mucho que puedes hacer para frenar el avance del daño y, en muchos casos, mejorar la función renal, dándote más tiempo y una mejor calidad de vida.

Cómo mejorar la función del riñón

Para detener, enlentecer e incluso revertir el daño renal, es fundamental seguir tres pasos clave. Estos cambios no solo se reflejarán en los resultados de tus análisis de sangre y orina, sino que también contribuirán a la salud general de tu cuerpo a largo plazo.

Paso número 1: detectar y tratar la enfermedad crónica subyacente

Como lo mencionamos, es crucial controlar cualquier condición crónica que esté afectando los riñones, como la diabetes, los niveles elevados de triglicéridos y colesterol, la hipertensión o problemas como la próstata agrandada o las piedras en los riñones. Tratar estas condiciones es un paso clave para mejorar la función renal. Este libro ofrece una guía detallada para ayudarte a abordar estos problemas de salud en sus capítulos específicos.

Paso número 2: evitar todo lo que dañe a los riñones

Los alimentos y bebidas que inflaman tu cuerpo y desequilibran tu microbiota intestinal no solo afectan tu salud general, sino que también atacan silenciosamente a tus riñones, desgastándolos poco a poco con el tiempo. Estos temas son tan cruciales que lo exploramos a fondo en todo el libro, pero aquí desentrañaremos cuatro hábitos peligrosos que debes cambiar ya, porque están poniendo en jaque la salud de tus filtros vitales.

- **Aguantarse las ganas de orinar:** ¡no lo hagas! Retener la orina en la vejiga crea un caldo de cultivo para las bacterias, que pueden subir hasta los riñones y causar infecciones graves. Además, esta práctica altera la estructura de la vejiga, lo que puede provocar la formación de divertículos, incontinencia y afectar su funcionamiento.

- **Consumir sal (sodio) en exceso:** el exceso de sal es devastador para los riñones, pero no es la sal de mesa la principal culpable. El verdadero enemigo se esconde en los alimentos ultraprocesados. La mayoría de las personas consumen grandes cantidades de sal sin darse cuenta, ya que está oculta en productos como salsas, aderezos, embutidos, queso rallado, galletas saladas, pan industrializado y comidas congeladas. Esta «sal oculta» tiene un impacto directo en los riñones y aumenta el riesgo de insuficiencia renal a largo plazo. De hecho, el exceso de sal es una de las principales causas de formación de piedras en los riñones.

  Además, hay un mito común sobre las sales como la rosada del Himalaya o la marina, que se promocionan como opciones más saludables. En realidad, todas estas sales contienen sodio en grandes cantidades, por lo que su consumo excesivo es igualmente dañino. Para proteger tus riñones, la recomendación es consumir menos de cinco gramos de sal al día (aproximadamente una cucharadita en total), o incluso menos si tienes indicaciones médicas. Recuerda que esta cantidad incluye toda la sal que consumes a lo largo del día, no solo la que añades a tus alimentos. Reducir los alimentos ultraprocesados cargados de sodio y priorizar la sal de mesa en cantidades moderadas o substituir por otros condimentos más saludables (como orégano, cúrcuma, pimienta, cardamomo, hojas de laurel molidas) es una estrategia simple, pero efectiva para cuidar tus riñones.

- **Consumir exceso de alimentos con carga ácida:** problemas muy comunes, como las piedras en los riñones, se producen cuando ciertos compuestos en la orina, como el calcio, el oxalato y el ácido úrico, se concentran demasiado y comienzan a cristalizar (o formar pequeñas rocas diminutas), lo que produce mucho dolor. Este proceso ocurre más fácilmente cuando la orina se vuelve ácida, lo que suele suceder con dietas ricas en proteínas animales y alimentos procesados. El **exceso** de proteínas animales, como la carne roja, el pollo y el pescado, aumenta la acidez de la orina (baja el pH), lo que crea un ambiente perfecto para que se formen las piedras. Por el contrario, una dieta basada en plantas tiene el efecto opuesto: alcaliniza la orina (sube el pH). Al consumir más frutas, verduras y legumbres, se reduce la acidez y se previene la formación de cristales que pueden convertirse en piedras renales. De hecho, los estudios han mostrado que las dietas basadas en plantas protegen los riñones al reducir la carga ácida en el cuerpo y puede enlentecer la progresión del daño renal. A diferencia de lo que muchos creen, comer más alimentos vegetales no solo ayuda a evitar las piedras, sino que también mejora la función renal en general (más adelante explicaremos más detalles).

- **Errores al beber agua:** este tema y las mejores prácticas para usar el agua como remedio natural se explicarán en este capítulo.

Paso número 3: nutre tus riñones con alimentos, hábitos y remedios naturales

Al integrar alimentos sanadores, buenos hábitos y remedios naturales, puedes darles un impulso increíble a tus riñones. Estos cambios se notarán pronto: en pocas semanas o meses, podrías ver una reducción en los niveles de creatinina en tu sangre y menos proteínas en tu orina, señales claras de que tus riñones están trabajando mejor y ganando fuerza.

Limpieza renal: lo que realmente funciona

El concepto de «limpieza renal» suena atractivo, pero es importante entenderlo de forma realista: no existen métodos mágicos que eliminen todas las toxinas de los riñones de un día para otro. De hecho, muchos productos o métodos populares que prometen resultados rápidos (como el consumo de agua con sal en exceso o el uso de remedios diuréticos sin prescripción médica) pueden ser peligrosos y dañar tus riñones en lugar de beneficiarlos.

La verdadera «limpieza renal» consiste en adoptar hábitos saludables, alimentos y en algunos casos suplementos, que respalden la función natural de los riñones para filtrar y eliminar toxinas, como te contaré a continuación.

Alimentos clave para mejorar la salud de los riñones

Aquí te presento cinco especialmente beneficiosos. Existen muchos otros que también contribuyen a su bienestar (puedes encontrarlos en detalle en nuestro libro *El superpoder de los alimentos).*

1. Ajo crudo y machacado: comer 1 y hasta 3 dientes diarios puede ayudar a reducir la inflamación en los riñones. Sin embargo, en insuficiencia renal avanzada (cercana a diálisis), consulta a un médico, ya que el ajo puede causar molestias estomacales y náuseas en algunas personas.
2. Plantas ricas en antioxidantes, potasio y magnesio: ejemplos son el kiwi, el melón, la granada, la guayaba y los cítricos, estos son especialmente beneficiosos. Aquí también se incluyen

verduras de hojas verdes como el apio, el kale (col rizada), y la acelga. Funcionan como diuréticos naturales, ayudando a eliminar toxinas y reduciendo la inflamación. Una excelente idea es hacer jugos détox con apio, hojas de kale, un kiwi y un trozo de jengibre del tamaño de la punta del dedo pulgar, y tomar un vaso todos los días.

Duda frecuente: ¿puedo consumir hojas verdes ricas en oxalato si tengo piedras en el riñón?

Las hojas verdes están llenas de nutrientes, pero también contienen oxalatos, compuestos que en algunas personas pueden contribuir a la formación de piedras en los riñones, especialmente de «oxalato de calcio». Si bien es cierto que existen vegetales con menos oxalato que son más recomendados, como el brócoli, el kale, la lechuga y los pepinos, hay otros como la espinaca, la acelga o la remolacha, que contienen más y deben ser limitados si se tiene predisposición a formar cálculos renales. Sin embargo, una estrategia clave para disfrutar de estos vegetales con seguridad es consumirlos junto a fuentes de calcio, como el yogur natural, o el tofu fortificado con calcio (por ejemplo, en el desayuno). El calcio en los alimentos se une a los oxalatos en el intestino, reduciendo la absorción de estos compuestos y disminuyendo así el riesgo de que se acumulen en los riñones. Otra forma práctica de reducir el contenido de oxalato es cocinar las hojas verdes, ya sea hirviéndolas o rehogándolas unos minutos antes de consumirlas.

Es importante resaltar que **las piedras no vienen de las verduras y los buenos hábitos**, en la mayoría de los casos, se desarrollan por el exceso de sal, alimentos ultraprocesados, beber poca agua y un estilo de vida que sobrecarga a los riñones. Al reducir estos factores, el riesgo de piedras disminuye considerablemente. Sin embargo, cada caso es único, por lo que siempre es recomendable consultar con tu médico para encontrar el enfoque más seguro y saludable para ti.

3. Alimentos ricos en resveratrol: este compuesto, presente en los frutos rojos como los arándanos y las moras, las uvas moradas, así como en el maní con cáscara y los pistachos, protege el corazón y los riñones, y también ayuda a prevenir infecciones urinarias. Te recomiendo incorporar en tu rutina diaria un puñado de alguno de estos tesoros nutricionales.
4. Alimentos ricos en omega-3: los ácidos grasos omega-3 son fundamentales para la salud renal. Las mejores fuentes son los pescados grasos como el salmón, el atún y la sardina, así como el aceite de oliva virgen extra, el aguacate, los frutos secos y las semillas. Incorporá alguna de estas fuentes de omega-3 todos los días. La clave es variar las fuentes de este nutriente.
5. Infusión de hibisco o flor de Jamaica: esta bebida es un tesoro para tus riñones gracias a sus propiedades diuréticas y antioxidantes. Perfecto si tienes hipertensión o diabetes, dos condiciones que pueden dañar estos órganos, el hibisco ayuda a eliminar líquidos, mejora la circulación en los riñones y los protege contra toxinas y una dieta poco saludable. Añádelo a tu rutina 2 o 3 veces por semana, ya sea en el desayuno o como una bebida permitida durante el ayuno intermitente. Eso sí, bébelo sin azúcar o agregados.

Importante: si tienes niveles muy elevados de creatinina o estás en etapas avanzadas de insuficiencia renal (cercanas a la diálisis), ten en cuenta que los alimentos mencionados son ricos en potasio y magnesio, los cuales pueden acumularse en el organismo. En estos casos, es esencial trabajar con un nutricionista para ajustar la dieta de manera segura, ya que su exceso puede ser perjudicial.

¿Consumir proteínas daña al riñón? ¿cuál es la mejor dieta para sanar?

Para personas con función renal normal, el consumo de proteínas no solo es seguro, sino también necesario. La ciencia muestra que una ingesta adecuada de proteínas no representa un riesgo para los riñones.

Sin embargo, es importante entender que el consumo que va significativamente más allá de las necesidades individuales, generalmente por encima de 2 gramos por kilogramo de peso corporal al día, sí puede causar daño a largo plazo por provocar sobrecarga renal, o «hiperfiltración» en términos médicos. Esto es especialmente importante en personas que ya tienen problemas renales y consumen proteínas de origen animal. En una persona de 70 kilos, esa dosis excesiva equivale a más o menos cinco bifes de carne roja por día (asumiendo que el bife tiene 100 gr). Este ejemplo parece exagerado, pero debemos recordar que las proteínas no solo vienen de la carne, sino de otras fuentes (lácteos, huevos, vegetales), así que esa cantidad total podría acumularse sin que lo notes en una dieta variada. Por eso, es clave mantener un equilibrio y no excederte.

Por otro lado, en personas que ya tienen problemas de riñón en etapas más avanzadas (en general a partir de la etapa 3) suele ser necesario disminuir la ingesta de proteínas, ajustando la dosis a las necesidades de cada uno y consultando siempre con una nutricionista.

Un dato interesante que aporta la ciencia es que no todas las proteínas tienen el mismo impacto en el cuerpo. Las **proteínas de origen vegetal**, presentes en alimentos como legumbres, tofu, frutos secos, quinoa, y granos enteros (integrales), son menos «estresantes» para los riñones en comparación con las proteínas de origen animal y, de hecho, pueden ayudar a proteger al órgano.

Entonces ¿sustituir la proteína animal por proteína vegetal puede ayudar a frenar el daño renal?

Sí, las plantas no solo aportan proteínas, sino que también incluyen fibras que mejoran la microbiota y antioxidantes que benefician la salud renal y general. En cambio, las proteínas animales suelen generar más productos de desecho que los riñones deben eliminar, lo cual puede ser perjudicial en casos de insuficiencia renal o función renal reducida, además, el consumo de carnes rojas en exceso inflama nuestro cuerpo.

Resumiendo, en personas sin enfermedad renal, una de las mejores formas de prevenir el daño es limitando el consumo de carnes rojas a un máximo de 500 gr por semana (pesada en crudo, unas 3 o 4 porciones pequeñas) y llenar tu plato con proteínas vegetales como legumbres, tofu y frutos secos todos los días (dieta rica en plantas). Para personas que ya sufren problemas de riñón, principalmente en la etapa 3 en adelante, la dosis de estos alimentos debe ser ajustada, priorizando siempre las proteínas vegetales por tener un impacto positivo en la salud renal.

Curiosidad: ¿pueden los cambios de hábito y la dieta proteger contra el cáncer renal?: Cada año, miles de personas son diagnosticadas con cáncer renal, y aunque un pequeño porcentaje de estos casos es hereditario, la mayoría está relacionada con factores ambientales y de estilo de vida. Uno de los riesgos más conocidos es fumar, especialmente por la presencia de tóxicos llamados «nitrosaminas» en el humo del cigarrillo, sustancias altamente cancerígenas que pueden quedarse en el ambiente (o dentro de tu casa) incluso después de apagar el cigarro.

Pero hay un hecho alarmante: la carne procesada también contiene estas mismas sustancias. Solo una salchicha, por ejemplo, puede tener cantidades de nitrosaminas comparables a las de cuatro cigarrillos, lo que podría explicar, en parte, el aumento de los casos de cáncer renal en las últimas décadas, incluso cuando el consumo de tabaco ha disminuido.

Es importante entender que lo que comemos tiene un impacto directo en nuestra salud renal y, más allá del tabaco, los alimentos procesados, especialmente los de origen animal, juegan un papel clave en el desarrollo de este tipo de cáncer. Reducir su consumo y optar por una dieta más vegetal puede ser una de las maneras más efectivas de reducir el riesgo.

Suplementos y una vitamina para mejorar la función renal

Existen varios suplementos que pueden ser útiles incluso en etapas avanzadas de insuficiencia renal. Estos son los más recomendados:

1. Coenzima Q10: este suplemento mejora la función de las mitocondrias y protege los órganos internos. Es especialmente útil para quienes padecen insuficiencia renal, diabetes o hipertensión. La dosis recomendada es de 100 a 300 mg diarios. También se encuentra naturalmente en alimentos como el hígado, riñón, pescados grasos, espinacas y brócoli.

2. Cúrcuma: es uno de los antiinflamatorios naturales más potentes. Puedes consumirla en polvo (una cucharadita dos veces al día, acompañada de pimienta negra para mejorar su absorción) o en suplementos de cúrcuma con pimienta negra (1 000 mg dos veces al día).
3. Suplementos de omega-3 (EPA y DHA): los omega-3 no solo son antiinflamatorios, sino que también protegen el cerebro, el corazón y los riñones. Es importante asegurarse de que los suplementos de omega-3 contengan EPA y DHA combinados, que son los ácidos grasos más beneficiosos. La dosis recomendada es de 1 gramo dos veces al día.
4. Propóleo verde: este remedio natural, producido por las abejas, ha mostrado ser útil en etapas tempranas e intermedias de la insuficiencia renal, ayudando a reducir la pérdida de proteínas en la orina. La dosis inicial recomendada del extracto de propóleo verde al 15% es de 30-35 gotas diarias en un vaso de agua.
5. Bicarbonato de sodio: en etapas avanzadas de insuficiencia renal, cuando la sangre se vuelve más ácida, el bicarbonato de sodio ha demostrado ser útil para retrasar la progresión hacia la insuficiencia renal terminal. Sin embargo, debe usarse con mucho cuidado y siempre bajo supervisión médica, ya que dosis altas pueden causar retención de líquidos y dejar la sangre muy alcalina, lo cual es peligroso para la salud.
6. Vitamina D: mantener niveles adecuados de vitamina D en sangre es clave para la salud renal. La principal fuente de vitamina D es la exposición al sol: 15-20 minutos diarios suelen ser suficientes. Sin embargo, muchas veces es necesario suplementar con colecalciferol (vitamina D3), generalmente a una dosis de 2 000 UI al día, aunque la dosis ideal depende de tus niveles en sangre y de tus necesidades individuales.

A medida que la insuficiencia renal avanza, los riñones pierden la capacidad de activar la vitamina D. Esto puede reducir los niveles de calcio, aumentando el riesgo de problemas en huesos y articulaciones, infartos y debilitamiento del sistema inmunológico. En estos casos, los nefrólogos solemos recomendar «calcitriol», la forma activa de la vitamina D, en lugar de colecalciferol, **siempre** bajo supervisión médica.

El remedio natural más poderoso para los problemas renales: el agua
Tomarla es crucial, pero muchas personas cometen errores al consumirla. Aquí te detallo los cinco errores más comunes y cómo evitarlos para mantener tus riñones en óptimas condiciones:

1. Creer que hay que tomar dos litros de agua por día: la cantidad de agua que necesitas depende de tu peso y tu nivel de actividad. Un cálculo sencillo es multiplicar tu peso por 30. El resultado es la cantidad de agua en mililitros que debes tomar. Por ejemplo, una persona que pesa 75 kilos debería consumir unos 2,25 litros (o 2 250 mililitros) al día, ajustando esta cantidad según la temperatura y el nivel de ejercicio. En nuestro libro *El superpoder de los alimentos* explicamos esto con más detalles.
2. Beber solo cuando tienes sed: la sed es un síntoma tardío de deshidratación. No debemos esperar a tener sed para beber agua, para ese momento, el cuerpo ya está deshidratado. Es mejor beber agua constantemente a lo largo del día hasta dos horas antes de dormir.
3. Beber en botellas de plástico reutilizadas: las botellas de plástico, especialmente las finas y desechables, liberan microplásticos que se acumulan en los órganos, incluidos los riñones. Es preferible utilizar botellas de vidrio o acero inoxidable.
4. No tomar agua en ayunas: tomar 1 o 2 vasos de agua al despertar es un excelente hábito para comenzar el día. Ayuda a regular el tránsito intestinal y mejora la función renal. Puedes echarle medio limón exprimido para agregar potasio, magnesio y vitamina C.
5. Hidratarse con otros líquidos: bebidas como café, té, mate o jugos azucarados no sustituyen al agua. Además, muchos de estos líquidos tienen un efecto diurético que obliga a los riñones a trabajar más duro.

Importante: ¿Es bueno tomar agua con sal para los riñones? ¿Realmente es «lo mejor para hidratarse»?

Aunque el sodio es esencial en pequeñas cantidades, beber agua agregando sal no es lo mejor para hidratarse y puede ser perjudicial para los riñones. El exceso de sal sobrecarga a estos órganos y, a largo plazo, aumenta el riesgo de formar piedras y otros problemas de salud, como la hipertensión.

La idea de que el agua con sal agregada es «lo mejor para hidratarse» es un mito sin respaldo científico cuando se trata del consumo diario. Solo en casos extremos, como deshidratación severa por ejercicio intenso o diarrea, pueden recomendarse soluciones rehidratantes con sodio y glucosa, siempre bajo supervisión médica. Para la mayoría de las personas, el agua pura sigue siendo la opción más saludable para una hidratación adecuada en el día a día. Además, existen alternativas naturales, como el agua con limón o el agua de coco, que aportan minerales sin los riesgos de un exceso de sal. Estas bebidas ofrecen electrolitos de forma natural y son más seguras para el uso diario.

En resumen, si quieres proteger tus riñones, opta por agua pura o por bebidas naturales ricas en potasio y magnesio, como el agua de coco o con un toque de limón, y evita el agua con sal a menos que un profesional la recomiende para situaciones específicas. Recuerda que en casos de insuficiencia renal avanzada (a partir de la etapa 3) hay que tener cuidado con la ingesta de alimentos con potasio y consultar siempre con un nutricionista y nefrólogo de confianza para ajustar la dieta según las necesidades específicas.

Mensaje de Dr. Veller

Si llenas tus platos y tu vida de alimentos y hábitos saludables, el daño renal puede ser frenado o incluso revertido ¡Sí, se puede!

CAPÍTULO 12

Demencia e inflamación cerebral: toma el control antes del primer olvido

Dr. Rodrigo Nicolás Veller
Tiempo de lectura: 30 minutos
La ciencia avanza, pero el poder de los hábitos sigue siendo nuestro mayor aliado

¿Has notado que últimamente olvidas cosas con más frecuencia? Quizás alguna vez te preguntaste si es solo estrés, agotamiento mental o algo más preocupante, como el inicio de demencia. Esta inquietud no es infundada. La salud de nuestro cerebro es un reflejo directo de los hábitos que cultivamos a lo largo de la vida y estar atentos a las señales puede marcar la diferencia entre prevenir o enfrentar una enfermedad irreversible.

La demencia no es exclusiva de las personas mayores. Aunque su prevalencia aumenta con la edad, cada vez se diagnostica en personas más jóvenes, incluso antes de los 65 años. Esto hace que la prevención y el reconocimiento temprano sean más relevantes que nunca.

Lo sorprendente es que factores aparentemente simples como la alimentación, la calidad del sueño o el cuidado de la microbiota intestinal tienen un impacto profundo en la salud cerebral. Por ejemplo, ciertas combinaciones de alimentos no solo nutren el cerebro, sino que ayudan a eliminar toxinas como metales pesados, que pueden acelerar el deterioro cognitivo. Además, existen especias medicinales que la ciencia compara con medicamentos utilizados para tratar el alzhéimer, pero sin los efectos adversos asociados.

Es importante entender que las neuronas, incluso cuando se debilitan, tienen la capacidad de crear nuevas conexiones, y en menor medida, regenerarse. Este fenómeno, conocido como neuroplasticidad, demuestra que el cerebro no es un órgano estático y que, con los estímulos correctos, puede recuperar parte de su funcionalidad perdida.

A continuación, te presento dos datos clave que cambiarán la forma en que percibes esta enfermedad:

1. Más de 55 millones de personas viven con demencia, una verdadera epidemia ignorada y muchos ni siquiera saben que la padecen. Sin embargo, varias formas de esta enfermedad son prevenibles si se detectan las señales tempranas.
2. No todo lo que parece demencia lo es. Condiciones como la falta de vitamina B12, hipotiroidismo, insomnio o estrés crónico imitan sus síntomas y, lo mejor, ¡son completamente reversibles!

En este capítulo, exploraremos cómo identificar las señales más precoces, cómo diferenciar la demencia de otras condiciones similares, y qué cambios prácticos puedes implementar hoy que no solo protegerán tu cerebro, sino que también potenciarán tu memoria y calidad de vida.

¿Qué es la demencia y cómo se diferencia del envejecimiento normal?

Es natural que con el paso de los años nuestros abuelos mezclen los nombres de los nietos o necesiten que se les repitan ciertas cosas. Sin embargo, ¿cómo distinguir estos olvidos propios del envejecimiento normal de los signos de una demencia verdadera? La clave está en el impacto que esos olvidos tienen en la vida diaria. La demencia ocurre cuando hay un daño cerebral significativo que no solo afecta la memoria, sino también la personalidad, el razonamiento y la capacidad para realizar actividades cotidianas como cocinar, vestirse o cepillarse los dientes.

Por otro lado, el envejecimiento normal, especialmente después de los 65 o 70 años, suele traer olvidos ocasionales, como no recordar un nombre de inmediato o procesar información más lentamente. Esto ocurre porque, con la edad, ciertas áreas del cerebro relacionadas con la memoria pueden experimentar un ligero deterioro, lo que hace más difícil recordar detalles rápidamente. Sin embargo, estos lapsos no interfieren con la autonomía ni las actividades diarias. Además, la persona suele tomarse estos olvidos con humor y, en la mayoría de los casos, logra recordar lo olvidado más tarde. Es decir, aunque la memoria puede fallar de vez en cuando, su funcionalidad general no está comprometida.

En la demencia, los olvidos son mucho más frecuentes y graves. Por ejemplo, una persona puede no reconocer a familiares cercanos, perderse en lugares familiares o tener dificultades para recordar cómo realizar tareas que antes dominaba. Estos síntomas suelen ir acompañados de cambios en el comportamiento: algunas personas pueden volverse agresivas, perder la vergüenza o mostrar emociones desinhibidas.

Por eso, es importante recordar esto: **envejecer no significa perder el control de la mente.** Si notas que los olvidos de un ser querido están afectando gravemente su vida diaria, es fundamental buscar ayuda médica para confirmar o descartar un diagnóstico de alzhéimer u otra forma de demencia.

En contraste, si la abuela confunde los nombres de los nietos ocasionalmente o necesita que se le repitan las cosas un par de veces, pero sigue funcionando plenamente, en principio no habría motivo de preocupación inmediata. A pesar de esto, nunca ignores las señales de advertencia que serán explorados en las próximas páginas. Con conocimiento y acción temprana, es posible mejorar significativamente la calidad de vida, sin importar la edad.

Tipos de demencia: qué las causa y cómo diferenciarlas

Es crucial entender los tipos de demencia, sus causas y los factores de riesgo que contribuyen a su desarrollo. También es importante conocer las condiciones de salud que afectan la memoria, pero que, a diferencia de la demencia, pueden revertirse por completo si se detectan a tiempo.

Existen varios tipos de demencia, pero dos destacan por ser los más frecuentes:

1. Enfermedad de Alzheimer

   Este es el tipo de demencia más común, representando más del 70% de los casos a nivel mundial. Suele manifestarse en personas mayores de 65 años, con mayor incidencia entre los 70 y 80 años. Sin embargo, también existe el alzhéimer de inicio temprano, que puede aparecer antes de los 65 años, aunque es menos frecuente.

   El alzhéimer ocurre debido a la acumulación de proteínas anormales en el cerebro, conocidas como placas amiloides. Estas proteínas, junto con otras llamadas tau, dañan las neuronas de manera progresiva y silenciosa. Lo sorprendente es que estudios recientes han mostrado que estas alteraciones comienzan a desarrollarse décadas antes del primer síntoma, lo que nos da una oportunidad única para prevenir, retrasar e incluso intervenir en las etapas iniciales de la enfermedad.

   Aunque el alzhéimer tiene un componente genético (es decir, si uno de tus padres lo padeció, el riesgo aumenta), la genética no es una sentencia. El estilo de vida puede modificar el destino de manera significativa. Factores como la alimentación, el ejercicio, la calidad del sueño y la exposición a toxinas juegan un papel determinante en el desarrollo de esta enfermedad.

   El cerebro, a pesar de representar solo el 2% del peso corporal, consume cerca del 20% de nuestra energía. Esto significa que necesita un combustible de alta calidad para funcionar correctamente. Nutrientes como grasas saludables, vitaminas y antioxidantes son esenciales, mientras que toxinas como metales pesados, pesticidas y aditivos de alimentos ultraprocesados pueden acelerar el daño cerebral.

   Algo tan simple como la posición al dormir también puede influir en la salud cerebral. Dormir de lado, por ejemplo, facilita el drenaje de toxinas gracias al sistema glinfático, el «sistema de limpieza» del cerebro, que trabaja principalmente durante el sueño profundo. Este detalle, que exploraremos más adelante, es una herramienta sencilla, pero poderosa, para cuidar nuestra mente.

2. Demencia vascular
Después del alzhéimer, la demencia vascular es el segundo tipo más frecuente. Esta ocurre debido a interrupciones en el flujo sanguíneo hacia el cerebro, como en el caso de derrames cerebrales, que en muchos casos son silenciosos, o por problemas como placas de colesterol que obstruyen las arterias, incluidas las del cuello, afectando la circulación cerebral.
En estos casos, los derrames generan la muerte de las neuronas y dejan secuelas que pueden ser irreversibles. Por otro lado, las placas de grasa y calcio en las arterias, conocidas como aterosclerosis, contribuyen a la disminución progresiva de la masa cerebral, lo que eventualmente resulta en pérdida de memoria y graves alteraciones en el comportamiento.

Factores de riesgo para la demencia y cómo modificarlos a tiempo

» ¿La demencia es hereditaria?
Un error común es creer que la demencia está completamente determinada por nuestros genes. Sin embargo, la ciencia nos demuestra una verdad sorprendente: solo el 5% de los casos tienen un origen puramente genético. El otro 95% depende, en gran medida, de las decisiones que tomamos día a día: lo que comemos, bebemos y cómo cuidamos nuestro cuerpo y mente. Esto significa que, al cambiar nuestros hábitos, podemos transformar casi por completo la salud de nuestro cerebro. Incluso en personas con genes de riesgo, los cambios del estilo de vida pueden ralentizar o mitigar la progresión de la demencia.

» Enfermedades enemigas de la salud cerebral

La presión alta, la diabetes y el colesterol LDL elevado no solo dañan el corazón y bloquean las arterias, también afectan directamente al cerebro, duplicando el riesgo de demencia. En el caso de la diabetes, no se trata solo del azúcar en sangre: el cerebro también puede desarrollar resistencia a la insulina, lo que afecta cómo las neuronas obtienen energía. Este proceso, conocido como diabetes tipo 3, contribuye al deterioro de la memoria y otras funciones cognitivas clave. Estas condiciones no solo privan al cerebro de nutrientes esenciales, sino que también favorecen la inflamación, acelerando el daño cerebral con el tiempo. Cuidar tu salud metabólica es cuidar tu mente.

» Venenos ocultos en los alimentos y bebidas

A continuación, veremos los ocho alimentos y bebidas más perjudiciales y cómo evitarlos:

- **Alimentos con metales pesados ocultos**
  Metales como el mercurio, aluminio, plomo, arsénico y cadmio son neurotóxicos. Estos contaminantes se acumulan en el cerebro, generando inflamación y daño a largo plazo. Además, pueden afectar la barrera hematoencefálica, una especie de escudo natural que protege al cerebro, permitiendo que otras toxinas dañen aún más las neuronas.

  ¿Cómo evitar consumir estos contaminantes?:
  - Evita pescados grandes y con alto contenido de mercurio: especies como tiburón, pez espada, atún rojo y caballa gigante. Opta por opciones más seguras como sardinas, salmón, trucha y anchoas.
  - Elige alimentos frescos o en envases de vidrio: los alimentos enlatados pueden contener metales pesados y sustancias inflamatorias como el Bisfenol A.
  - Incorpora alimentos que limpian metales pesados del cuerpo: cereales integrales (arroz, avena), té verde, frutas

con cáscaras comestibles, cilantro, y jugos détox (como uno que exploraremos más adelante).
- Usa agua filtrada: invierte en filtros de carbón activado o específicos para metales pesados como plomo, arsénico y mercurio. Usa esta agua para cocinar y lavar frutas y vegetales.
- Cuidado con los utensilios de cocina: evita sartenes de aluminio y ollas antiadherentes desgastadas. Opta por acero inoxidable, hierro fundido, vidrio o cerámica sin plomo.

Estos contaminantes afectan la salud cerebral y contribuyen al incremento de casos de demencia en todas las edades. Además, el aluminio no solo está presente en alimentos, sino también en productos de uso diario como desodorantes. Por eso aconsejamos leer muy bien las etiquetas y reducir el uso de productos de higiene con aluminio.

- **Carnes procesadas**

¿Sabías que los embutidos como salchichas, mortadela, salame y otras carnes procesadas están entre los alimentos más tóxicos para la salud cerebral? Aunque su sabor y conveniencia los hacen populares, estos productos esconden un lado oscuro que pocas veces se menciona. Los conservantes utilizados en las carnes procesadas, como nitritos y nitratos, dentro del cuerpo pueden transformarse en nitrosaminas, compuestos altamente tóxicos. Además, las carnes procesadas suelen ser ricas en grasas saturadas y sodio, lo que aumenta la presión arterial y disminuye la calidad del flujo sanguíneo al cerebro. Y aquí un **dato impactante:** un consumo regular de carnes procesadas puede aumentar hasta un 40% el riesgo de desarrollar demencia.

No necesitas eliminar toda carne de tu dieta, pero reducir el consumo de procesados puede ser un gran paso para proteger tu cerebro. Si te resulta difícil dejar estos productos, empieza a incorporar alternativas más saludables: elige carnes frescas o preparaciones caseras sin conservantes y usa hierbas y especias naturales para dar sabor en lugar de embutidos industriales.

- **Productos ricos en gerontotoxinas (AGEs)**
  Las gerontotoxinas, también conocidas como productos de glicación avanzada (AGEs), son compuestos tóxicos que aceleran el envejecimiento y la inflamación en todo el cuerpo. Estas sustancias contribuyen al desarrollo de cataratas, daño en los huesos, riñones y corazón, y también afectan al cerebro, provocando su encogimiento con el tiempo.

  Estudios muestran que las personas con alzhéimer tienen niveles elevados de AGEs en sangre y orina. ¿De dónde provienen? Una de las principales fuentes es el humo del cigarrillo, pero también aparecen en carnes cocinadas a altas temperaturas, especialmente cuando se fríen o queman. Alimentos como hamburguesas industriales, pollos fritos con piel crujiente, panceta y salchichas son especialmente ricos en estas sustancias.

  Para reducir la exposición a los AGEs, se recomienda limitar el consumo de carne a 500 gramos por semana (2 a 3 bifes aproximadamente) y optar por métodos de cocción más saludables, como hervir, guisar o cocinar al horno a fuego bajo. Además, aumentar el consumo de proteínas vegetales como garbanzos, porotos y soja (tofú) ayuda a disminuir la ingesta de estos compuestos nocivos.

- **Alimentos altos en sodio**
  El problema con la sal no es solo la que agregamos a nuestras comidas, sino la enorme cantidad que está oculta en productos procesados. Sopas instantáneas, alimentos congelados, salsas como soya, barbacoa y *kétchup*, queso rallado, caldos y *snacks* salados son las principales fuentes de sodio excesivo en nuestra dieta.

Para tener una idea, la cantidad recomendada de sodio diaria es de menos de 2 gramos (lo que equivale a una cucharadita de sal de mesa), pero la mayoría de las personas consume entre 2 y 3 veces más. Este exceso no solo aumenta el riesgo de hipertensión, derrames cerebrales, infartos y arterias bloqueadas, sino que también afecta directamente al cerebro, aumentando las probabilidades de desarrollar problemas de memoria y demencia. Reducir el consumo de estos alimentos y optar por preparaciones caseras con ingredientes frescos puede marcar una gran diferencia para tu salud cerebral y cardiovascular.

- **Grasas trans**
  Si te preocupa el mercurio en los pescados, presta atención a las grasas trans, porque su impacto es mucho peor. Estas grasas, presentes en productos como margarinas, mantecas vegetales, galletas, productos horneados industriales y comida rápida, aumentan el riesgo de alzhéimer en más de un 50%, según estudios recientes. Son especialmente peligrosas porque no aportan ningún valor nutricional y, al contrario, inflaman el cuerpo y destruyen la microbiota intestinal, afectando no solo la salud digestiva, sino también el cerebro. Por otro lado, los aceites vegetales como los de soja, canola, maíz y girasol no contienen grasas trans de forma natural, pero pueden producir sustancias muy tóxicas cuando se someten a altas temperaturas, como en frituras o durante procesos de refinamiento. Sin embargo, estos aceites también son problemáticos por otros motivos: son ricos en ácidos grasos omega-6 que, en exceso, también afecta negativamente la salud cerebral.

  El consejo es claro: lee las etiquetas. Si encuentras grasas trans u omega-6, evítalos por completo. Opta por aceites más saludables, como el de oliva virgen extra, que protege al cerebro y combate la inflamación cuando se los consume frío. Recuerda, muchas veces la industria de los alimentos parece preocuparse más en prolongar la vida útil de los productos, que en cuidar tu salud.

- **Azúcar y alimentos ultraprocesados**
  El azúcar y los ultraprocesados, abordados en detalle en nuestro libro *El superpoder de los alimentos*, son productos que deberíamos evitar al máximo. Los ultraprocesados no solo combinan grasas trans, azúcares añadidos y exceso de sodio, sino que también contienen una lista de aditivos químicos con efectos potencialmente dañinos para el cerebro.

  Entre estos aditivos destacan:
  1. Glutamato monosódico (GMS): un potenciador de sabor presente en sopas instantáneas, salsas en sobre, comidas congeladas, *snacks* saborizados como papas fritas, ramen instantáneo y condimentos en polvo, salsas procesadas como *kétchup*, mostaza, barbacoa y aderezos industriales.
  2. Colorantes artificiales (rojo 40, amarillo 5): comunes en refrescos, dulces, cereales para niños, gelatinas, postres instantáneos y helados industriales. Aunque las autoridades sanitarias oficiales no han confirmado un daño directo al cerebro, algunos estudios han planteado preocupaciones sobre su posible relación con la inflamación cerebral. En Dr. Veller, recomendamos aplicar el «principio de la precaución»: si algo tiene el potencial de dañar el cerebro, incluso sin una evidencia concluyente, lo mejor es evitarlo. Esto es especialmente importante en personas con mayor riesgo de problemas cognitivos o demencia. El mensaje es simple: no necesitas productos llenos de colorantes para una vida plena.
  3. Conservantes como BHA (butilhidroxianisol) y BHT (butilhidroxitolueno): usados en cereales empaquetados, galletas industriales, productos de panadería industrial, *snacks* empaquetados, mantecas vegetales y

algunos chicles, caramelos de colores brillantes y barras de chocolate industrial con rellenos. Estos compuestos contribuyen a la neuroinflamación, un proceso que daña las conexiones neuronales, acelera el deterioro cognitivo y aumenta el riesgo de demencia. La lista es larga, pero el mensaje es claro: lee siempre las etiquetas y evita esos productos.

Reflexiona un momento: si compraras un auto caro, ¿le pondrías el combustible más barato y contaminado? Tu cerebro es el motor de tu vida, y cada alimento que consumes es el combustible que lo impulsa.

- **Bebidas alcohólicas**
  ¿Tomar vino tinto hace bien al cerebro? Durante años se promovió esta idea, pero la ciencia ha demostrado que no existe una cantidad de alcohol completamente segura para el cerebro. Incluso en pequeñas dosis, el alcohol afecta las conexiones neuronales, especialmente en las áreas responsables de la memoria y acelera procesos inflamatorios que perjudican la salud mental a largo plazo. La buena noticia es que los antioxidantes atribuidos al vino también se encuentran en alimentos como uvas, arándanos, té verde y cacao puro, que brindan beneficios sin los riesgos del alcohol. Así que, si valoras tu lucidez, prioriza lo que realmente nutre a tu cerebro.

- **Edulcorantes artificiales**
  ¡Cuidado con los alimentos y bebidas «*light*», «cero azúcar» o «sin calorías»! Aunque suenen inofensivos, muchos están cargados de edulcorantes artificiales como aspartame, sucralosa, ciclamato y sacarina, que pueden tener efectos graves en la salud cerebral. Estudios recientes han mostrado que el consumo regular de estos endulzantes puede triplicar el riesgo de demencia y derrames cerebrovasculares, además de

alterar la microbiota intestinal. Esta disrupción genera inflamación crónica que afecta directamente la conexión intestino-cerebro, aumentando el riesgo de deterioro cognitivo.

Si realmente deseas proteger tu memoria y salud mental, opta por alternativas naturales. La estevia pura, sin mezclas con edulcorantes artificiales, es una buena opción. Otra alternativa es el fruto del monje, un endulzante natural sin calorías y sin efectos adversos significativos conocidos, seguro en pequeñas cantidades. Pero lo mejor que puedes hacer es evitar endulzar tus alimentos y redescubrir el sabor real de lo que comes.

» Los tres peores hábitos para tu cerebro

El estrés crónico, dormir menos de siete horas por noche y fumar son tres enemigos silenciosos que destruyen tu cerebro. Estos hábitos no solo perpetúan la inflamación cerebral, sino que alteran hormonas clave como el cortisol y la insulina, causando daño directo a las neuronas. Además, aumentan el riesgo de demencia vascular y la enfermedad de Alzheimer en un 30 a 50%.

El mensaje es claro: el primer paso para combatir la demencia es conocer sus causas, entender estos factores y empezar a cambiarlos hoy mismo. Al hacerlo, ya habrás recorrido la mitad del camino hacia un cerebro más saludable y protegido.

Primeras señales de demencia y condiciones que se confunden con ella

Es crucial aprender a reconocer las primeras señales de demencia, pero también identificar aquellas condiciones que pueden presentar síntomas muy similares y, sin embargo, son completamente reversibles con el tratamiento adecuado. Muchas de estas causas pasan desapercibidas, incluso por los médicos, lo que lleva a diagnósticos erróneos y tratamientos innecesarios.

Estas condiciones incluyen:

- Alteraciones hormonales como el hipotiroidismo.
- Deficiencias de vitaminas, especialmente B12 y D.
- Depresión severa, que afecta la memoria y puede causar alucinaciones.
- Infecciones, como las urinarias, que generan confusión, especialmente en personas mayores y también infecciones cerebrales (sífilis, HIV).
- Uso crónico de medicamentos que dañan la memoria. Aquí está uno de los problemas más comunes y subestimados: el uso prolongado de medicamentos como diazepam, clonazepam, u otros de la misma familia, mal llamados «remedios para dormir». Estas sustancias están diseñadas para usarse por cortos períodos de tiempo (pocos días), pero muchas personas las toman durante años sin saber que generan graves problemas de memoria que se confunden con demencia. Además, medicamentos de uso frecuente como los antiácidos, por ejemplo, el omeprazol, pueden afectar la absorción de nutrientes y vitaminas esenciales como la B12, provocando deterioro cerebral.

Es vital entender que ningún médico debería diagnosticar la enfermedad de Alzheimer sin antes descartar que los síntomas puedan estar relacionados con estas condiciones reversibles o el uso de medicamentos. En la mayoría de los casos, al suspenderlos o sustituirlos por alternativas más seguras, como soluciones naturales para dormir o cambiando hábitos, la memoria puede recuperarse completamente.

La importancia de actuar temprano frente a la demencia

La demencia, especialmente el alzhéimer, no ocurre de un día para otro, sino que comienza a desarrollarse mucho antes de que aparezcan los síntomas visibles, a veces hasta 20 o 25 años antes. Estudios han mostrado que los problemas de memoria pueden comenzar más de una década antes del diagnóstico, y los cambios en el cerebro, como la acumulación de proteínas dañinas y la reducción del tamaño de las áreas relacionadas a la memoria, se pueden detectar años antes con pruebas avanzadas. Esto significa que tenemos una ventana de tiempo clave para actuar, identificando a las personas en riesgo y haciendo ajustes en el estilo de vida o tratamientos naturales muy poderosos para retrasar o prevenir el daño, como lo hemos mencionado antes.

Señales de alerta de demencia: las claves para reconocerla a tiempo

Es fundamental entender que las primeras señales de demencia suelen ser sutiles y pueden confundirse con el estrés o el envejecimiento normal. Sin embargo, hay tres aspectos clave que deben llamar nuestra atención:

- Olvidos frecuentes que afectan la vida diaria: perderse en lugares familiares, olvidar eventos importantes como cumpleaños o la navidad, o repetir preguntas poco después de haberlas hecho.
- Cambios en el comportamiento y la personalidad: irritabilidad, aislamiento, falta de interés en actividades que antes disfrutabas, o comportamientos extraños y desinhibidos en situaciones sociales.
- Dificultades en tareas cotidianas: problemas para manejar dinero, cocinar, planificar actividades, encontrar palabras específicas (por ejemplo, decir «Pásame esa cosa para escribir» en lugar de «lápiz») o incluso dificultades con la coordinación física. En algunos casos, pueden comenzar a orinarse encima o presentar comportamientos impulsivos, que antes eran inusuales en la persona.

Un signo precoz adicional que no debe ignorarse es la tendencia a tropezarse con frecuencia o no calcular bien las distancias, un posible indicador temprano de la enfermedad de Alzheimer.

Es importante entender que la demencia no afecta solo la memoria. Varias áreas del cerebro se ven comprometidas, incluyendo aquellas que regulan las emociones, el comportamiento y las habilidades motoras. Si notas que estos síntomas persisten en un ser querido, busca ayuda médica de inmediato, especialmente para descartar las causas reversibles antes mencionadas que pueden estar detrás de los problemas de memoria.

Cuando estos síntomas aparecen antes de los 65 años, se habla de **demencia temprana**, una condición que está aumentando en personas de entre 40 y 50 años. A menudo se confunde con estrés o agotamiento laboral, lo que retrasa el diagnóstico y el tratamiento, empeorando su impacto en la vida personal y profesional de quienes la padecen.

Prevención y tratamiento

Cuando hablamos de demencia, surgen preguntas importantes: ¿El cerebro se regenera? ¿Tiene cura esta enfermedad? ¿Qué opciones naturales realmente funcionan?

Durante años se creyó que las neuronas no podían regenerarse, pero hoy sabemos que el cerebro tiene cierta capacidad para formar nuevas neuronas en el hipocampo (la región clave para nuestras memorias) a cualquier edad, incluso en la vejez. Aunque esta regeneración es limitada en personas mayores y no puede reemplazar por completo las neuronas perdidas, el cerebro tiene una capacidad increíble para adaptarse y reorganizarse.

Este fenómeno, conocido como neuroplasticidad, permite que el cerebro pueda encontrar nuevas formas de funcionar y se creen nuevas rutas para compensar el daño. Esto significa que, aunque todavía no podamos revertir completamente las etapas avanzadas de la demencia, es posible mejorar muchísimo la memoria, la calidad de vida y ralentizar el avance de la enfermedad. Lo más alentador es que estos beneficios no dependen de medicamentos costosos, sino de cambios simples y efectivos en el estilo de vida respaldados por la ciencia.

Pasos para combatir a la demencia desde su raíz

Para prevenir y tratar la demencia, hay dos acciones clave:

1. Evitar al máximo todo lo que perjudica al cerebro, algo que ya hemos explorado extensamente hasta este punto.

2. Incorporar hábitos, suplementos, vitaminas, y otros nutrientes que fortalezcan la salud cerebral, siempre con respaldo científico. Incluso detalles simples, como una posición específica al dormir, pueden marcar la diferencia. Todo esto será detallado a continuación.

Alimentos esenciales para la salud cerebral:

- **Grasas saludables:** especialmente aquellas ricas en omega-3, son un nutriente clave para mantener la memoria, la concentración y la salud general del sistema nervioso. Los dos tipos más importantes de omega-3, el EPA y el DHA, se encuentran principalmente en pescados grasos como el salmón, las sardinas y las anchoas, que son las mejores fuentes naturales. También están presentes en semillas como la linaza, la chía y el sésamo, así como en el aceite de oliva virgen extra. Otros alimentos ricos en estos ácidos grasos incluyen el aguacate, las yemas de huevos de campo y los frutos secos, como nueces y almendras.

  Para quienes necesitan un refuerzo, existen suplementos de EPA y DHA combinados. La dosis recomendada es de 1 gramo, de 2 a 3 veces por día, siempre bajo supervisión médica.

- **Antioxidantes y antinflamatorios:** tres son muy especiales para el cerebro:
  - » El primero es la cúrcuma, una especia extraordinaria que ayuda a reducir la inflamación cerebral y a combatir las sustancias dañinas que matan las neuronas. Puedes añadirla a tus ensaladas, batidos, sopas o platillos calientes. La dosis diaria recomendada es media a una cucharadita de cúrcuma en polvo (con una pizquita de pimienta negra para que se absorba mejor) o suplementos que aporten 500-1000 mg de curcumina (su principio activo), divididos en dos tomas.
  - » El segundo es el azafrán, derivado de la flor *Crocus sativus*, es una de las especias con más respaldo científico para prevenir y tratar síntomas del alzhéimer. Estudios han mostrado que puede ser tan efectivo como el medicamento donepezil,

pero sin los efectos secundarios. Usa 1/4 a 1/2 cucharadita al día en batidos, arroces, sopas o como condimento en tus platos.

» El tercero son los frutos rojos como los arándanos, moras, frutillas (fresas). Agrégalos a tus *snacks*, ensaladas o batidos o disfrútalos como «jugo rosado» o «morado» al menos una vez por semana.

Receta práctica de jugo «rosado» o «morado»:

- Té verde 500 ml (como base líquida).
- Hojas verdes con su tallo (espinaca, apio o col rizada).
- 1 manzana roja con cáscara.
- Un trozo de jengibre del tamaño de la punta del dedo pulgar.
- Un puñado de frutos rojos (arándanos, moras o frutillas).

Este jugo es una fuente rica en polifenoles, compuestos que ayudan a limpiar el cerebro y a eliminar metales pesados que se acumulan en las neuronas, puedes tomar 1 a 2 vasos por día.

- **Café:** gracias a su contenido de cafeína y polifenoles, ha demostrado ser beneficioso para el cerebro. Estudios indican que tomar 2 o 3 tazas al día, sin azúcar ni cremas, puede mejorar la memoria y reducir el riesgo de alzhéimer. Además, la cafeína ayuda a mantener las conexiones neuronales saludables, pero es importante consumirlo con moderación. Si eres sensible o te causa insomnio, evita tomarlo en la tarde o noche, u opta por el descafeinado.

Incorporar estos alimentos y bebidas dentro de una dieta equilibrada puede ser un hábito sencillo que reduce 35% el riesgo de problemas de memoria, retrasa el envejecimiento y facilitan la limpieza cerebral. Más detalles en nuestro libro *El superpoder de los alimentos.*

Cinco hábitos que mejoran la memoria

1. El primero es el ejercicio físico. Actividades como levantar pesas, correr, nadar, bailar o andar en bicicleta, practicadas de forma regular, tienen un impacto directo en la salud cerebral, sin importar la edad. El ejercicio no solo fortalece el cuerpo, sino que también reduce el encogimiento del cerebro, especialmente en las áreas responsables de la memoria. Estudios muestran que quienes se ejercitan al menos tres veces por semana tienen un cerebro más sano que los sedentarios y un riesgo de demencia hasta 50% menor.

   Un dato impactante: los adultos con un estilo de vida realmente activo tienen 88% menos riesgo de desarrollar demencia y retrasan en promedio 11 años la aparición de síntomas relacionados con el envejecimiento cerebral. Mover el cuerpo es, literalmente, un regalo para tu cerebro.

2. Dormir mejor: ¿Cuánto hay que dormir para reducir el riesgo de demencia? La respuesta es clara: entre 7 y 8 horas por noche. Dormir menos que eso aumenta significativamente el riesgo de problemas de memoria. Pero no es solo el tiempo lo que importa, sino también cómo dormimos. Aquí entra en juego un descubrimiento fascinante: el sistema glinfático, es una red de vasos en el cerebro que actúa como un sistema de limpieza, eliminando toxinas y proteínas dañinas acumuladas durante el día, como las relacionadas con la enfermedad de Alzheimer.

   La mejor manera de optimizar esta limpieza cerebral es dormir de lado, ya sea izquierdo o derecho, ya que esta posición puede favorecer el drenaje de los líquidos cerebrales. Si tuviera que elegir, dormir del lado izquierdo podría ser aún más efectivo, pero lo más importante es priorizar la comodidad para asegurar un sueño reparador. Dormir bien no es solo un placer, es un verdadero protector del cerebro y la memoria (más detalles en el capítulo 17 *El sueño como medicina*).

3. Ejercitar la mente: el cerebro, al igual que los músculos, necesita ejercicio para mantenerse activo y saludable. Dedicar 15 minutos al día a actividades como rompecabezas, ajedrez, palabras cruzadas o lectura puede generar mejoras significativas en la memoria en tan solo cuatro semanas y reducir el riesgo de demencia a largo plazo. Pero no se trata solo de juegos mentales. Mantenerte socialmente activo y aprender nuevas habilidades, como tocar un instrumento, bailar, o incluso usar tu mano no dominante para tareas simples, desafía al cerebro a formar nuevas vías de comunicación entre las neuronas, promoviendo el crecimiento de nuevas células cerebrales.

4. Relajación y meditación: tomarse unos minutos al día para meditar también es clave en la prevención y el tratamiento de la demencia. Contar las respiraciones, relajar la mente, hacer yoga y practicar la atención plena no solo reduce el estrés y la presión arterial, sino que también mejora la memoria y la concentración, ayudando al cerebro a mantenerse en equilibrio.

5. El consejo más importante: todo lo que hemos hablado hasta ahora es crucial, pero si tuviera que dar un único consejo para combatir la demencia, sería cuidar la microbiota intestinal.

   La salud de tu intestino está profundamente conectada con la salud de tu cerebro, y cualquier esfuerzo por mejorar tu microbiota, incluyendo combatir el estreñimiento, también impacta positivamente en la función cerebral. En el capítulo 14 dedicado a la microbiota, exploraremos en detalle cómo esta conexión puede ser clave para prevenir y tratar esta y otras enfermedades, y cómo cuidar tu ejército de bacterias y microorganismos.

Vitaminas esenciales para la memoria

- **Vitamina E:** puede ser útil para personas con la enfermedad de Alzheimer en etapas leves a moderadas, ya que ayuda a retardar el avance hacia etapas más graves en ciertos pacientes.

La dosis recomendada es de 1 000 UI dos veces al día, pero siempre debe ser tomada bajo supervisión médica. Un mensaje importante: aunque es una vitamina, estas dosis pueden agravar problemas de corazón o hígado en personas con estas condiciones, por lo que no es seguro automedicarse. Mi objetivo aquí es empoderarte con información para que conozcas las opciones disponibles como parte de un tratamiento integral, siempre bajo orientación profesional.

Es fundamental aclarar que los suplementos de vitamina E no previenen la demencia. Para la prevención, lo mejor es consumir fuentes naturales de antioxidantes, como los alimentos y bebidas mencionados anteriormente. Conocimiento y precaución van de la mano en el cuidado de tu cerebro.

- **Vitamina D:** mantener niveles óptimos en sangre es fundamental para la salud del cerebro. Es importante que te hagas un análisis para conocer tus niveles y, si es necesario, tomar suplementos. Aunque las dosis pueden variar según cada caso, una recomendación segura es empezar con 2 000 UI al día de colecalciferol y combinarlo con 20 minutos de exposición al sol diario, preferiblemente en las horas adecuadas (en general antes de las 10 de la mañana o después de las 4 de la tarde). Sin embargo, siempre consulta a tu médico antes de suplementar para asegurarte de que esta dosis sea adecuada para ti.

- **Vitaminas del complejo B:** especialmente la B12, B6 y el ácido fólico (B9), son fundamentales para la salud cerebral. Estas vitaminas ayudan a reducir los niveles de homocisteína, una sustancia en la sangre que, cuando está elevada, está relacionada con problemas de memoria y deterioro cerebral. Es importante entender que los suplementos solo se recomiendan para quienes tienen niveles bajos de estas vitaminas o niveles altos de homocisteína, algo que se puede evaluar con un análisis de sangre.

  Para evitar depender de suplementos, incluir alimentos ricos en estas vitaminas es una excelente estrategia. Entre las mejores fuentes están los vegetales de hoja verde como espinacas, col rizada y rúcula; las legumbres como lentejas, garbanzos; y los aguacates, ricos en ácido fólico y B6. Sin embargo, las plantas no aportan vitamina B12, lo que hace necesario buscar otras opciones. Un excelente producto natural para incluir es la levadura nutricional fortificada, que es una fuente destacada de vitaminas del complejo B, especialmente la B12. Puedes espolvorear una cucharada en ensaladas, sopas o guisos dos veces al día. Tiene un sabor similar al queso rallado, lo que la hace deliciosa y práctica.

Además de la levadura nutricional, los alimentos de origen animal como los huevos, pescados (especialmente salmón y sardinas), frutos de mar y los lácteos también son buenas fuentes de vitamina B12. Con una dieta variada y bien planificada, puedes garantizar los niveles adecuados de estas vitaminas, protegiendo no solo tu cerebro, sino también tu salud general.

Suplementos para mejorar la salud cerebral

Además de los suplementos de omega-3 y cúrcuma, hay dos más que merecen destacarse en este capítulo por su impacto positivo en la salud cerebral:

1. El primero es el magnesio, un mineral esencial que protege contra enfermedades como el alzhéimer y promueve un cerebro sano. Aunque lo ideal es consumirlo a través de alimentos como espinacas, hojas verdes, almendras y frutas frescas, muchas personas tienen deficiencia de magnesio, especialmente en la adultez. En estos casos, los suplementos pueden ser una gran ayuda. El tipo de magnesio más estudiado para el cerebro es el L-treonato, que tiene la capacidad de cruzar la barrera hematoencefálica y llegar directamente al sistema nervioso. La dosis recomendada varía según cada persona, pero generalmente se toma entre 150 y 200 mg, dos o tres veces al día, siempre bajo la supervisión de un médico.

2. El segundo: ¿Ginkgo biloba mejora la memoria?
   Este es uno de los suplementos más populares cuando hablamos de memoria y demencia, pero los estudios no son tan prometedores como muchos creen. Aunque algunos ensayos pequeños han sugerido beneficios leves en personas con alzhéimer o demencia vascular, investigaciones más grandes y de mejor calidad han mostrado que no mejora la memoria ni previene la demencia, incluso en quienes ya tienen síntomas leves y, en algunos casos, incluso se observó un posible aumento en el riesgo de derrames cerebrales.

   El mensaje es este: aunque suene natural y atractivo, no hay evidencia sólida de que el ginkgo biloba sea efectivo (y seguro) para prevenir o tratar la pérdida de memoria, y en Dr. Veller no recomendamos su uso. Si realmente quieres cuidar tu cerebro, lo mejor es enfocarte en cambios de estilo de vida y nutrientes respaldados por la ciencia.

Mensaje de Dr. Veller

Tu cerebro merece ser cuidado hoy, no mañana. Pequeños pasos aplicados de manera constante pueden apagar la inflamación silenciosa y preservar tu mente.

SEGUNDA PARTE

CAPÍTULO 13

¿Se puede desintoxicar el cuerpo? Mitos, verdades y lo que realmente funciona

Dr. Rodrigo Nicolás Veller
Tiempo de lectura: 15 minutos

La industria de la «desintoxicación» ha florecido con promesas de limpieza interna, eliminaciones de toxinas y curas milagrosas para el cuerpo. Desde batidos con ingredientes misteriosos y suplementos, hasta enemas de café, sueros intravenosos y limpiezas hepáticas con vitaminas. Muchas de estas estrategias parecen respaldadas por el sentido común: si lavamos el exterior de nuestro cuerpo, ¿por qué no hacerlo con el interior? Pero aquí está la verdad: nuestro cuerpo ya tiene un sistema de limpieza altamente eficiente. No necesitamos «ayudarlo» con productos costosos o métodos extremos. Lo que sí podemos hacer es optimizar su función, permitiendo que sus propios mecanismos de reciclaje y eliminación de desechos trabajen de manera óptima.

Además, existe algo aún más poderoso que pocos mencionan: cuando damos al cuerpo las condiciones adecuadas, no solo elimina toxinas, sino que recicla células dañadas, repara tejidos y activa genes de longevidad. Este proceso, conocido como autofagia, es una de las claves para la regeneración celular, la reducción de la inflamación y la prevención de las enfermedades crónicas mencionadas en este libro. En lugar de buscar desintoxicaciones milagrosas, podemos enfocarnos en hábitos que potencian los mecanismos naturales del cuerpo para limpiar, sanar y rejuvenecer desde adentro.

El cuerpo ya tiene su propia limpieza interna

Cada día, nuestro organismo elimina toxinas y desechos mediante un sistema de depuración natural en el que varios órganos trabajan en conjunto. El hígado filtra las toxinas provenientes del intestino y las transforma en sustancias que pueden ser eliminadas. Los riñones depuran la sangre y eliminan residuos a través de la orina, mientras que el intestino expulsa lo que el cuerpo no puede digerir y contribuye al equilibrio de la microbiota.

Los pulmones también cumplen un papel clave, expulsando dióxido de carbono y otras sustancias inhaladas que podrían resultar tóxicas. La piel, aunque no es su función principal, ayuda a eliminar ciertos compuestos dañinos a través del sudor.

Con todo este sistema en marcha, surge la pregunta: ¿qué tan reales son los famosos «métodos de desintoxicación» que vemos en internet?

Las falsas promesas de las limpiezas de órganos

Existen múltiples estrategias que prometen eliminar toxinas acumuladas. Sin embargo, muchas de ellas carecen de respaldo científico y pueden incluso ser perjudiciales para la salud. Lejos de limpiar el organismo, algunas de estas prácticas pueden causar desequilibrios, daño en órganos y efectos secundarios peligrosos.

Limpiezas hepáticas y biliares con aceites y sales

Se promocionan como métodos para «expulsar cálculos o piedras del hígado y la vesícula biliar», pero, en realidad, lo que las personas ven en sus deposiciones no son piedras reales, sino restos de aceite endurecido mezclados con bilis y desechos intestinales. Para quienes tienen cálculos en la vesícula, estas limpiezas pueden ser peligrosas, ya que pueden provocar cólicos intensos, inflamación e incluso una obstrucción en los conductos biliares, que puede derivar en infecciones graves o pancreatitis.

Limpiezas de colon con enemas frecuentes o laxantes

Se basan en la idea de que las toxinas se acumulan en el intestino y se necesitan productos purgantes para optimizar su eliminación, pero en realidad, el colon está diseñado para limpiarse solo mediante la motilidad intestinal.

El uso excesivo de laxantes o enemas puede causar deshidratación, perdida grave de potasio, magnesio y bicarbonato, daño en la flora intestinal y dependencia intestinal, lo que termina empeorando la función digestiva en lugar de mejorarla.

Desintoxicar el riñón con megadosis de hierbas y remedios diuréticos

Algunas infusiones pueden mejorar la función renal y ser útiles en ciertas situaciones, siempre que se utilicen de forma adecuada, como explicamos en el capítulo sobre los riñones. Sin embargo, el uso excesivo de diuréticos naturales como la cola de caballo o el diente de león puede llevar a una pérdida peligrosa de minerales, deshidratación y desequilibrios en la presión arterial. En casos extremos, el abuso de diuréticos naturales o farmacológicos puede provocar insuficiencia renal aguda grave, ya que una eliminación excesiva de líquidos reduce el flujo sanguíneo hacia los riñones, afectando su capacidad de filtración y dañando los tejidos.

También existen hierbas que prometen disolver o romper los cálculos renales de manera natural, pero su uso inadecuado puede ser riesgoso. Algunas como la chancapiedra (*Phyllanthus niruri)*, la raíz de hortensia (*Hydrangea arborescens)* y la ortiga (*Urtica dioica)* pueden estimular la movilidad de los cálculos en lugar de deshacerlos, aumentando el riesgo de que se atasquen en los uréteres y provoquen un cólico renal severo. En ciertos casos, estas sustancias pueden irritar las vías urinarias o interferir con la función renal en lugar de ayudar. En el capítulo sobre los riñones explicamos cómo mejorar su función de forma segura, reduciendo los riesgos y previniendo la formación de cálculos sin recurrir a soluciones peligrosas.

Dietas de jugos y ayunos extremos

Ayunar ocasionalmente puede ser beneficioso, como explicaremos más adelante, pero hacerlo de forma incorrecta y sin el conocimiento necesario puede generar picos de azúcar en sangre, pérdida muscular, fatiga extrema y déficit de nutrientes esenciales. Además, muchas de estas dietas contienen cantidades excesivas de fructosa sin fibra, lo que sobrecarga el hígado en lugar de ayudarlo a desintoxicarse.

Las megadosis de vitaminas, sueros y suplementos détox

Se promocionan como refuerzos para el sistema inmune y la eliminación de toxinas, pero en muchos casos pueden hacer más daño que bien. Tomar grandes cantidades de vitamina C puede favorecer la formación de piedra en los riñones, mientras que el exceso de vitamina A o hierro puede volverse tóxico para el hígado.

Los sueros intravenosos con antioxidantes, que se han puesto de moda (algunos incluso prometen curar el cáncer), pueden sobrecargar los riñones y alterar el equilibrio del organismo. Además, en muchos casos, no hacen ninguna diferencia real en la salud y solo son una estrategia de *marketing* para vender tratamientos costosos sin respaldo científico. Lo mismo ocurre con muchos suplementos détox, que incluyen ingredientes poco regulados y pueden afectar el funcionamiento del hígado y riñón sin ofrecer ningún beneficio comprobado.

También es importante tener en cuenta los riesgos de los multivitamínicos. Aunque pueden ser útiles en personas con deficiencias nutricionales, muchas personas los toman sin necesidad real, creyendo que mejorarán su salud de forma general. En realidad, tomar multivitamínicos sin control ni necesidad puede generar desequilibrios graves en el organismo, por lo que siempre es mejor priorizar una alimentación variada y equilibrada antes de recurrir a suplementos innecesarios.

Dióxido de cloro y otros productos tóxicos

Promovido en internet como una cura milagrosa para el COVID-19, el cáncer y otras enfermedades, el dióxido de cloro es altamente tóxico. Se ha vendido en presentaciones como gotas, enema o incluso inyecciones, pero la realidad es que puede causar daño en la mucosa digestiva, vómitos, insuficiencia renal y trastornos respiratorios graves. La Administración de Alimentos y Medicamentos (FDA) y otras entidades de salud han advertido repetidamente sobre sus peligros, ya que en realidad es un producto químico corrosivo y no tiene ninguna propiedad desintoxicante.

Así como en la medicina convencional existen conflictos de interés donde el dinero influye en decisiones y tratamientos, en el mundo de la medicina alternativa sucede lo mismo. Muchas personas creen que por ser «natural» o «fuera del sistema», un producto es seguro o efectivo, pero la realidad es que hay un mercado enorme lucrándose con falsas promesas de salud. No hay que dejarse engañar por terapias sin respaldo científico que, lejos de ayudar, pueden poner en riesgo la vida.

Mitos sobre la sudoración y la eliminación de toxinas

Muchas personas creen que sudar intensamente es una forma efectiva de desintoxicar el cuerpo, pero en realidad, la mayor parte de la eliminación de toxinas ocurre a través del hígado y los riñones, no del sudor. Aunque el cuerpo expulsa pequeñas cantidades de compuestos como electrolitos y algunas sustancias a través de la piel, este proceso tiene como función principal regular la temperatura y evitar el sobrecalentamiento, no «limpiar» el organismo.

Uno de los mitos más peligrosos relacionados con la sudoración es la creencia de que sudar más ayuda a quemar grasa. Por esta razón, muchas personas salen a trotar en días calurosos usando ropa gruesa o plástica con la idea de eliminar toxinas y adelgazar más rápido. Sin embargo, lo único que se pierde con esto es agua y electrolitos, lo que puede llevar a deshidratación, golpes de calor y problemas cardiovasculares. La grasa no se elimina con el sudor, sino a través de la respiración y el metabolismo cuando el cuerpo la utiliza como fuente de energía.

Algo similar ocurre con el uso de saunas, que muchas veces se promocionan como un método de «desintoxicación» profunda. Si bien los saunas pueden ser beneficiosos para la circulación, la relajación muscular y la salud cardiovascular, no tienen un efecto significativo en la eliminación de toxinas. Sudar en un sauna puede ayudar a perder líquido temporalmente, pero esto no equivale a limpiar el cuerpo ni a eliminar sustancias peligrosas. De hecho, el uso excesivo de saunas sin una hidratación adecuada puede generar un mayor riesgo de desequilibrios electrolíticos y sobrecarga para el sistema cardiovascular.

Para favorecer una eliminación efectiva de toxinas, en lugar de buscar «sudar más», es mejor priorizar una buena hidratación, una alimentación adecuada y hábitos que optimicen la función del hígado y los riñones.

Entonces, ¿Cómo se limpia el cuerpo realmente?

A lo largo de este libro, exploramos cómo cada órgano clave lleva a cabo su propia tarea de limpieza y qué podemos hacer para optimizar su función, ayudando así a prevenir y combatir enfermedades crónicas. Pero hay una estrategia clave que merece atención especial: el ayuno intermitente el cual activa la autofagia. Este proceso natural de limpieza celular no solo elimina desechos acumulados, sino que también favorece la regeneración del organismo, mejora el metabolismo y promueve la longevidad. Su impacto en la salud ha sido ampliamente estudiado y respaldado por la ciencia, convirtiéndose en una de las herramientas más efectivas para optimizar la función celular y reducir la inflamación en el organismo.

Autofagia y ayuno: la limpieza celular que sí funciona

La autofagia es el mecanismo natural por el cual el cuerpo recicla y descompone células dañadas y proteínas defectuosas, permitiendo la renovación de los tejidos. Imagina la autofagia como el sistema de limpieza y reciclaje de una gran ciudad. Con el tiempo, los edificios viejos y dañados empiezan a acumularse, ocupando espacio y afectando el funcionamiento general. Si no se hace nada, la ciudad se vuelve caótica, llena de estructuras defectuosas que dificultan su desarrollo y generan contaminación. Pero si existe un buen sistema de mantenimiento, esos edificios deteriorados se derriban ordenadamente y sus materiales se reutilizan para construir otros más modernos y funcionales. Así es como trabaja la autofagia en nuestro cuerpo: eliminando estructuras celulares que ya no sirven y reciclando sus componentes para generar células más eficientes. Lejos de ser algo negativo, es un proceso esencial para mantener la salud celular y retrasar el envejecimiento. Además, este mecanismo se ha relacionado con una menor inflamación, un menor riesgo de enfermedades crónicas como diabetes tipo 2, alzhéimer y cáncer, una mejor regeneración de tejidos y un sistema inmunológico más eficiente. También mejora la sensibilidad a la insulina, lo que contribuye a optimizar el metabolismo y al control del peso. Su importancia es tal que, en 2016, Yoshinori Ohsumi recibió el Premio Nobel de Medicina por sus descubrimientos sobre la autofagia.

El ayuno intermitente es una de las formas más efectivas de inducir este proceso. Cuando el cuerpo se queda sin una fuente inmediata de energía proveniente de los alimentos, comienza a aprovechar sus propios recursos internos, priorizando la eliminación de estructuras celulares que ya no funcionan bien. Estudios científicos han mostrado que la autofagia se activa entre las 12 y 16 horas de ayuno y alcanza su máximo potencial después de 24 a 48 horas.

Consejos prácticos para ayunar y potenciar la autofagia

Existen diferentes formas de implementar el ayuno intermitente, dependiendo de las necesidades y el estilo de vida de cada persona. La más estudiada es la estrategia 16/8, que consiste en ayunar durante 16 horas y concentrar la alimentación en una ventana de 8 horas. Una manera práctica de hacerlo es cenar a las 20:00 y no volver a comer hasta el mediodía del día siguiente, permitiendo una ventana de alimentación entre las 12:00 y las 20:00. Es muy importante mantenerse bien hidratado durante el ayuno bebiendo agua filtrada.

Una forma de extender el ayuno intermitente es cenar a las 20:00 y esperar hasta esa misma hora al día siguiente para volver a comer, completando así 24 horas. Este tipo de ayuno es más desafiante y no es adecuado para todas las personas, por lo que debe hacerse con precaución y prestando atención a las señales del cuerpo. Para potenciar la autofagia durante el ayuno, ciertos hábitos pueden marcar la diferencia. Evitar azúcares, harinas refinadas, comida chatarra y ultraprocesados antes y después del ayuno ayuda a mantener estables los niveles de insulina y prolongar el estado de limpieza interna. Al romper el ayuno, es recomendable optar por alimentos que favorezcan la regeneración y reparación celular. Las proteínas magras como pescado, pollo, pavo y huevos ayudan a reconstruir los tejidos, mientras que fuentes vegetales de alta calidad como la quinoa, los frijoles y los garbanzos aportan aminoácidos esenciales y fibra. Incorporar grasas saludables como aguacate, semillas de chía o linaza, frutos secos y aceite de oliva facilita la transición entre el estado de ayuno y alimentación, proporcionando energía sostenida y reduciendo la sensación de hambre.

Además, algunas bebidas pueden reforzar la autofagia sin interrumpir el ayuno. El café negro, especialmente si se le añade una pizca (1-2 gramos) de cacao puro en polvo o canela, el té verde y las infusiones de cúrcuma contienen compuestos antioxidantes y antiinflamatorios que apoyan el proceso de renovación celular y potencian los beneficios del ayuno. Ahora bien, tal vez te preguntes si ese toque de cacao puro rompe el ayuno. La respuesta es que no, siempre que lo utilices en poca cantidad. Por ejemplo, una cucharadita de cacao puro en agua caliente tiene muy pocas calorías (entre 3 y 6), y casi nada de azúcar, grasa o proteína. Eso es tan poco que no alcanza para «despertar» al sistema digestivo ni cortar los beneficios de ayunar. Además, el cacao contiene unos compuestos naturales llamados polifenoles, que pueden ayudar a proteger las células y apoyar procesos de renovación interna del cuerpo. Esta idea va en la misma línea de lo que dicen expertos en ayuno como el Dr. Mark Mattson, que publicó en una de las revistas médicas más importantes del mundo (*New England Journal of Medicine*) que algunas bebidas muy bajas en calorías no interfieren con estos mecanismos y pueden incluso potenciar sus efectos.

Si bien el ayuno intermitente tiene múltiples beneficios, no es adecuado para todas las personas. Aquellos que toman ciertos medicamentos, tienen antecedentes de trastornos de la alimentación o padecen enfermedades crónicas deben consultar con un médico y nutricionista antes de implementarlo y poder ajustarlo a cada situación individual. La clave no está en ayunar de manera extrema, sino en encontrar un equilibrio que permita aprovechar sus beneficios sin generar efectos adversos.

¿Puedes hacer actividad física durante el ayuno?

El ejercicio en ayunas potencia los efectos metabólicos del proceso, promoviendo una mayor eficiencia en la quema de grasa y el reciclaje celular. Actividades de intensidad moderada como caminar, trotar, andar en bicicleta o hacer yoga pueden ser ideales, ya que estimulan la quema de grasas sin generar una demanda excesiva de energía inmediata. El entrenamiento de resistencia o con pesas también puede ser beneficioso, pero en estos casos es importante monitorear la intensidad y asegurarse de no prolongar demasiado el ayuno después del esfuerzo físico, para evitar una pérdida excesiva de masa muscular. Quienes practican ejercicios de alta intensidad, como entrenamientos HIIT o levantamiento de pesas pesado, deben tener especial cuidado, ya que el cuerpo puede necesitar un mayor soporte energético. En estos casos, puede ser recomendable romper el ayuno antes del entrenamiento con una comida ligera y rica en proteínas, o bien ajustar la rutina para evitar fatiga excesiva y una caída en el rendimiento. Escuchar las señales del cuerpo es clave para evitar mareos, debilidad o un impacto negativo en el metabolismo.

Mensaje de Dr. Veller

El cuerpo ya cuenta con mecanismos naturales para eliminar toxinas y renovarse. No necesita enemas, jugos milagrosos ni batidos ultraprocesados que prometen una limpieza instantánea. Lo que realmente necesita es un entorno adecuado para funcionar de manera óptima. A lo largo del libro, profundizamos en cómo estas estrategias pueden impactar positivamente en distintas enfermedades crónicas, desde el metabolismo y la inflamación hasta la función cerebral y el envejecimiento. Más que buscar soluciones rápidas o métodos milagrosos, el verdadero camino hacia la salud está en entender y aprovechar los mecanismos que el propio cuerpo ya tiene para renovarse.

CAPÍTULO 14

Microbiota intestinal: el ejército invisible que decide tu salud

Dr. Rodrigo Nicolás Veller
Tiempo de lectura: 25 minutos
Mejora tu microbiota y revertirás enfermedades

Imagínate que dentro de tu cuerpo hay un universo en miniatura, poblado por miles de millones de seres diminutos que trabajan día y noche en silencio. No los ves, pero sin ellos, tu salud se derrumbaría en cuestión de días. Este ejército invisible, tu microbiota, decide mucho más de lo que imaginas: desde la eficiencia con la que digieres los alimentos hasta el estado de ánimo con el que afrontas tu día. Por años, pensamos que la clave de la salud estaba en los órganos visibles: el corazón, el cerebro, los pulmones. Pero la ciencia ha revelado un protagonista inesperado, el intestino y su comunidad microbiana. ¿Sabías que casi la mitad de las células que habitan en nuestro cuerpo no son humanas, sino que pertenecen a la microbiota? Y aunque parezca increíble, estos microbios influyen en tu inmunidad, tu metabolismo, tus hormonas e incluso en cómo tomas decisiones. Algunas bacterias en tu intestino ayudan a producir mensajeros químicos como la serotonina, modulando tu estado de ánimo. Otras pueden protegerte de enfermedades, mientras que un desequilibrio en esta comunidad puede abrir las puertas a la inflamación crónica, la obesidad, las enfermedades autoinmunes, ataques cardíacos, problemas neurológicos y de salud mental.

Este capítulo te revelará el poder oculto de la microbiota intestinal y cómo puedes fortalecerla para mejorar tu bienestar. Porque no eres solo humano: en tu interior habita un ecosistema entero que puede ser tu mayor aliado... o tu peor enemigo.

¿Qué es la microbiota intestinal?

Es el conjunto de microorganismos (bacterias, hongos y parásitos) y virus que habitan dentro del intestino, y su impacto en la salud es tan grande que hoy en día es imposible hablar de bienestar sin mencionarla. Lejos de ser un simple conjunto de gérmenes, la microbiota es un ecosistema complejo que actúa como un centro de control biológico. Su equilibrio influye en la digestión, el metabolismo, la inmunidad y hasta en la función cerebral. No solo convive con nosotros, sino que se comunica activamente con nuestros órganos, formando conexiones y enviando señales químicas que afectan su funcionamiento. Aunque la mayor parte de estos microorganismos habitan en el intestino, también están en la piel, la boca y la zona genital. Esto nos lleva a una pregunta interesante: ¿somos nosotros quienes llevamos a la microbiota o es la microbiota la que nos lleva a nosotros?

Las funciones de la microbiota: ¿Por qué es tan importante cuidarla?

Estos miles de millones de microorganismos trabajan en conjunto con nuestras células para mantenernos saludables. Sus funciones son tan diversas que van mucho más allá de la digestión y optimizarla es uno de los primeros pasos para prevenir y combatir enfermedades crónicas como diabetes, hipertensión, obesidad, aterosclerosis, cáncer, por nombrar solo algunas.

1. **Digestión y aprovechamiento de nutrientes**
En el intestino, la microbiota cumple un papel esencial en la descomposición de los alimentos. Estos microorganismos poseen enzimas digestivas únicas, capaces de fermentar fibras (un componente clave de frutas y vegetales) que el cuerpo humano por sí solo no puede procesar. Este proceso no solo genera energía para las células del colon, sino que también produce compuestos con efectos antiinflamatorios y reparadores, fortaleciendo la pared intestinal y reduciendo la inflamación en todo el organismo, desde el sistema digestivo hasta el interior de las arterias. Además, la microbiota ayuda a completar la digestión de otros nutrientes, como grasas, proteínas y ciertos azúcares que nuestro sistema digestivo no procesa del todo. Cuando este equilibrio se rompe, lo que se conoce como disbiosis, pueden aparecer síntomas como gases, hinchazón, dolor abdominal y mala digestión, así como otras señales fuera del intestino que en breve desarrollaremos. Si experimentas estos problemas con frecuencia, es posible que tu microbiota esté desequilibrada y necesites reforzarla con prebióticos y probióticos.

2. **Producción de vitaminas esenciales**
La microbiota también fabrica nutrientes clave para el cuerpo. Entre ellos, la vitamina K, esencial para la coagulación de la sangre y la salud ósea, y varias vitaminas del grupo B, fundamentales para el cerebro, el metabolismo y la producción de glóbulos rojos.

3. **Protección contra microorganismos dañinos**
Además de ayudar a digerir y producir nutrientes, la microbiota es una de nuestras principales líneas de defensa. Sin ella, quedaríamos expuestos a infecciones y toxinas. Las bacterias y hongos beneficiosos (incluyendo el hongo cándida cuando está en equilibrio) producen sustancias que impiden el crecimiento de microorganismos peligrosos productores de enfermedades.

4. **Neutralización de toxinas**
Otro rol clave de la microbiota es la capacidad de neutralizar sustancias tóxicas que entran al cuerpo a través de los alimentos, el agua o el ambiente. Entre ellas destacan las aflatoxinas, toxinas producidas por hongos que contaminan cultivos como el maíz, el café, el arroz y los frutos secos. También ayuda a eliminar agrotóxicos y metales pesados presentes en algunos alimentos y fuentes de agua, así como compuestos nocivos de ciertos fármacos, que pueden ser metabolizados con su ayuda.

Este mecanismo de defensa es tan importante que cualquier alteración en su equilibrio puede hacer que el cuerpo acumule más toxinas, aumentando el riesgo de enfermedades. El mensaje es claro: este «órgano invisible», del que pocos hablan, es tan vital como tu corazón o tu cerebro. Y su equilibrio no es opcional, sino una necesidad para mantener la salud en óptimas condiciones.

5. **Las conexiones de la microbiota con todo el cuerpo: el centro de control de tu salud**
Hasta ahora hemos visto que la microbiota cumple funciones esenciales en la digestión, la producción de nutrientes y la protección contra enfermedades. Pero su impacto no termina ahí. Este órgano invisible es un verdadero centro de control, influyendo en sistemas clave como el cerebro, el sistema inmunológico y el metabolismo.

Para entender su papel en enfermedades cardíacas, metabólicas y neurológicas, es fundamental conocer las tres principales conexiones entre la microbiota y el resto del cuerpo.

Conexión intestino-cerebro:
Sorprendentemente, el 90% de la serotonina, una hormona clave para el bienestar emocional, se produce en el intestino con la ayuda de la microbiota. Esto significa que un desequilibrio en estos microorganismos puede afectar directamente el estado de ánimo, la ansiedad, la depresión, el estrés e incluso la memoria y la concentración.

La microbiota no solo participa en la producción de neurotransmisores, sino que también envía señales constantes al sistema nervioso central a través del nervio vago, razón por la cual muchos científicos llaman al intestino «el segundo cerebro».

Conexión intestino-sistema inmunológico:
Aproximadamente el 70% del sistema inmune se encuentra en el intestino, y la microbiota juega un papel clave en su regulación. Actúa como un entrenador de nuestras células de defensas, ayudándolas a responder de manera equilibrada frente a amenazas externas.

Cuando la microbiota está alterada, el sistema inmunológico puede reaccionar en exceso o de manera deficiente, lo que contribuye a alergias inexplicadas, enfermedades autoinmunes, intolerancias digestivas, artritis, asma, dolor crónico e inflamación generalizada en el cuerpo.

Conexión intestino-metabolismo:
La microbiota también influye en el metabolismo y la regulación de las hormonas. Algunas bacterias intestinales producen sustancias que afectan el apetito, la sensibilidad a la insulina y la eficiencia con la que el cuerpo procesa los nutrientes. Un desbalance en esta comunidad microbiana puede contribuir al desarrollo de obesidad, diabetes tipo 2 y enfermedades metabólicas. Por otro lado, mejorar la microbiota puede tener un impacto muy positivo en la regulación del peso, el metabolismo y la reversión de estos problemas de salud.

Curiosidad: el impacto de la microbiota en la salud es tan profundo que hoy en día existen estudios sobre el trasplante de microbiota fecal, una técnica en la que una persona con microbiota saludable dona sus microorganismos a otra persona cuya flora intestinal está alterada. Este procedimiento ya se utiliza con éxito en casos de colitis severa y se está investigando su aplicación en enfermedades como obesidad, diabetes, depresión y trastornos autoinmunes. Aunque aún queda mucho por estudiar, estos hallazgos refuerzan la idea de que cuidar nuestra microbiota es una de las mejores formas de proteger nuestra salud a largo plazo.

Los peligros de una microbiota enferma y qué síntomas provoca

Cuando se pierde su equilibrio natural, se produce un trastorno conocido como disbiosis. Esto significa que los microorganismos beneficiosos disminuyen y los dañinos proliferan, generando una serie de problemas en el cuerpo. Una de las consecuencias más graves de la disbiosis es el **síndrome del intestino permeable**, una condición silenciosa, pero devastadora, que millones de personas padecen sin saber.

Como te explicamos en el capítulo de la digestión, la pared del intestino cumple una función clave en nuestra salud: actúa como una barrera inteligente, permitiendo la absorción de nutrientes esenciales y bloqueando el paso de sustancias dañinas. Sin embargo, cuando esta barrera se debilita, comienzan a formarse microrrupturas o poros en la pared intestinal, dejando entrar al torrente sanguíneo fragmentos de alimentos mal digeridos, toxinas de las heces y partes de bacterias. Este proceso genera inflamación en todo el cuerpo, afectando no solo al intestino, sino también a la piel, las articulaciones, el corazón, el sistema inmune y hasta el cerebro.

El síndrome del intestino permeable puede manifestarse de muchas maneras, y no siempre con síntomas digestivos evidentes. Algunas señales de alerta incluyen:

- Problemas digestivos: hinchazón, gases, diarrea o estreñimiento.
- Cansancio constante o fatiga sin explicación clara.
- Intolerancias alimentarias: molestias con alimentos que antes no causaban problemas.
- Problemas en la piel: acné, dermatitis o erupciones sin causa aparente.
- Dolores articulares persistentes sin lesión o diagnóstico específico.
- Dificultad para concentrarse, problemas de memoria y cambios de humor.

Lo más importante es que esta condición se puede revertir rápidamente y de forma natural con los cambios adecuados en la alimentación y el estilo de vida que aprenderás en esta lectura.
Curiosidad: el estreñimiento severo agrava aún más el intestino permeable. Cuanto más tiempo permanezcan las heces en el colon, más tiempo las toxinas estarán en contacto con la pared intestinal, promoviendo la inflamación y empeorando el control de las enfermedades crónicas. Si notas que tus heces son duras, secas, en forma de pequeñas bolitas, es una señal clara de que necesitas limpiar tu intestino, lo cual es fundamental para sanar el resto del cuerpo (ver capítulo 5 sobre salud digestiva para más detalles sobre cómo hacerlo de forma natural y efectiva).

Cómo restaurar y fortalecer la microbiota

La buena noticia es que la microbiota puede recuperarse y fortalecerse con los hábitos adecuados. Para lograrlo, es clave seguir dos pasos fundamentales:

1. Paso número 1: evitar todo lo que la altera. Antes de pensar en repoblarla, es crucial dejar de dañarla.
2. Paso número 2: incorporar hábitos y herramientas para repoblarla. Al mismo tiempo que se reducen o eliminan los factores dañinos, hay que nutrir la microbiota y restaurar su equilibrio.

Paso número 1: evitar las cinco peores cosas que alteran la microbiota

Existen muchos factores que pueden alterar este equilibrio, pero hay cuatro especialmente perjudiciales:

1. Medicamentos:

- **Antibióticos:** estos remedios son esenciales para tratar infecciones bacterianas, pero su efecto colateral es matar indiscriminadamente tanto a las bacterias dañinas como a las beneficiosas, rompiendo el equilibrio de la microbiota. Por eso, muchas personas que toman antibióticos para tratar una infección urinaria o una gastritis por *Helicobacter pylori* terminan sufriendo diarrea o un sobrecrecimiento del hongo cándida en la piel, boca, genitales o intestino. La clave está en usarlos solo cuando realmente los necesitás, bajo indicación médica y durante el menor tiempo posible.

- **Desparasitantes:** los medicamentos antiparasitarios pueden causar una disbiosis transitoria, es decir, una alteración temporal del equilibrio de la microbiota, aunque en menor medida que los antibióticos. Sin embargo, desparasitarse sigue siendo recomendable, especialmente en familias con niños o mascotas, incluso si no hay síntomas evidentes (ver capítulo 5 sobre salud digestiva).
- **Antiácidos:** otros medicamentos que alteran la microbiota son el omeprazol y sus derivados (lansoprazol, pantoprazol, esomeprazol, etc.), que reducen la acidez del estómago. Aunque pueden aliviar síntomas como el reflujo y la gastritis, su uso prolongado favorece un sobrecrecimiento bacteriano en el intestino delgado, una condición conocida como SIBO. Esta alteración provoca síntomas molestos como hinchazón, gases, digestión lenta, dolor abdominal y diarrea, y muchas veces las personas que lo padecen no lo relacionan con el consumo prolongado de antiácidos.

  ¿Cuánto tiempo de uso es riesgoso? El problema no ocurre por tomar antiácidos un día o dos, pero después de una a dos semanas la microbiota ya comienza a cambiar. Con el uso prolongado (meses o años) el daño es mucho mayor, lo que afecta no solo la digestión, sino también la salud metabólica e inmunológica.

¿Cómo minimizar esos efectos negativos de los medicamentos? Recomendamos fortalecer la microbiota antes y después del tratamiento con el uso de prebióticos y probióticos, ayudando a la flora intestinal a recuperarse más rápidamente. Más adelante, explicaremos cómo y cuándo usarlos de forma efectiva.

2. Los peores alimentos:

Además de los medicamentos, lo que comemos a diario puede alterar gravemente nuestra microbiota. De hecho, el daño que provocan ciertos productos es tan perjudicial a largo plazo como el uso indiscriminado de antibióticos. Entre los peores agresores destacan tres:

- **Azúcar en todas sus formas:** cuando pensamos en azúcar, solemos imaginar la azúcar blanca de mesa, pero el problema va mucho más allá. El azúcar se esconde en cientos de productos bajo diferentes nombres, como fructosa industrial, jarabe de maíz, maltosa, dextrosa y muchos otros. Está presente en galletitas, cereales procesados, mermeladas y panes industriales, así como en jugos y gaseosas, incluso en aquellos etiquetados como «naturales». También se oculta en salsas, aderezos y otros productos que, a simple vista, no parecen contener azúcar.

  El consumo de estos azúcares altera la microbiota, alimenta bacterias dañinas y hongos como la cándida y, por lo tanto, favorece la inflamación intestinal y el síndrome del intestino permeable.
- **Grasas no saludables:** uno de los mayores errores nutricionales modernos es pensar que los aceites de semillas vegetales refinados son saludables solo porque provienen de plantas. La realidad es que aceites como el de soja, maíz, palma, girasol y canola sufren un proceso de refinamiento agresivo que los vuelve altamente inflamatorios. Además de aumentar el riesgo de enfermedades metabólicas, estos aceites destruyen la microbiota intestinal. También están ocultos en productos como comida chatarra, *snacks* y productos de panadería industrial.

  Por otro lado, las grasas animales en exceso, especialmente cuando se cocinan a altas temperaturas, pueden alterar la flora intestinal. Finalmente, la margarina, un producto altamente procesado hecho a partir de los aceites vegetales, contiene grasas oxidadas, sustancias tóxicas y poco aporte nutricional real, por lo que no es una opción recomendable para consumo.

- **Ultraprocesados:** en general, todo lo que viene en paquetes y contiene colorantes, conservantes, exceso de sodio, grasas malas y harinas refinadas es un problema para la microbiota. Estos productos están cargados de sustancias que prolongan su vida útil, pero acortan la tuya. Además, suelen carecer de fibra y nutrientes esenciales, privando a las bacterias beneficiosas de su alimento principal.

3. Tóxicos ocultos que consumes sin darte cuenta

Estos compuestos son capaces de destruir el equilibrio de tu microbiota intestinal, y lo más preocupante es que muchos los consumen a diario sin saberlo. La industria alimentaria los esconde bajo nombres técnicos y etiquetas llamativas, pero su impacto en la salud intestinal es devastador. Estos son los principales, lee las etiquetas de lo que consumes y evítalos al máximo:

- **Alcoholes de azúcar:** a pesar de su nombre, no tienen relación con el alcohol ni son azúcares convencionales, sino que son compuestos químicos con una estructura similar. Son endulzantes que seguramente los has visto en productos etiquetados como «sin azúcar» o «aptos para diabéticos»: eritritol, xilitol, sorbitol, usados en chicles, caramelos sin azúcar, yogures «*light*» y productos dietéticos. Aunque se presentan como una alternativa más sana, pueden alterar la microbiota y causar hinchazón, gases y malestar digestivo, especialmente en personas con intestinos sensibles.
- **Edulcorantes artificiales:** aquí no hablamos de los alcoholes de azúcar mencionados antes, sino de compuestos sintéticos como aspartame, sucralosa, acesulfame-K, sacarina, presentes en bebidas «cero azúcar», postres dietéticos, chicles, medicamentos saborizados y hasta en productos etiquetados como saludables. Llevan años en el mercado, pero estudios recientes han mostrado que dañan la microbiota intestinal. Casi cualquier producto procesado con gusto dulce los contiene. Además, muchas

personas los consumen en cantidades mucho mayores a las evaluadas en estudios de seguridad.

- **Emulsificantes y espesantes:** estos aditivos se añaden a los alimentos ultraprocesados para mejorar su textura y evitar que los ingredientes se separen. Algunos ejemplos incluyen maltodextrina, monoglicéridos, diglicéridos, propilenglicol, presentes en helados, salsas, mayonesas, barras de proteínas, panadería industrial y comidas congeladas. El problema es que alteran la microbiota, favorecen el intestino permeable y aumentan la inflamación en el cuerpo. De hecho, el propilenglicol se usa también como ingrediente de pinturas y anticongelante en motores, lo que debería ser suficiente para cuestionar su presencia en los alimentos.
- **Proteínas industriales:** las proteínas añadidas a los productos procesados pueden ser de origen animal o vegetal, pero su forma concentrada y altamente procesada las hace dañinas para la microbiota. Los ejemplos más comunes incluyen a la caseína (derivada de la leche), gluten de trigo y proteínas de soya (presentes en suplementos deportivos, productos lácteos procesados, comidas congeladas y alimentos veganos industriales). A pesar de ser promocionadas como fuentes de proteína, muchas de ellas han sido desnaturalizadas y mezcladas con aditivos que dañan la microbiota, afectando la digestión y aumentando la inflamación intestinal en personas sensibles. Por todos estos motivos es de vital importancia que leas las etiquetas.
- **Agrotóxicos, pesticidas y herbicidas:** los peores para la microbiota son los de origen industrial, como glifosato, carbamatos, organofosforados, utilizados para controlar plagas en cultivos de frutas, verduras, cereales, café y otros alimentos de origen vegetal. Esto nos coloca en un dilema: las cáscaras de frutas y verduras contienen prebióticos naturales que alimentan la microbiota, pero también pueden estar contaminadas con pesticidas. Entonces, ¿Cómo reducir los agrotóxicos en los alimentos? Incluso los productos orgánicos pueden contener pesticidas de origen natural que afectan a nuestro intestino, por lo que lavar bien los alimentos es clave. Aquí hay dos métodos efectivos:

» Remojo con agua y bicarbonato de sodio: mezclar 1 cucharadita de bicarbonato en 2 tazas de agua y sumergir los alimentos durante 10-15 minutos. Luego enjuagar con agua corriente.
» Remojo con agua y vinagre: usar 1 parte de vinagre por 3 partes de agua y dejar los alimentos en remojo durante 10-15 minutos antes de enjuagar. También se puede hacer con dos cucharaditas de sal por litro de agua.

4. Estrés

Es bien sabido que este problema afecta el sistema inmunológico, pero lo que muchos desconocen es que también altera profundamente la diversidad y el equilibrio de las bacterias intestinales. La conexión entre el intestino y el cerebro es bidireccional: un intestino alterado envía señales de malestar al cerebro, aumentando la ansiedad y el estrés, y a su vez, el estrés daña la microbiota, creando un círculo vicioso difícil de romper. Por eso, todo lo que ayude a manejar mejor el estrés y reducir el cortisol tendrá un impacto directo en la salud de tu intestino (más detalles en el capítulo 18 sobre estrés).

5. Los peores hábitos que destruyen tu microbiota

Hemos visto cómo los medicamentos, los alimentos ultraprocesados, los pesticidas y el estrés crónico dañan la microbiota. Pero hay otro factor igual de importante: nuestros hábitos diarios.

Muchas veces, sin darnos cuenta, realizamos acciones que debilitan nuestra flora intestinal y afectan nuestra salud a largo plazo. Estos son los tres peores:

- **Higiene excesiva (vivir en una burbuja de limpieza):** la obsesión por la limpieza extrema puede parecer algo positivo, pero eliminar todo contacto con microorganismos del ambiente puede debilitar la microbiota y el sistema inmunológico. Nuestro cuerpo está diseñado para convivir con bacterias beneficiosas que se encuentran en la naturaleza, en los alimentos y en el contacto con otras personas. Sin embargo, el uso excesivo de desinfectantes, jabones antibacteriales y productos químicos de limpieza reduce la exposición a microorganismos necesarios para fortalecer nuestro sistema inmune y mantener el equilibrio de la microbiota (veremos más detalles sobre este tema al final del capítulo).

- **Dormir mal:** dormir menos de siete horas por noche es uno de los peores hábitos para la microbiota. El sueño es el momento en que el intestino y sus microorganismos entran en modo de reparación y regeneración. De día, la microbiota participa en la digestión, el metabolismo y la producción de neurotransmisores. De noche, activa mecanismos de limpieza y restauración, preparando el intestino para su funcionamiento óptimo al día siguiente. Cuando reducimos la calidad o la cantidad de sueño, interrumpimos estos procesos esenciales y la microbiota no tiene tiempo suficiente para repararse, lo que aumenta el riesgo de disbiosis, inflamación y enfermedades.
- **No hacer actividad física:** pasar largas horas sentado y no hacer ejercicio reduce la diversidad bacteriana del intestino, aumenta la inflamación en todo el cuerpo y es una de las principales causas de estreñimiento. Y como ya vimos, el estreñimiento prolongado empeora el síndrome del intestino permeable, permitiendo que toxinas se filtren al torrente sanguíneo y afecten la salud en general.

Paso número 2: nutrir, restaurar y fortalecer la microbiota

1. **Prebióticos:** son sustancias que consumimos, pero que nuestro cuerpo no digiere. En cambio, son el alimento principal de la microbiota, ayudan a fortalecer y restaurar su equilibrio.

   El mejor ejemplo de prebióticos son las fibras, un componente clave para la salud intestinal que hemos mencionado en varias ocasiones por su importancia. Los vegetales y frutas son dos de sus principales fuentes naturales, especialmente la alcachofa, la cebolla, el ajo, los espárragos y las bananas menos maduras. También están presentes en hojas verdes oscuras como el apio y la espinaca, así como en tubérculos y raíces, entre ellos la papa, la batata (boniato) con cáscara y la zanahoria. Las frutas con cáscara comestible, como la manzana, la pera y el kiwi, aportan una cantidad significativa de estos compuestos, al igual que los granos integrales, como el arroz, los frijoles y los garbanzos. Todos ellos contienen prebióticos esenciales como la pectina, la inulina y los fructooligosacáridos (FOS), que también pueden encontrarse en suplementos en polvo. Sin embargo, siempre será mejor obtenerlos a partir de fuentes naturales.

¿Cómo consumirlos?

Los prebióticos pueden consumirse solos o en combinación con probióticos para potenciar su efecto en la microbiota. Una forma efectiva es acompañarlos con alimentos fermentados como el yogur natural o el vinagre de manzana orgánico con la madre. También pueden integrarse en preparaciones con vegetales fermentados, como el chucrut (repollo fermentado), que puede mezclarse con ajo y cebolla para enriquecer su contenido en compuestos beneficiosos. Siempre que sea posible, es recomendable consumir las frutas y hojas verdes crudas para preservar mejor sus propiedades. En el caso de otros vegetales, como tubérculos y raíces, una cocción ligera, preferiblemente al vapor o hervidos, permite mantener su contenido prebiótico sin comprometer su valor nutricional. Variar su consumo en diferentes formas es clave para aprovechar al máximo sus beneficios para la microbiota intestinal.

Un prebiótico muy especial

Entre todos los prebióticos, hay uno especialmente poderoso y fácil de incorporar en casa: el almidón resistente. Se forma cuando ciertos alimentos ricos en almidón se cocinan y luego se enfrían, un proceso que mejora su capacidad de alimentar la microbiota.

¿Cómo aumentar el almidón resistente en casa?

- Hierve tubérculos ricos en almidón, como papas, batatas (boniatos) o yuca (mandioca) hasta que estén blandos.
- Después de cocinarlos, déjalos enfriar rápidamente en el refrigerador o en un baño de agua fría.
- Guarda los alimentos en la heladera por 12 a 24 horas.
- Consúmelos fríos o a temperatura ambiente.

Este proceso, conocido como retrogradación del almidón, convierte parte del almidón digestible en almidón resistente, beneficiando directamente a la microbiota.

También se puede encontrar naturalmente en harinas integrales de plátano verde o de yuca (mandioca), que son un excelente reemplazo a las harinas refinadas, así como en suplementos que contienen almidón resistente sin necesidad de cocción y enfriamiento.

¿Cuántas veces a la semana se deben consumir prebióticos?
La clave es variar los alimentos cada día, incluyendo al menos uno o dos de estos prebióticos diariamente. Un punto importante a recordar: como los prebióticos son fibras, es fundamental consumir suficiente agua para evitar estreñimiento. La cantidad adecuada de agua es la suficiente para que las heces sean blandas, suaves y con una forma normal, y que la orina se mantenga clara (en el capítulo 11 sobre enfermedades del riñón te indicamos cómo saber cuántos litros de agua debes tomar según tu peso).

2. **Probióticos:** son alimentos con microorganismos vivos que aportan beneficios a la salud intestinal. Se encuentran en ciertos alimentos fermentados y en suplementos específicos. Entre ellos, las bacterias más conocidas son *Lactobacillus*, algunas especies de *Escherichia Coli, Clostridium,* y levaduras (hongos) como *Saccharomyces.*

   Las mejores fuentes naturales de probióticos se encuentran en alimentos fermentados tradicionales, como: yogur natural, kéfir, chucrut (repollo fermentado), quesos fermentados como el cheddar (con moderación debido a su contenido de sodio). La kombucha, una bebida fermentada a base de té, y el miso, una pasta de soya fermentada muy utilizada en la cocina asiática, son otras opciones con microorganismos beneficiosos para la microbiota. Estos alimentos pueden potenciarse al combinarlos con prebióticos. Por ejemplo, el yogur natural puede mezclarse con polvo de inulina, harina integral de plátano verde o frutas con cáscara, favoreciendo un mejor equilibrio en la microbiota.

¿Cómo elegir un buen yogur natural probiótico?

No todos los yogures son probióticos. Muchos productos en el mercado son simplemente imitaciones, mezclas de leche procesada con colorantes, espesantes y grandes cantidades de azúcar, sin el proceso tradicional de fermentación. Para asegurarte de que realmente contiene probióticos, verifica la etiqueta y busca términos como «cultivos vivos» o «contiene probióticos». Algunas marcas incluyen las cepas específicas de bacterias, como *Lactobacillus acidophilus, Bifidobacterium bifidum, Lactobacillus casei* o *Streptococcus thermophilus.*

Kéfir vs. yogur: ¿cuál es mejor?

El kéfir es una bebida fermentada rica en bacterias y levaduras beneficiosas. Se elabora con leche (de vaca, cabra u oveja) o con agua endulzada y frutas. Para fermentar, se le añaden «nódulos de kéfir», que contienen una mezcla de microorganismos vivos. En términos de probióticos, el kéfir es superior al yogur porque contiene una mayor variedad de bacterias y levaduras beneficiosas. Además, es especialmente útil para personas con intolerancia a la lactosa, ya que su fermentación es más eficiente y descompone mejor este azúcar.

Su única desventaja es que tiene un sabor más ácido y puede ser más costoso, a menos de que se prepare en casa. Aun así, ambos productos son excelentes y sus beneficios pueden complementarse al consumirlos en distintas ocasiones.

Un probiótico muy especial

Otra fuente de probióticos es el vinagre de manzana orgánico con la madre, que contiene bacterias beneficiosas. Puede agregarse 1 cucharada de sopa (10-15 ml) a los alimentos después de la cocción o tomarse diluido en un vaso de agua diariamente. Los alimentos fermentados han sido utilizados durante siglos como parte de la medicina natural. Incluirlos en la alimentación es una forma sencilla y efectiva de mejorar la microbiota y fortalecer la salud intestinal.

Suplementos de probióticos: cuándo y cómo usarlos

Si bien la mejor manera de fortalecer la microbiota es a través de la alimentación, en ciertas situaciones el uso de probióticos en suplemento puede ser útil para prevenir desequilibrios y acelerar la recuperación.

Uno de los casos más comunes es durante y después del uso de antibióticos o desparasitantes, ya que estos tratamientos pueden alterar la flora intestinal. Para reducir el riesgo de diarrea y ayudar a la repoblación bacteriana, se suele recomendar tomar probióticos con *Lactobacillus acidophilus* o *Lactobacillus casei* una vez al día, comenzando durante el tratamiento y continuando por seis a ocho semanas después de finalizarlo. En paralelo, es clave incorporar alimentos ricos en prebióticos y probióticos naturales.

Otra situación en la que los suplementos pueden ser útiles es en personas que toman antiácidos como omeprazol por períodos prolongados, ya que estos pueden favorecer el sobrecrecimiento de bacterias en el intestino delgado. También pueden ser beneficiosos durante el tratamiento de la gastritis por *Helicobacter pylori*, donde el uso combinado de antibióticos y antiácidos altera la microbiota. En estos casos, el uso de suplementos debe acompañarse de mejoras en la alimentación y estrategias para reducir la dependencia de estos medicamentos. Aunque los suplementos pueden ayudar en situaciones específicas, su efectividad será mayor cuando se combinan con hábitos saludables que favorezcan el equilibrio intestinal.

Importante: algunas investigaciones recientes han mostrado que, en algunas personas, ciertos suplementos probióticos pueden retrasar la recuperación natural de la microbiota hasta seis meses. Sin embargo, al optimizar la microbiota de manera natural, esta puede volver a la normalidad en solo tres semanas. Por eso, mi recomendación es que, en lugar de depender exclusivamente de suplementos, priorices una alimentación rica en prebióticos y probióticos naturales todos los días, y reduzcas el uso de antiácidos y antibióticos innecesarios para promover una microbiota equilibrada. Si decides tomar suplementos, es importante consultar con un profesional para elegir los adecuados. Esto es especialmente relevante si los tomas junto con antibióticos, ya que algunas de las bacterias en estos suplementos pueden interferir con el tratamiento y, en algunos casos, ayudar a que las bacterias dañinas se vuelvan más fuertes y resistentes a los antibióticos.

3. **Remedios naturales y una vitamina clave para la microbiota:** además de los probióticos, existen otros compuestos naturales que pueden mejorar la microbiota intestinal, reduciendo la inflamación de su pared y favoreciendo el equilibrio de los microorganismos beneficiosos. Aunque no son probióticos en sí mismos, tienen un efecto similar al fortalecer la flora intestinal y mejorar la salud digestiva.

    - **Propóleo:** este es uno de los más poderosos. Se trata de un compuesto producido por las abejas a partir de resinas vegetales, polen y su propia saliva. Este producto natural contiene más de 300 principios activos, incluyendo flavonoides, vitaminas, minerales y antibióticos naturales.

      En el intestino, el propóleo no solo ayuda a reducir la inflamación de la pared intestinal, sino que también promueve el crecimiento de bacterias beneficiosas y mantiene bajo control el crecimiento de microorganismos dañinos, como la cándida cuando prolifera en exceso. Su consumo regular también ha sido asociado con un menor riesgo de cáncer de intestino.

      Existen diferentes tipos de propóleo, como el verde, marrón y rojo. Todos tienen beneficios similares, pero el propóleo verde es el más estudiado y suele ser la mejor opción cuando está disponible.

El propóleo está disponible en diferentes presentaciones y concentraciones, por lo que la dosis varía según la forma en que se consuma. En solución al 15%, se recomienda diluir 35 gotas en un vaso de agua, mientras que en solución al 25%, la dosis es de 20 gotas diarias. Si se opta por cápsulas, la cantidad recomendada es de 250 mg al día. El mejor momento para tomarlo es por la mañana, como parte de la rutina diaria de cuidado intestinal, y su uso puede mantenerse a diario.

- **Aceite de oliva virgen extra:** es uno de los mejores alimentos para la salud intestinal, gracias a su contenido en compuestos bioactivos, especialmente polifenoles y ácidos grasos omega-3. Estos nutrientes favorecen el crecimiento de bacterias beneficiosas como *Lactobacillus* y *Bifidobacterium*, ayudando a fortalecer la microbiota. Además de estimular el crecimiento de microorganismos protectores, el aceite de oliva contribuye a la reducción de bacterias dañinas en el intestino, promoviendo un equilibrio más saludable en la flora intestinal.

  ¿Cómo tomarlo? una cucharada de sopa (10-15 ml) dos veces por día mezclado con los alimentos cuando ya están servidos en la mesa. Este aceite no debe ser calentado ni usado para cocinar.

- **Té verde:** es una fuente rica en nutrientes llamados polifenoles, especialmente catequinas, que no se absorben completamente en el intestino delgado y llegan al colon, donde son fermentadas por la microbiota. Este proceso genera compuestos que actúan como prebióticos, estimulando el crecimiento de bacterias beneficiosas como *Lactobacillus* y *Bifidobacterium*. Para aprovechar sus beneficios, se recomienda consumir entre una y dos tazas al día. Sin embargo, no es necesario tomarlo todos los días, sino integrarlo dentro de una alimentación equilibrada, alternándolo con otros alimentos que también favorecen la microbiota. La clave está en la variedad y el equilibrio.

- **Vitamina D:** su efecto va más allá de la salud de los huesos y articulaciones. Mantener niveles adecuados de vitamina D en sangre es fundamental para el equilibrio de la microbiota. Además, la vitamina D fortalece la barrera intestinal, reduciendo la inflamación y protegiendo contra la entrada de toxinas y patógenos. La dosis y recomendaciones serán detalladas en el capítulo 15 sobre sistema inmunológico.

El impacto del contacto con la naturaleza en la microbiota

Un hábito fundamental para mejorar la microbiota, pero que rara vez se menciona en la medicina convencional, es volver a conectar con la naturaleza.

Nuestro cuerpo está diseñado para convivir con microorganismos que provienen del ambiente, pero con el paso del tiempo hemos ido perdiendo esta relación natural. Hasta hace pocas generaciones, era común que las familias convivieran con animales más allá de perros y gatos. Muchas personas tenían gallinas, conejos o incluso contacto frecuente con la tierra y el campo.

Este vínculo con la naturaleza tenía un efecto protector en la microbiota y el sistema inmunológico. Hoy en día, con la vida urbana, el exceso de higiene y la reducción del contacto con el medio ambiente, vemos un aumento en alergias, enfermedades autoinmunes y problemas inflamatorios crónicos. Los estudios han mostrado que los niños que crecen en entornos donde pueden ensuciarse, jugar en la tierra y estar en contacto con animales desarrollan un sistema inmune y una microbiota más equilibrada. Cuando llegan a la edad adulta, tienen menos alergias y enfermedades autoinmunes, en comparación con aquellos que crecieron en ambientes excesivamente higienizados.

El peligro del exceso de limpieza

El abuso de desinfectantes, jabones antibacterianos y productos de limpieza agresivos, sumado al menor contacto con la naturaleza, está afectando cada vez más la microbiota de todo nuestro cuerpo. Si bien la higiene es importante, la obsesión por la limpieza extrema puede ser perjudicial. Un sistema inmunológico que no tiene contacto con microorganismos del ambiente puede volverse perezoso o, en el otro extremo, hiperreactivo, atacando al propio cuerpo y favoreciendo enfermedades como artritis, lupus, colitis y otras afecciones autoinmunes. Además, a este problema se suman otros factores como el uso abusivo de antibióticos, el exceso de alimentos ultraprocesados, la contaminación ambiental y la exposición a sustancias químicas, todos los cuales deterioran la microbiota y afectan la salud general.

Cómo recuperar la conexión con la naturaleza

Más allá de cuidar la alimentación con prebióticos, probióticos y otros hábitos saludables, es importante recuperar el contacto con nuestro entorno natural. Disfrutar de actividades simples como caminar descalzo, abrazar a nuestras mascotas, tocar la tierra y pasar tiempo al aire libre ayuda a restaurar la microbiota y fortalecer el sistema inmune. No se trata de descuidar la higiene, sino de evitar vivir en una burbuja de limpieza extrema. Nuestro cuerpo está diseñado para convivir con el mundo natural y recuperar ese equilibrio es una de las mejores formas de mejorar la salud intestinal y general.

Mensaje de Dr. Veller

Muchas de las enfermedades más peligrosas tienen su origen en una microbiota desequilibrada. Restaurarla no solo mejora la digestión, sino que también es el primer paso para sanar el cuerpo, fortalecer el sistema inmune y prevenir trastornos que hoy parecen inevitables.

CAPÍTULO 15

Sistema inmunológico equilibrado: tu escudo contra las enfermedades

Dr. Rodrigo Nicolás Veller

Tiempo de lectura: 30 minutos

No necesitas un remedio milagroso; necesitas entender que tu cuerpo ya lucha por ti

Imagina por un momento que dentro de tu cuerpo existe un ejército invisible, siempre alerta, trabajando las 24 horas del día para protegerte. No importa si estás durmiendo, trabajando o disfrutando de una comida, ese ejército, tu sistema inmunológico, nunca se detiene. En este capítulo, te adentrarás en los secretos de este sistema que muchas veces olvidamos cuidar. Descubrirás que no se trata de tener «un sistema inmunológico fuerte», sino de lograr el equilibrio perfecto: un ejército suficientemente poderoso para protegerte, pero no tan agresivo como para atacar a tu propio cuerpo, como sucede a veces en personas con enfermedades autoinmunes. Te contaré qué alimentos, remedios naturales y hábitos diarios pueden convertir a tu sistema inmune en una máquina eficiente y cómo evitar los errores comunes que, sin darte cuenta, lo están debilitando.

Importancia del sistema inmunológico

El sistema inmunológico es la red de defensa más sofisticada del cuerpo humano, diseñada para identificar y neutralizar cualquier amenaza que ponga en riesgo tu salud. Está compuesto por órganos, tejidos, células y proteínas que trabajan en perfecta sincronía para protegerte. Piensa en él como un equipo formado por diferentes especialistas: algunos ejemplos incluyen a los linfocitos, como los soldados de élite, encargados de diseñar estrategias específicas para atacar a invasores como virus y bacterias, ya sea destruyéndolos directamente o fabricando anticuerpos; los macrófagos, que actúan como los «limpiadores» al devorar microorganismos dañinos; y las citocinas, que son los mensajeros químicos que coordinan la respuesta.

¿Cómo funciona?

Cuando una bacteria, un virus o incluso una célula anormal, como una célula cancerosa, aparece en el cuerpo, el sistema inmune entra en acción. Su trabajo principal es reconocer lo que pertenece al cuerpo y lo que no, una tarea que parece simple, pero es increíblemente compleja. Las células inmunes escanean constantemente en busca de intrusos y, al detectarlos, activan una respuesta para eliminarlos. Este proceso incluye una inflamación en la zona afectada, la creación de anticuerpos que actúan como «etiquetas» para señalar y eliminar al intruso, y algo increíble: una memoria especial que guarda un registro del enemigo. Así, si vuelves a encontrarte con el mismo problema, tu cuerpo sabrá cómo defenderse más rápido y con mayor eficacia. Cuando el sistema inmunológico está en equilibrio, este proceso es impecable. Pero, si por alguna razón «bajan las defensas», como ocurre por estrés crónico, falta de sueño, mala alimentación, algunos remedios (como los corticoides) o infección por algunos virus (como el HIV), las barreras de protección se debilitan. Esto deja el camino libre para que virus, bacterias y otros agentes infecciosos entren y causen daño.

¿Qué ocurre si tienes las defensas bajas?: más allá de las infecciones

El sistema inmune no solo protege contra resfriados o gripes, también es tu primera línea de defensa contra enfermedades mucho más graves. Por ejemplo, las células inmunes tienen la capacidad de identificar y destruir células cancerosas en sus etapas iniciales, antes de que puedan formar un tumor. Cuando esta vigilancia falla, las células malignas pueden crecer, propagarse y causar metástasis (más detalles en el capítulo 4 sobre cáncer). Además, el sistema inmune juega un papel crucial en enfermedades crónicas. La inflamación persistente, que ocurre cuando el sistema inmunológico se activa de manera constante y no se apaga correctamente, es una de las principales causas de problemas como diabetes tipo 2, enfermedades cardiovasculares y obesidad. Este tipo de inflamación puede ser silenciosa, pero tiene raíces claras: una alimentación alta en azúcares y harinas refinadas, aceites de semillas vegetales, alimentos ultraprocesados y grasas trans (presentes en comidas fritas, productos horneados industriales, margarinas y mantecas vegetales, y comida rápida en general); el sedentarismo, que reduce la capacidad del cuerpo para regular la inflamación; el estrés crónico, que eleva los niveles de cortisol y puede sobrecargar al sistema inmune; el tabaquismo y el alcohol en exceso, que dañan tejidos y provocan respuestas inflamatorias continuas; y la falta de sueño, que impide que el cuerpo se recupere adecuadamente y aumente los marcadores inflamatorios en la sangre.

Estos factores combinados, no solo dañan las defensas del cuerpo, sino que también crean un ambiente propicio para el desarrollo de enfermedades crónicas y, en el peor de los casos, la aparición del cáncer. Por eso, reducir estas fuentes de inflamación no es solo una cuestión de bienestar, sino de supervivencia.

¿Y qué pasa cuando está hiperactivo?

Un sistema inmunológico demasiado activo puede ser tan peligroso como uno debilitado. En las enfermedades autoinmunes, por ejemplo, el sistema pierde su capacidad de distinguir entre lo propio y lo extraño, y ataca tejidos sanos, causando inflamación crónica, dolor e incluso daño permanente. Esto ocurre en condiciones como el lupus, que puede afectar desde las articulaciones hasta órganos vitales como los riñones y el corazón, o la artritis reumatoide, donde las articulaciones se inflaman, causando hinchazón, rigidez y, con el tiempo, deformidad. Algo similar sucede en la diabetes tipo 1, donde las defensas destruyen las células que producen insulina, o en casos de hipotiroidismo o hipertiroidismo autoinmune, donde las defensas atacan la tiroides, afectando su función. Incluso enfermedades como la psoriasis muestran cómo el sistema inmune puede descontrolarse, afectando la renovación de la piel y formando placas rojas y escamosas que son dolorosas y a menudo incapacitantes.

Por otro lado, las alergias también reflejan cómo una respuesta inmunológica desmesurada puede ser perjudicial. En estos casos, el sistema percibe sustancias inofensivas, como el polen, los ácaros del polvo o ciertos alimentos, como si fueran amenazas graves. En respuesta, libera sustancias como la histamina, causando síntomas como estornudos, picazón, congestión nasal o erupciones cutáneas. En los casos más severos, estas reacciones pueden derivar en anafilaxia, una condición que pone en riesgo la vida.

Este desbalance, ya sea en forma de una enfermedad autoinmune o de una alergia, demuestra que el sistema inmunológico es como un equilibrista en la cuerda floja: necesita la fuerza suficiente para combatir infecciones y amenazas graves, como el cáncer, pero también el control y la precisión necesarios para no perder el equilibrio y atacar al propio cuerpo.

¿Cómo equilibrar las defensas?

Para que funcione de manera óptima, necesitas seguir dos pasos:

Evita al máximo todo lo que lo dañe:

Como vimos antes, muchos factores cotidianos sobrecargan y debilitan nuestro sistema inmunológico. Reducir al máximo estas fuentes de daño, como una mala alimentación, el estrés crónico, el sedentarismo o la falta de sueño, es el primer paso para permitir que tus defensas se recuperen y funcionen de manera equilibrada. No se trata de cambios extremos, sino de pequeños ajustes que marcan una gran diferencia. Para profundizar en estos temas, puedes consultar los capítulos dedicados al impacto del sueño, la gestión del estrés y los efectos del ejercicio en la salud. Todo está conectado y cuidar estos aspectos fortalece directamente tu sistema inmune.

Agrega alimentos, hábitos y remedios naturales para fortalecerlo:

Una vez que has dejado de sobrecargar tus defensas, el siguiente paso es darles lo que necesitan. Esto no requiere soluciones complicadas, sino incorporar cambios sencillos, pero poderosos, en tu día a día.

Alimentos que potencian el sistema inmunológico

Una de las claves para fortalecer tus defensas es incluir alimentos ricos en antioxidantes y antiinflamatorios. ¿Qué significa esto? Los antioxidantes son sustancias que ayudan a combatir el daño causado por los radicales libres, que son moléculas inestables generadas por procesos naturales como el metabolismo, pero también potenciadas por factores externos como la contaminación, la exposición al sol, el tabaquismo, el alcohol y el consumo excesivo de alimentos ultraprocesados. Si los radicales libres se acumulan, pueden dañar las células, debilitando las defensas del cuerpo y aumentando el riesgo de enfermedades crónicas. Los alimentos antiinflamatorios, por otro lado, ayudan a reducir la inflamación crónica en el cuerpo, que debilita las defensas y también está vinculada a los problemas de salud mencionados anteriormente.

Estos nutrientes esenciales están presentes en frutas y verduras de colores vivos como los cítricos, las bayas, las espinacas; en grasas saludables como las del aceite de oliva virgen extra, las nueces y el aguacate; y en especias y hierbas como la cúrcuma, el jengibre y el ajo crudo (puedes explorar las maravillas de estos alimentos en nuestro libro *El superpoder de los alimentos*).

La dieta mediterránea es un ejemplo perfecto de cómo un estilo de alimentación puede beneficiar al sistema inmune. Rica en frutas, verduras, granos integrales, pescado, frutos secos y aceite de oliva, esta dieta ha demostrado en múltiples estudios su capacidad para reducir la inflamación y mejorar la salud en general.

A continuación, te daré ejemplos específicos de alimentos que puedes incluir en tu dieta diaria para fortalecer tus defensas.

- **El kale**

  También conocido como col rizada, es una de las verduras más nutritivas que existen y su aporte a la salud es increíble. Rico en vitaminas como la C, minerales como el hierro, y lleno de antioxidantes, el kale es un superalimento que vale la pena incluir en tu dieta.

  Algunos estudios en laboratorio han mostrado que pequeñas cantidades de kale pueden aumentar la producción de anticuerpos en las células inmunes, lo que puede ayudar a fortalecer las defensas. Cuando se cocina, el kale mantiene estas propiedades y, sorprendentemente, parece mejorar su efecto. Hervirlo durante 30 minutos, por ejemplo, no disminuyó su capacidad para estimular las células inmunes en esos experimentos.

  El kale es una verdura muy versátil que puede incorporarse fácilmente a la dieta de muchas maneras. Por ejemplo, puedes usar sus hojas frescas como base para una ensalada, masajeándolas con un poco de aceite de oliva y limón para suavizar su textura. También es ideal en batidos verdes, combinándolo con frutas como manzana, piña o plátano, para un desayuno o merienda lleno de nutrientes. Si prefieres algo caliente, el kale es perfecto para sopas, caldos y guisos; solo necesitas añadirlo al final de la cocción para conservar su sabor y propiedades. También puedes saltearlo con ajo y aceite de oliva, creando un acompañamiento sencillo y delicioso, o incluso usarlo en tortillas, revueltos o pastas, al igual que harías con espinacas. Y si buscas un bocadillo saludable, las hojas de kale se transforman en chips crujientes al hornearlas con un poco de aceite de oliva virgen y sal. Desde platos frescos hasta opciones cocidas, el kale se adapta a cualquier estilo de cocina, haciendo que sea fácil disfrutar de sus beneficios sin complicaciones.

- **Brócoli**
  Tu sistema inmunológico tiene una tarea monumental: proteger el delicado equilibrio entre tu cuerpo y el mundo exterior. Una de las zonas más vulnerables es el intestino, que tiene una superficie enorme, casi del tamaño de una casa. Aunque su extensión es inmensa, la pared intestinal que separa tu sangre del mundo exterior es increíblemente delgada, mucho más fina quc una hoja de papel. Esta delgadez es necesaria porque permite que los nutrientes de los alimentos pasen a tu cuerpo, pero también hace que sea fácil para bacterias, virus o toxinas colarse si no tienes un buen sistema de defensa. Aquí es donde tu sistema inmunológico entra en acción, con la ayuda de unas células especiales llamadas «linfocitos intraepiteliales». Estas células se encargan de reparar y proteger la barrera intestinal, además de actuar como guardias de seguridad, siempre listas para detener cualquier amenaza. Pero para cumplir su función, primero deben activarse, y aquí es donde el brócoli juega un papel clave. Al igual que la coliflor, el repollo y las coles de Bruselas, contiene compuestos que las estimulan y fortalecen las defensas intestinales. Esto no solo protege contra bacterias y virus que pueden entrar con los alimentos, sino también contra toxinas ambientales, como las **dioxinas**.

  Importante: es necesario profundizar sobre las dioxinas. Las dioxinas son sustancias químicas extremadamente tóxicas que pueden causar graves problemas de salud. Según investigaciones, estas sustancias pueden estar relacionadas con el desarrollo de enfermedades como la endometriosis, ciertos tipos de cáncer, y también pueden afectar la fertilidad, causar defectos de nacimiento y alterar el sistema inmunológico. Uno de los mayores problemas con las dioxinas es que no se eliminan fácilmente del cuerpo: pueden tardar hasta cinco años en reducirse a la mitad y, como no se degradan, se acumulan en los tejidos con el tiempo, aumentando su impacto negativo en la salud. Estas sustancias provienen principalmente de procesos industriales como la quema de residuos, la producción de ciertos plásticos, agrotóxicos, así como del humo del cigarrillo y la contaminación ambiental generada por los automóviles y fábricas. Las dioxinas se acumulan en el tejido graso de los animales, por lo que pueden encontrarse en diversos productos de origen animal. Según la Organización Mundial de la Salud (OMS), más del 90% de la exposición humana a dioxinas proviene de la ingesta de alimentos, especialmente carne, pescados y productos lácteos. También están presente en la leche materna, debido a la exposición que las madres han tenido a estos contaminantes. Para reducir la exposición a dioxinas, se recomienda optar por cortes de carne magros y eliminar la grasa visible antes de cocinar. Además, es aconsejable utilizar métodos de cocción que no impliquen temperaturas excesivamente altas o contacto directo con llamas, como hervir o cocinar al vapor, para minimizar la formación de otros compuestos nocivos durante la cocción. A pesar de ser peligrosas, incluir ciertos alimentos en la dieta, como el brócoli y otras verduras crucíferas, puede ayudar a reducir el daño que las dioxinas causan al cuerpo, gracias a compuestos que bloquean sus efectos tóxicos. Consumir frutas, vegetales y legumbres de forma regular también es una estrategia clave para protegernos de estas toxinas.

Curiosidad: comer tres manzanas al día o una cucharada de cebolla roja, según algunos estudios, puede reducir la toxicidad de las dioxinas hasta en un 50%, aunque el efecto solo dura unas horas, lo que implica la necesidad de consumir alimentos saludables con regularidad.

- **El ajo**

  Es uno de los mejores aliados del sistema inmunológico gracias a un compuesto llamado alicina, conocido por sus propiedades antimicrobianas y antivirales. Sin embargo, para activar la alicina, es importante picar o machacar los dientes de ajo crudo y dejarlos reposar 5-10 minutos antes de consumirlos. Este sencillo paso permite que las enzimas activen sus compuestos beneficiosos. Comer 2 o 3 dientes de ajo crudo al día puede ayudar a fortalecer tus defensas y protegerte de infecciones. Si el sabor es muy fuerte, puedes añadirlo a ensaladas, salsas o tostadas para hacerlo más llevadero. ¡Tu sistema inmune te lo agradecerá!

El curioso caso del aliento a ajo: ese famoso aliento no se debe solo a los residuos que quedan en tu boca después de comerlo. Los compuestos beneficiosos del ajo son absorbidos en el torrente sanguíneo después de ingerirlo y viajan por todo el cuerpo. Eventualmente, estos compuestos llegan a los pulmones, donde son expulsados al respirar, dejando ese característico olor fuerte. Este curioso fenómeno tiene un lado positivo: esos mismos compuestos pueden ayudar a combatir bacterias en las vías respiratorias. De hecho, se ha sugerido que el ajo puede ser un tratamiento **complementario** en casos graves de neumonía, ya que sus propiedades antimicrobianas actúan directamente en los pulmones durante su proceso de eliminación. Así que, aunque el aliento a ajo pueda espantar a más de uno, recuerda que es un reflejo de su capacidad para cuidar tu salud desde dentro.

- **Remolacha (betabel)**
  ¿Alguna vez has notado que tu orina se vuelve rosada después de comer remolachas? Este fenómeno, conocido como «beeturia», es completamente inofensivo y temporal. Sin embargo, nos da una pista fascinante sobre lo que ocurre cuando comemos alimentos con estos colores intensos. Los pigmentos naturales de las plantas, como los que dan color a las remolachas, son potentes fitonutrientes que actúan como antioxidantes en nuestro cuerpo. Estos pigmentos son absorbidos a través del intestino, ingresan al torrente sanguíneo y circulan por todo el cuerpo antes de ser filtrados por los riñones y eliminados en la orina. Durante este viaje, no solo aportan color a la orina, sino que también «bañan» nuestras células, tejidos y órganos con

sus beneficios antioxidantes. Es un recordatorio visual de cómo lo que comemos tiene un impacto directo en nuestro cuerpo, ayudándonos a fortalecer nuestras defensas. Cuando vayas al mercado, no pases de largo los vegetales con esos colores vivos.

- **Hongos comestibles**
  Los hongos, como los champiñones blancos, ayudan a equilibrar la respuesta inmune. Varios estudios han mostrado que consumir una taza de champiñones cocidos al día durante una semana puede aumentar en un 50% los niveles de la inmunoglobulina A (IgA), un anticuerpo clave que protege al sistema respiratorio, digestivo, urinario y reproductivo, además de optimizar las defensas en secreciones como la saliva y las lágrimas. Este fortalecimiento de las defensas locales no solo combate infecciones, sino que también tiene un efecto antiinflamatorio, aliviando problemas alérgicos y autoinmunes. Además, estudios clínicos sugieren que los hongos pueden reducir los síntomas de las infecciones y alergias respiratorias recurrentes. Un dato interesante es que los hongos contienen ergosterol (una forma de vitamina D) que potencia el sistema inmune. Incorporar hongos a tu dieta es sencillo y efectivo, ya sea en sopas, salteados o guisos.

- **Bayas y especias**
  Las bayas, como los arándanos, son verdaderos superalimentos en la prevención de enfermedades, no solo por sus efectos antioxidantes y antiinflamatorios, sino porque también pueden aumentar el número de «células asesinas naturales» («*natural killers*») en tu cuerpo. Estas células, parte esencial de tu sistema inmunológico, atacan y destruyen virus y células cancerosas de manera inmediata. En promedio, tenemos dos mil millones de estas células patrullando el torrente sanguíneo, pero ciertos alimentos pueden potenciar su presencia.

  Un estudio mostró que consumir una taza y media de arándanos al día durante seis semanas duplicó la cantidad de estas células, llevándolas a más de cuatro mil millones. Incorporar bayas a tu dieta es sencillo: añádelas a un tazón de avena integral en el desayuno, a un batido para la merienda o simplemente cómelas como bocadillo fresco durante el día.

Por otro lado, el cardamomo puede potenciar la eficacia de estas células asesinas. En pruebas de laboratorio, multiplicó por diez su capacidad para eliminar células cancerosas. Aunque faltan estudios clínicos en humanos, usar cardamomo es fácil y delicioso: puedes añadirlo en polvo a tu café, té o batidos o incluso espolvorearlo en postres como *muffins* o galletas caseras para darles un toque único y beneficioso. El poder de las bayas y el cardamomo no solo está en su sabor, sino en su capacidad para convertir a tu sistema inmunológico en una verdadera fuerza de élite.

Receta de jugo détox para un sistema inmune poderoso:

- 1 taza de arándanos frescos
- 1 manzana roja (con cáscara, sin semillas)
- 2 tallos de apio con sus hojas
- 1 trozo pequeño de jengibre fresco (1-2 cm)
- 1 cucharadita de cardamomo en polvo
- 2 vasos de agua fría, hielo a gusto

Licúa todo hasta obtener una mezcla homogénea. No lo filtres para conservar la fibra y todos los nutrientes, sirve inmediatamente y disfruta de este jugo fresco y revitalizante.

- **Alimentos para reforzar la microbiota intestinal**
  Tu microbiota intestinal, compuesta por miles de millones de bacterias beneficiosas, actúa como una extensión del sistema inmunológico. Su conexión con tus defensas es tan estrecha que alrededor del 70% de las células inmunitarias están situadas en el intestino, donde estas bacterias desempeñan un papel clave. Ayudan a proteger el cuerpo de amenazas externas al crear una

barrera que bloquea la entrada de patógenos y al «entrenar» al sistema inmune para reaccionar de forma adecuada. Sin embargo, cuando la microbiota está desequilibrada, ya sea por una dieta inadecuada, el uso excesivo de antibióticos o el estrés, esta relación se debilita. Esto puede dar lugar a una respuesta inmunitaria menos eficiente, con mayor riesgo de infecciones, alergias e incluso enfermedades autoinmunes. Alimentos como las legumbres, el ajo, la avena integral y los plátanos poco maduros contienen prebióticos, que son el alimento preferido de las bacterias buenas. Por otro lado, alimentos fermentados como el kéfir, el chucrut o el yogur natural aportan probióticos que enriquecen la microbiota.

Para explorar a fondo cómo la microbiota impacta en tu salud y cómo cuidarla, encontrarás más detalles en el capítulo 14 dedicado a este tema.

Hábitos que mejoran las defensas

Para cuidar tu sistema inmunológico, factores como dormir bien y manejar el estrés son fundamentales. Los detalles sobre estos hábitos los encontrarás en sus capítulos específicos. Aquí, nos centraremos en cómo el ejercicio puede potenciar tus defensas.

<u>Cómo mejorar el sistema inmune con ejercicio</u>

Hacer ejercicio físico moderado rutinariamente es una herramienta poderosa para prevenir y combatir infecciones respiratorias, como el resfriado común, disminuyendo los días de enfermedad hasta en un 50%. Esto se debe a que la actividad física regular eleva la producción de anticuerpos como la inmunoglobulina A (IgA), que potencia las defensas en las secreciones de los ojos, nariz, boca y garganta, bloqueando la entrada de virus. Por ejemplo, personas que realizan ejercicio aeróbico tres veces por semana durante 30 minutos aumentan sus niveles de IgA en un 50% y reportan menos síntomas de infecciones respiratorias. Sin embargo, más no siempre es mejor. El ejercicio extremo, como maratones o ultramaratones, puede debilitar el sistema inmune, reduciendo los niveles de anticuerpos y aumentando hasta seis veces el riesgo de infecciones respiratorias en los días posteriores. Esto ocurre porque la intensa exigencia física sobrecarga al cuerpo, aumenta los niveles de cortisol (la hormona del estrés) y disminuye su capacidad de defensa.

Si buscas fortalecer tu sistema inmunológico con ejercicio, comienza con una rutina moderada, como caminar o hacer ejercicios aeróbicos 30 minutos al día, tres o cuatro veces por semana. Esto es suficiente para activar tus defensas sin sobrecargar tu cuerpo. Y si practicas ejercicios intensos, asegúrate de incorporar descansos adecuados, alimentos y suplementos para favorecer la recuperación muscular. En el capítulo 16 sobre ejercicio físico encontrarás más detalles sobre esto y cómo adaptar tu actividad física para mantener un equilibrio entre rendimiento y salud.

Remedios naturales y vitaminas para fortalecer el sistema inmunológico

- **Vitamina D:** es clave para un sistema inmunológico eficaz, ayudando a regular la respuesta inmune y prevenir infecciones. Sin embargo, muchas personas tienen niveles insuficientes debido a la falta de exposición al sol y una dieta pobre en esta vitamina.

  La mejor forma de obtenerla es con exposición solar controlada. Deja que tu piel reciba luz solar directa durante unos 15 a 20 minutos al día, preferiblemente en brazos y piernas. Evita las horas de mayor radiación para cuidar tu piel. La vitamina D también está presente en alimentos. Incluye en tu dieta pescados grasos como salmón, sardinas y atún, además de yema de huevo y alimentos fortificados.

  Sin embargo, algunas personas que no pueden exponerse al sol, con problemas de absorción intestinal o con niveles muy bajos de vitamina D pueden requerir suplementos. Por eso es importante saber los niveles de vitamina D en sangre a través de un análisis clínico. Los niveles óptimos suelen estar entre 30 y 50 ng/ml. Si necesitas suplementos, el colecalciferol (vitamina D3) es el más recomendado. Las dosis varían según tus niveles, aunque es seguro iniciar 1 000 - 2 000 UI/día. Nuestra recomendación es, antes de tomar suplementos, consultar con un médico, ya que el exceso de vitamina D puede causar toxicidad.

- **Vitamina C:** es un nutriente clave para el sistema inmunológico. Ayuda a las células de defensa, como los glóbulos blancos, a combatir infecciones y actúa como un poderoso antioxidante, protegiendo al cuerpo del daño causado por los radicales libres. Además, es conocida por su capacidad para aliviar resfriados y gripes. Para la mayoría de las personas, una dieta rica en frutas y verduras frescas es suficiente para obtener la cantidad necesaria de vitamina C. Alimentos como naranjas, kiwis, fresas, pimientos y brócoli son excelentes fuentes naturales que no solo aportan este nutriente, sino también otros compuestos beneficiosos. Por ejemplo, un pimiento rojo, una naranja mediana o una guayaba pueden cubrir la mayoría de tus necesidades diarias.

  El uso de suplementos solo es necesario en casos específicos, como deficiencias graves o dietas muy limitadas. Sin embargo, excederse con dosis altas (más de 2 000 mg al día) puede causar efectos secundarios como malestar digestivo o, en casos más extremos, aumentar el riesgo de cálculos renales. Obtener vitamina C de fuentes naturales es siempre la mejor opción, ya que además de ser segura, aporta otros nutrientes que trabajan en conjunto para fortalecer tus defensas. Los alimentos frescos no solo son efectivos, sino que también evitan los riesgos asociados con los suplementos. En conclusión, prioriza una alimentación balanceada para mantener tu sistema inmunológico fuerte y saludable. Recuerda, la vitamina C es esencial, pero no en exceso.

- **Cúrcuma con pimienta negra:** la cúrcuma es una especia con un potente efecto antiinflamatorio gracias a su compuesto activo, la curcumina. Sin embargo, la curcumina tiene baja biodisponibilidad (es decir, el cuerpo la absorbe con dificultad), pero combinarla con pimienta negra, que contiene piperina, aumenta su absorción hasta 2 000%. Para aprovechar sus efectos, mezcla 1 cucharadita de cúrcuma (aproximadamente 2 o 3 gramos) con una pizca de pimienta negra en batidos verdes, o agrégala a guisos, ensaladas o sopas cuando ya estén servidos en la mesa.

- **Omega-3:** los ácidos grasos omega-3, especialmente el DHA y el EPA, son esenciales para reducir la inflamación y modular el sistema inmunológico. Además, favorecen la salud cardiovascular y cerebral. Las mejores fuentes naturales se encuentran en pescados grasos como salmón, caballa y sardinas, yemas de huevo, aguacate, las semillas de chía, linaza y nueces. También se obtiene del aceite de oliva virgen extra. Si no consumes esos alimentos regularmente, considera un suplemento de omega-3 de alta calidad. La dosis recomendada es 1 000 -2 000 mg diarios de EPA/DHA combinados. Consulta a tu médico si tomas algún medicamento o sufres algún problema de salud antes de utilizar estos suplementos.

- **Zinc:** el zinc es un mineral esencial que juega un papel crucial en el fortalecimiento de nuestro sistema inmunológico. Este mineral no solo es vital para la producción y función de células inmunes, sino que también ayuda a la producción de anticuerpos que nos protegen de infecciones. La deficiencia de zinc puede dejarnos vulnerables, haciendo que nuestro cuerpo sea menos eficiente a la hora de luchar contra virus y bacterias. Aunque el zinc es un mineral esencial, no siempre es necesario recurrir a suplementos si se tiene una dieta equilibrada que incluya alimentos como carnes magras, mariscos, nueces, semillas, granos enteros y legumbres. El exceso de zinc puede provocar efectos secundarios como malestar estomacal, náuseas, diarrea e interferir con la absorción de otros nutrientes esenciales, como el cobre. En la mayoría de los casos, obtenerlo de fuentes naturales a través de la dieta es suficiente. Si sospechas de una deficiencia de zinc o tienes necesidades especiales (como estrés extremo, embarazo, infecciones recurrentes o personas mayores), lo mejor es consultar con un profesional de la salud antes de iniciar cualquier suplementación.

- **Propóleo (o própolis):** es un producto natural fabricado por las abejas, hecho con principios activos de plantas. Este remedio natural es conocido por sus increíbles propiedades antinflamatorias, para equilibrar el sistema inmune y combatir infecciones bacterianas y virales, especialmente en las vías respiratorias. Existen varios tipos de propóleo. El negro, rojo y verde. Aunque los tres tipos de tienen propiedades beneficiosas para la salud, el propóleo verde ha sido el más investigado y se ha mostrado como el más eficaz.

  El extracto de propóleo verde en gotas al 15% puede ser utilizado diariamente. Para fortalecer las defensas, la dosis es de 35 gotas en un vaso de agua filtrada por día. Vale aclarar que el propóleo verde debe ser utilizado con precaución en personas alérgicas a productos derivados de las abejas. También, es ideal consultar con un médico para recibir indicaciones personalizadas y evitar posibles interacciones con otros tratamientos.

Mensaje de Dr. Veller

Tu sistema inmunológico es una de las primeras líneas de defensa de tu cuerpo, pero mantener su equilibrio depende de ti. No esperes a enfermarte para fortalecerlo, porque un sistema inmune saludable es el reflejo de una vida consciente y en armonía. Recuerda: tu salud no es un destino, sino el camino que eliges recorrer cada día.

CAPÍTULO 16

Ejercicio y longevidad: los movimientos que prolongan tu vida

Dr. Juan Ignacio Veller
Tiempo de lectura 30: minutos
Las mejores cosas de la vida te hacen sudar

La vida moderna nos ha vendido comodidad, pero a un precio elevado: cuerpos debilitados, enfermedades silenciosas y una vejez marcada por el dolor y la dependencia. Pero no siempre fue así. Nuestros ancestros no necesitaban gimnasios; se movían para sobrevivir y sus cuerpos eran máquinas de resistencia. Hoy, en cambio, pasamos horas sentados, engañándonos con la idea de que una caminata ocasional o unos minutos en el gimnasio bastan para compensar el daño. No es así.

Al mismo tiempo, muchas personas quieren empezar a ejercitarse, pero no saben por dónde comenzar: ¿Levantar pesas o salir a correr? ¿20 minutos o una hora al día? ¿Cómo evitar lesiones? Y lo que es peor, quienes se supone que deberían tener las respuestas, los médicos, muchas veces confunden más de lo que guían. Pocos saben prescribir ejercicio correctamente y la falta de información genera dudas, miedos, errores y creencias equivocadas que alejan a las personas de una de las mejores medicinas: moverse más.

En este capítulo descubrirás cómo el movimiento puede revolucionar tu salud, tu cuerpo y tu mente, con estrategias precisas para hacerlo bien, sin importar si tienes 20 o 70 años, si estás en forma o empezando desde cero. La ciencia lo respalda: empieza hoy y tu futuro te lo agradecerá.

Consecuencias de no ejercitarse: sarcopenia

Pocas personas han oído hablar de ella, pero millones la sufren sin saberlo. Se trata de la pérdida progresiva de músculo y fuerza, un problema que afecta profundamente la autonomía y la calidad de vida. Aunque puede empezar alrededor de los 30 años, su avance se acelera después de los 60, especialmente en personas sedentarias, con mala alimentación o enfermedades crónicas como diabetes, obesidad, problemas cardíacos, daño renal, hígado graso, artritis, entre muchas otras.

¿Conoces a alguien mayor que necesite ayuda para vestirse, bañarse o simplemente levantarse de una silla? **La sarcopenia suele ser la causa.** Pero no solo limita el movimiento: aumenta el riesgo de ataques cardíacos, alteraciones hormonales, depresión, insomnio, desgaste de articulaciones, defensas bajas, e incluso, un cerebro debilitado. También afecta el equilibrio y la coordinación, aumentando el riesgo de caídas y fracturas, sobre todo en personas con huesos frágiles.

Existe un mito muy extendido: «Al envejecer, es normal volverse frágiles», pero esto no es cierto. No nos debilitamos simplemente por envejecer, sino por no hacer actividad física.

Además, la sarcopenia está íntimamente ligada a la inflamación crónica. Un cuerpo con poca masa muscular y un exceso de grasa tiende a producir sustancias inflamatorias que dañan órganos y tejidos, acelerando el envejecimiento y favoreciendo la aparición de todas las enfermedades mencionadas en este libro.

En resumen, la sarcopenia es una condición grave y silenciosa, pero la buena noticia es que se puede prevenir y revertir. Con el ejercicio adecuado, podemos cambiar esta historia.

Beneficios de ejercitarse a cualquier edad

Ejercitarse y mantener una buena masa muscular es un antídoto natural contra la inflamación y un poderoso refuerzo para el sistema inmunológico. Los estudios muestran que quienes se ejercitan pueden reducir hasta un 25% las moléculas inflamatorias en la sangre. Esto quiere decir que cada sesión de ejercicio fortalece las defensas del cuerpo.

Pero sus beneficios van mucho más allá. Reduce la presión arterial, mejora la circulación, disminuye el colesterol malo y ayuda a prevenir cánceres como el de mama, colon y próstata. También optimiza la acción de la insulina, permitiendo un mejor uso del azúcar en sangre, lo que, junto con la reducción del riesgo de obesidad, ayuda a combatir y curar la diabetes tipo 2 en muchos casos.

Para los adultos mayores, el ejercicio es clave en la prevención de la osteoporosis. Aunque muchos se enfocan en el calcio y la vitamina D, la actividad física, especialmente los ejercicios de fuerza, fortalece los huesos y mejora el equilibrio, reduciendo el riesgo de caídas y fracturas.

Además, el ejercicio ha demostrado reducir el riesgo de demencia, incluyendo la enfermedad de Alzheimer, y favorecer el bienestar mental, ayudando a combatir el estrés, la ansiedad, la depresión y a optimizar la calidad del sueño. De hecho, varios estudios muestran que tan solo 10 a 15 minutos por semana pueden hacerte más feliz.

El impacto hormonal también es notable. Con la edad y los malos hábitos, hormonas clave como la testosterona pueden disminuir, provocando fatiga, irritabilidad, depresión y problemas sexuales tanto en hombres como en mujeres. El entrenamiento de fuerza es una de las estrategias más efectivas para equilibrar sus niveles de forma natural. En las mujeres, el ejercicio también ayuda a regular los estrógenos y aliviar los síntomas de la menopausia.

En resumen, para casi cualquier condición o enfermedad, **el ejercicio bien prescrito** es uno de los remedios más efectivos y naturales que existen.

Impacto en la longevidad

¿Has oído hablar de «los telómeros»? Son estructuras en tu ADN que actúan como un reloj de tu edad biológica: cuanto más cortos son, más rápido envejece tu cuerpo. El ejercicio promueve la salud de los telómeros y enlentece su acortamiento, es decir «frena» ese reloj. Por ejemplo, moverte más y de forma constante te da una ventaja de hasta nueve años en juventud biológica frente a quienes no lo hacen. Incluso solo 14 minutos al día de actividad pueden proteger tus telómeros del desgaste que causa el estrés, manteniendo tus células más jóvenes por dentro. En palabras simples: el ejercicio agrega vida a tus años.

Impacto en la inteligencia

El ejercicio te hace más inteligente a cualquier edad. En niños, mejora las notas y facilita aprender matemáticas, lógica o lectura. Si te mantienes activo entre los 15 y 25 años, tu cerebro procesará información más rápido incluso entre los 62 y 85, mostrando beneficios que duran décadas.

¿Cómo pasa esto? El ejercicio limpia tus células cerebrales al aumentar la autofagia, un proceso que elimina toxinas y mantiene tu mente ágil. Incluso va más allá: los padres que se mueven más pasan ventajas a sus hijos, ayudando a que sus bebés nazcan con cerebros más despiertos. Y no necesitas mucho para empezar; algo tan simple como estar de pie en lugar de sentado ya mejora tu atención. En resumen, cada paso que das no solo te mueve, sino que también afila tu mente.

¿Cómo realizar ejercicio de forma correcta?

Los principales expertos mundiales, como los de la Organización Mundial de la Salud y el Colegio Americano de Medicina Deportiva, recomiendan a los adultos un mínimo de 150 minutos semanales de ejercicio aeróbico moderado (o 75 minutos si es intenso), combinados con dos sesiones de entrenamiento de fuerza, además de ejercicios de flexibilidad y movilidad. A continuación, te explico cómo distribuir estos entrenamientos y en qué consisten.

Ejercicio aeróbico

Conocido popularmente como cardio, incluye actividades que aumentan de forma sostenida tus latidos cardíacos (la frecuencia cardíaca) y mejoran la función cardiovascular. Para alcanzar los 150 minutos semanales, se recomienda hacer sesiones de 30 a 60 minutos, entre 3 y 5 veces por semana, eligiendo alguna de estas opciones:

- **Caminar:** es una de las formas más accesibles y efectivas de ejercicio aeróbico moderado. Para obtener beneficios, la velocidad ideal es de 5 a 6 km/h (aproximadamente 100-120 pasos por minuto). Un buen indicador de intensidad es que deberías poder hablar mientras caminas, pero no cantar. Si nunca has caminado a este ritmo, empieza con 10-15 minutos al día y aumenta progresivamente semana a semana hasta alcanzar y superar el objetivo.

  Si tienes una pulsera o reloj medidor de frecuencia cardíaca, puedes asegurarte de ejercitar a la intensidad adecuada manteniéndote entre el 50% y el 70% de tu frecuencia cardíaca máxima. Para calcularla, simplemente resta tu edad a 220.

  Por ejemplo, si Ana tiene 60 años, su frecuencia cardíaca máxima es 220 - 60 = 160 latidos por minuto. Si quiere caminar al 70% de su capacidad, debe calcular el 70% de 160, que en este caso es 112 latidos por minuto.

  En la práctica, Ana comenzará a caminar y aumentará su ritmo hasta que sus pulsaciones se estabilicen cerca de 112 latidos por minuto, sin que suba demasiado ni caiga por debajo de ese punto.

Dato impactante: caminar solo 20-30 minutos al día puede reducir tu riesgo de muerte prematura entre un 20% y un 30%. Y aún mejor: solo 25 minutos diarios de caminata rápida podrían añadir hasta siete años a tu vida.

- **Correr:** es una excelente opción para quienes ya dominan el caminar y buscan aumentar la intensidad de su ejercicio. Correr lleva la frecuencia cardíaca al 85% y requiere sesiones de 20-40 minutos, 3 a 5 días por semana. La distancia varía según la condición física, pero quienes logran alcanzar entre 5 y 10 km por sesión pueden obtener mayores beneficios.

  Sin embargo, caminar o correr no es para todos: el impacto repetitivo, especialmente en superficies duras como el asfalto, puede agravar condiciones como artrosis de rodilla o hernias de disco y otros problemas articulares. Además, aunque mejoran la resistencia del corazón y los pulmones, estos ejercicios no trabajan la fuerza de manera equilibrada, ya que el esfuerzo se concentra principalmente en las piernas, por lo tanto, es mejor considerarlos un complemento y no la única forma de entrenamiento.

  Dato impactante: correr solo cinco minutos al día, incluso a paso tranquilo, puede añadir tres años a tu vida y reducir casi un 40% el riesgo de muerte prematura. Y por cada hora que inviertes corriendo, puedes ganar siete horas más de vida.

- **Nadar e hidrogimnasia:** son opciones ideales para personas con problemas articulares, musculares o movilidad reducida, ya que reducen el impacto en las articulaciones mientras fortalecen el cuerpo. La hidrogimnasia, en particular, permite realizar ejercicios de resistencia y movilidad en el agua con menor riesgo de lesiones, siendo una excelente alternativa para adultos mayores o personas con artritis, osteoporosis o recuperación de cirugías.

  Se recomienda practicar de 3 a 5 días por semana, con una intensidad moderada (50 a 70% de la frecuencia cardíaca máxima) durante 30 a 60 minutos por sesión.

- **Ciclismo:** ideal para quienes buscan fortalecer las piernas, el corazón y los pulmones sin impacto en las articulaciones. Puede realizarse en bicicleta estática o al aire libre y es una actividad de intensidad moderada a alta, alcanzando hasta el 85% de la frecuencia cardíaca máxima. Para personas en recuperación de lesiones, con movilidad reducida o en proceso de rehabilitación, existen opciones como **pedales portátiles**, que pueden usarse desde la cama o una silla, ayudando a mantener la movilidad y mejorar la circulación sin riesgo de impacto.

Importante: sabemos que estos tiempos pueden parecer desafiantes dentro de la rutina diaria, pero lo más importante es **moverse más cada día**. Pequeños cambios pueden marcar una gran diferencia en la salud, como elegir las escaleras en lugar del ascensor, caminar o ir en bicicleta al trabajo, dejar el auto unas cuadras más lejos o simplemente ponerse de pie y estirarse cada hora si pasas mucho tiempo sentado, ya sea en el trabajo o maratoneando series.

Si el tiempo sigue siendo un problema, existen alternativas más cortas, como el HIIT (un tipo de entrenamiento de alta intensidad), que en solo 15 minutos 3 veces por semana puede ofrecer los mismos o incluso mayores beneficios que sesiones largas de ejercicio aeróbico. Más adelante te contaré en detalle cómo funciona esta estrategia.

Ejercicio de resistencia

También conocido como «ejercicio de fuerza», este tipo de entrenamiento tiene como objetivo aumentar la cantidad y calidad del músculo, además de mejorar la forma en que el cuerpo utiliza la energía.

Se recomienda realizarlo 2 a 3 veces por semana como complemento del ejercicio aeróbico y en personas más entrenadas, ambos pueden combinarse el mismo día. Puede hacerse con pesas, máquinas de resistencia o bandas elásticas, pero también con el propio peso corporal (calistenia), a través de ejercicios como sentadillas, flexiones o planchas. Cada método tiene sus ventajas y se adapta a diferentes niveles y necesidades.

A continuación, exploraremos cómo realizar este tipo de entrenamiento de manera efectiva.

¿Cuánta fuerza o intensidad debes realizar?

Imagina que vas al gimnasio y te preguntas: «¿cuánto peso debo levantar?». No quieres quedarte corto y no ver resultados, pero tampoco quieres sobrecargar y lastimarte. Para descubrir el peso ideal, existe una forma sencilla de calcularlo llamada «1 repetición máxima», que es simplemente el peso máximo que puedes levantar una sola vez **con buena técnica (en ese tipo de ejercicio)**.

Para descubrirlo, elije el ejercicio del que quieras conocer tu «1 repetición máxima», una sentadilla o levantar una pesa con un solo brazo. Prueba con distintos pesos hasta encontrar el máximo que puedas levantar una sola vez con buena técnica, sin perder el control. Es importante hacerlo con alguien supervisando o ayudándote, especialmente en ejercicios con barra, para evitar lesiones y asegurarte de mantener una postura correcta.

Una vez que sabes cuál es tu máximo, puedes ajustar la carga según el tipo de entrenamiento que quieras hacer: si solo quieres moverte y fortalecer un poco sin exigir demasiado, usa un peso menor al 60% de tu 1RM (baja intensidad). Para ganar fuerza de manera equilibrada y tonificar, trabaja entre el 60% y el 80% (moderada intensidad). Y si tu objetivo es aumentar significativamente tu fuerza y masa muscular de una manera más eficiente y rápida, necesitas entrenar con más del 80% (alta intensidad).

Ejemplo práctico: si puedes levantar un máximo de 10 kg en un ejercicio una sola vez, un entrenamiento suave sería con menos de 6 kg en ese ejercicio, mientras que para un nivel más desafiante pero sostenible podrías usar entre 6 y 8 kg. Si buscas desarrollar la máxima fuerza, necesitarías trabajar con entre 8 a 10 kg máximo.

Este enfoque permite ajustar el peso según tu nivel y objetivos, asegurando un entrenamiento seguro y efectivo.

¿Cuántas repeticiones y series debes hacer?

Esto depende de tus objetivos y del momento de tu entrenamiento, pero en general, se recomienda trabajar con una intensidad moderada (entre el 60% y 80% de tu repetición máxima), realizando entre 8 y 12 repeticiones por serie, siempre priorizando una técnica correcta. El número de series varía según el tipo de entrenamiento, pero lo más común es hacer entre 3 y 5 series por grupo muscular, con descansos de 1 a 2 minutos entre las series.

El tiempo total de una sesión de ejercicio idealmente debería durar entre 45 minutos y 1 hora, un rango eficiente para estimular los músculos sin agotamiento excesivo. Pero lo más importante no es la duración, sino la calidad del entrenamiento.

Cuidados extras para evitar lesiones

Primeros pasos

Si nunca has hecho ejercicio, eres un adulto mayor o tienes alguna condición que limite tu movilidad, lo mejor es comenzar con rutinas supervisadas entre 1 y 2 veces por semana e ir progresando poco a poco. Entrenar con la ayuda de un profesional te permitirá aprender la técnica correcta y evitar lesiones.

En general, es recomendable iniciar con intensidades bajas (alrededor del 30 al 40% de tu fuerza máxima) y aumentar gradualmente a medida que el cuerpo se adapta. El entrenamiento de fuerza es como un medicamento natural: no todos necesitan la misma «dosis». Así como un médico ajusta el tratamiento de un paciente según sus necesidades, el ejercicio debe adaptarse a cada persona. Para maximizar los beneficios, lo ideal es trabajar la mayor cantidad de músculos posibles a lo largo de la semana. Los mejores ejercicios suelen ser aquellos que involucran varias articulaciones al mismo tiempo, como sentadillas, levantamientos o empujes, ya que generan un estímulo más completo y funcional para el cuerpo.

Importante: no aguantes la respiración mientras levantas pesas. Esto puede aumentar peligrosamente la presión en tu pecho y abdomen, lo que eleva el riesgo de desmayos, picos de presión arterial, sobrecarga en el corazón y hasta rotura de vasos sanguíneos. Para evitarlo, exhala al levantar el peso e inhala al bajarlo.

- **¿Si soy un adulto mayor puedo levantar mucho peso?** Con la supervisión adecuada y un entrenamiento progresivo, no solo es posible, sino recomendable. La idea de que los adultos mayores no deben levantar cargas altas es un mito que ha sido desterrado hace años. El entrenamiento de fuerza bien diseñado fortalece los músculos y los huesos, mejora el equilibrio y previene caídas, lo que es clave para mantener la independencia y la calidad de vida. Lo importante no es solo el peso, sino progresar de forma segura, respetando los tiempos de adaptación del cuerpo y asegurándose de que la técnica sea siempre correcta.

  Importante: el cuerpo se adapta y se fortalece a cualquier edad. Si has sido sedentario por mucho tiempo, es normal que tus músculos, huesos, cartílagos, tendones y ligamentos estén frágiles, como alambres oxidados. Pero con el tiempo y el estímulo adecuado del ejercicio, todo tu organismo se fortalecerá, dándote más equilibrio, resistencia y autonomía en tu día a día.

- **¿Es necesario realizarse chequeos médicos antes de ejercitarme?** No todas las personas requieren controles médicos previos para iniciar una rutina de ejercicio, especialmente los menores de 45 años sin enfermedades conocidas ni antecedentes familiares relevantes. Sin embargo, ante cualquier duda, condición preexistente (como hipertensión, diabetes o problemas cardíacos) o historial familiar de riesgo (como infartos o muerte súbita en parientes cercanos), es fundamental consultar a un médico. En casos de mayor vulnerabilidad, el chequeo puede incluir un electrocardiograma para evaluar el corazón, análisis de laboratorio para detectar alteraciones metabólicas, o una ergometría, una prueba de esfuerzo que mide la respuesta del corazón y los pulmones al ejercicio. Según la Sociedad Americana del Corazón, los adultos mayores de 45 años con factores de riesgo, como obesidad o tabaquismo, tienen hasta un 50% más de probabilidades de beneficiarse de estas evaluaciones antes de empezar. La prioridad es garantizar que el movimiento, aunque esencial, sea seguro para ti.

Ejercicios especiales

Aunque los ejercicios aeróbicos clásicos y de fuerza son los pilares básicos del entrenamiento, existen variantes interesantes y efectivas que vale la pena conocer y aprovechar.

- **HIIT (Entrenamiento Interválico de Alta Intensidad)**
  Este método alterna breves periodos de esfuerzo intenso con intervalos de descanso o baja intensidad. Según una investigación publicada en la revista *Exercise and Sport Sciences Reviews* (2008), el HIIT encarna el principio de **«poco esfuerzo, gran recompensa»**, igualando o superando los beneficios del «cardio» tradicional en sesiones de solo 15 a 20 minutos. Esto lo hace ideal para quienes no disponen de tiempo para rutinas aeróbicas más prolongadas. Además, mantiene tu metabolismo activo por más tiempo, prolongando la quema de energía hasta dos días después.

  Una manera práctica y muy estudiada de hacer HIIT es usando la bicicleta estática: se pedalea con máximo esfuerzo durante solo 30 segundos (aplicando cierta resistencia a los pedales), seguido de 4 minutos pedaleando suave (sin parar) para recuperarse. Este ciclo breve, pero intenso, se repite 4 a 6 veces en cada sesión.

  Además de la bicicleta, este mismo método puede aplicarse con ejercicios más simples y que no requieren equipamiento especial, como correr en el lugar, saltos, sentadillas rápidas o *burpees* (una combinación de flexión, sentadilla y salto). Esto hace que el HIIT sea muy versátil y accesible para realizar incluso en casa. En solo dos semanas, este enfoque puede duplicar la resistencia en actividades aeróbicas. Otra ventaja es que puede combinarse en la misma sesión con ejercicios de fuerza, optimizando aún más el entrenamiento.

- **Ejercicios de flexibilidad y movilidad**
  Estas actividades, como estiramientos suaves, yoga o pilates, se recomiendan especialmente cuando el objetivo es mejorar el movimiento diario sin forzar demasiado el cuerpo. Son ideales para adultos mayores o personas con limitaciones físicas (como dolor articular,

rigidez o recuperación de lesiones), ya que aumentan la movilidad, alivian molestias musculares y articulares, y previenen caídas al fortalecer el equilibrio. A diferencia del ejercicio aeróbico o de resistencia, que pueden exigir más esfuerzo, estos son suaves, de baja intensidad y seguros para casi todos, incluso quienes no toleran entrenamientos más intensos como el HIIT.

Peligros de ejercitarse demasiado

El ejercicio es un remedio poderoso, pero, como cualquier medicina, en exceso puede ser perjudicial. Cuando las personas se obsesionan y entrenan demasiado, durante horas o sin descanso suficiente, surge un fenómeno conocido como sobreentrenamiento, que transforma los beneficios en problemas serios.

Los síntomas de sobreentrenamiento son variados e incluyen cansancio crónico, irritabilidad, insomnio, frecuencia cardíaca elevada en reposo, dolores musculares persistentes (que no mejoran por semanas), estancamiento con disminución del rendimiento deportivo, e incluso depresión. Aunque no existe una definición exacta sobre cuánto ejercicio es «demasiado», las recomendaciones oficiales de la Organización Mundial de la Salud (OMS) indican que realizar entre 150 y 600 minutos semanales de ejercicio aeróbico moderado, o entre 75 y 300 minutos semanales de ejercicio vigoroso, repartidos en 3 a 5 días, ofrece claros beneficios para la salud, siempre que se respete la capacidad individual y se permita una adecuada recuperación.

Además, ejercicios extremos como maratones, ultramaratones o entrenamientos muy intensos sin preparación adecuada pueden provocar lesiones musculares graves, llegando a producir un cuadro conocido como rabdomiólisis, en el cual los músculos se dañan severamente y liberan sustancias que pueden llevar a insuficiencia renal e incluso poner en riesgo la vida. También se han asociado estos ejercicios excesivos con formas graves de anemia conocidas como «anemia del corredor» o «hemólisis por impacto» y desequilibrios hormonales importantes.

Por ello es fundamental conocer nuestras limitaciones y respetar el descanso.

¿Cuánto debo descansar?
El músculo crece y se fortalece durante el descanso, no mientras entrenas. Se recomienda tomar al menos un día por semana, idealmente dos, ya sea con actividades suaves como caminatas ligeras o estiramientos, o con reposo total para que los músculos se reparen. Recuerda también dejar pasar al menos 48 horas entre sesiones que involucren los mismos grupos musculares, así como tomar breves pausas (de 1 minuto y medio a 2 minutos) entre cada serie durante los ejercicios de fuerza, para optimizar tu entrenamiento y prevenir lesiones.

Además, en este punto, es fundamental destacar la importancia de dormir bien, algo que abordamos en detalle en el capítulo específico sobre el sueño y el descanso.

Secretos para optimizar el crecimiento muscular

1. Alimentos
Una buena alimentación puede brindarte todo lo necesario para ejercitarte sin depender de suplementos artificiales, siempre que sea variada y equilibrada, con foco en proteínas y nutrientes esenciales.

Las proteínas son vitales para que tus músculos crezcan y se fortalezcan. La recomendación general es consumir entre 1.2 y 2 gramos por cada kilogramo de peso corporal al día, aunque cantidades altas podrían no ser adecuadas si tienes problemas renales avanzados. Busca fuentes naturales como huevos, carnes blancas (pollo, pavo, pescado), carnes rojas magras en menor medida, legumbres (frijoles, garbanzos) y lácteos bajos en grasa, como yogur natural o griego, que ofrecen calidad sin aditivos. Por ejemplo, si pesas 70 kg, necesitarías 84-140 gramos de proteína diarios: un desayuno con dos huevos (12 g) y yogur griego (10 g), un almuerzo con pechuga de pollo (30 g) y media taza de frijoles (8 g), y una cena con pescado (25 g) suman fácilmente 85 gramos, cubriendo el mínimo sin complicaciones. Otra opción es combinar un batido natural de 200 ml de leche baja en grasa (7-8 g) con garbanzos cocidos (7 g) y una tortilla de tres claras (10-11 g) para un día más ligero.

Para dar energía a tus músculos durante el ejercicio, incluye carbohidratos saludables antes de entrenar. Combinar huevos o legumbres con granos integrales es una gran opción, mientras que la remolacha o betabel (en jugo o cocida) aporta compuestos que mejoran el flujo sanguíneo al músculo con poco azúcar, potenciando tu rendimiento. Una fruta como la banana, consumida 1 a 2 horas antes, también funciona bien por su energía rápida y natural.

Por último, hidrátate bien: bebe agua a lo largo del día y, sobre todo, durante y después del ejercicio para reponer lo perdido y mantener tu cuerpo en marcha.

Curiosidad: la granada es otra excelente aliada natural para potenciar tu entrenamiento. Sus antioxidantes (polifenoles) reducen la fatiga muscular y mejoran la resistencia física. Además, tanto su jugo como sus semillas tienen bajo contenido en azúcar y ayudan a mejorar el flujo sanguíneo hacia los músculos.

Una manera práctica de aprovechar estos beneficios es tomarla en el desayuno o una hora antes de ejercitarte para un impulso extra, licuando sus semillas con agua, sin filtrarlas, para aprovechar todas sus propiedades.

2. Suplementos: ¿son necesarios?

Una dieta equilibrada suele cubrir tus necesidades, pero algunos suplementos pueden complementar el ejercicio en casos específicos. Aquí exploramos los más comunes y su utilidad real.

- **Creatina:** este compuesto natural es una fuente de energía clave para los músculos, ayudando a moverte con más fuerza y recuperarte más rápido. Al llenar tus depósitos de creatina, entrenas mejor y potencias el crecimiento muscular, algo especialmente valioso para combatir la sarcopenia en adultos mayores. Contrario a un mito extendido, la creatina no es dañina para los riñones en personas sanas; sin embargo, siempre es importante consultar con tu médico si tienes dudas o alguna condición preexistente. Además de mejorar el rendimiento muscular, recientemente se ha descubierto que la creatina también ofrece beneficios adicionales para la salud, incluyendo protección cerebral, mejor rendimiento mental y apoyo en casos específicos como depresión y fatiga crónica. Estos hallazgos están revolucionando lo que sabíamos sobre este suplemento y obligando incluso a reescribir algunos capítulos en los libros de medicina. La forma más efectiva y económica es la creatina monohidratada pura, sin aditivos, a una dosis de 3-5 gramos al día, tomada todos los días (no solo al entrenar). Sus efectos no son inmediatos, así que la constancia es clave. Siempre consulta a tu médico ante dudas o condiciones preexistentes, como problemas renales, aunque no hay evidencia de riesgo en dosis adecuadas.

- **Proteína en polvo:** si tu alimentación ya es rica en proteínas, este suplemento no es esencial y, al ser industrializado, puede incluir ingredientes poco saludables como azúcares, edulcorantes artificiales, u otros aditivos, además de tener efectos negativos en la microbiota intestinal. Sin embargo, puede ser útil temporalmente para atletas con necesidades altas, quienes no logran su cuota diaria con comida natural o como puente hacia una vida más sana mientras ajustas tu dieta, apoyando la recuperación y el crecimiento muscular en casos específicos.

- **Aminoácidos (BCAA):** los expertos aún debaten su utilidad. Algunos estudios sugieren que no ofrecen beneficios claros si ya consumes suficientes proteínas naturales, que aportan estos aminoácidos de forma completa. Hasta que haya más evidencia, no los recomendamos como prioridad.

- **Cafeína:** más allá de ser una bebida deliciosa, es un suplemento efectivo y accesible. Tomar entre 1 a 2 tazas de café unos 30 a 45 minutos antes del entrenamiento, mejora notablemente el rendimiento, la resistencia física y disminuye la sensación de fatiga durante el ejercicio.

Recuerda siempre que cualquier suplemento es justamente eso, un complemento, y debe utilizarse junto a una alimentación equilibrada y hábitos saludables.

Mitos y creencias limitantes sobre el ejercicio

En este apartado desmentimos algunos mitos comunes para ayudarte a superar barreras y cuidar mejor tu cuerpo, ajustando la forma en la que percibes el ejercicio y su impacto en tu salud. Veamos con cuál te identificás.

- **«Yo camino un poco todos los días, eso es suficiente para mantenerme saludable»**
  Caminar es excelente para la salud, pero por sí solo no alcanza para fortalecer tus músculos y huesos. Además, hay que saber la «dosis correcta» de caminada diaria. Recuerda que el ejercicio ideal combina sesiones de ejercicio aeróbico moderado o intenso (como caminar rápido) 2-3 veces por semana, con ejercicios de fuerza otras 2-3 veces por semana.

- **«Hacer pesas es peligroso para mis articulaciones»**
  En realidad, lo peligroso para tus articulaciones es el sedentarismo, no las pesas. Un entrenamiento de fuerza bien realizado protege y fortalece músculos, tendones y cartílagos, reduciendo el riesgo de lesiones. Lo clave es usar una técnica adecuada y no excederte con pesos demasiado altos sin preparación.

- **«Doctor, yo hago ejercicio, por eso puedo comer lo que quiera»**
  Esto es tan incorrecto como decir que si haces ejercicio puedes fumar. Los beneficios del ejercicio no eliminan el daño causado por una mala alimentación. Además, tus músculos necesitan buenos nutrientes y energía de calidad para crecer y recuperarse. Una mala alimentación no solo perjudica tu salud general, sino también afecta directamente la formación y recuperación muscular.

- **«Yo soy delgado, así que seguro estoy saludable»**
Ser delgado no siempre significa estar saludable. De hecho, muchas personas tienen un peso normal por fuera, pero por dentro sufren lo que se llama «obesidad metabólica». Si eres delgado, pero notas una barriga prominente o muy flácida, probablemente tengas exceso de grasa visceral. Esta grasa interna es peligrosa porque genera inflamación crónica, resistencia a la insulina y aumenta el riesgo de enfermedades graves, independientemente de lo que marque la balanza (puedes profundizar más en el capítulo 7 sobre obesidad).

- **«Voy al gimnasio tres veces por semana durante una hora, por eso no soy sedentario»**
Si vas al gimnasio unas horas por semana, pero pasas entre 6 u 8 horas al día sentado o acostado (sin contar las horas de sueño), sigues siendo sedentario. Por eso, si trabajas en una oficina o estás mucho tiempo sentado, lo ideal es que cada 45 minutos o cada 1 hora te levantes y camines durante uno o dos minutos, y hagas estiramientos. Puedes aprovechar llamadas telefónicas para moverte, usar las escaleras en lugar del ascensor o incluso optar por escritorios altos que te permitan trabajar de pie durante ciertos períodos del día. Recuerda: lo importante es «Moverte más».

Mensaje de Dr. Veller

Ya sabías que el ejercicio es bueno, pero tal vez no te habías dado cuenta de que incluso un poco de movimiento puede cambiarlo todo. Los consejos de este capítulo tienen el poder de transformar tu vida. El secreto es claro: si lo disfrutas, no pararás. Rompe las creencias que te limitan, convierte el esfuerzo en placer, elige lo que te apasiona y hazlo tuyo cada semana para borrar los daños del sedentarismo. Diviértete, muévete más y sé constante; el resto vendrá solo.

CAPÍTULO 17

El sueño como medicina: la clave para reparar tu cuerpo y tu mente

Dr. Rodrigo Nicolás Veller
Tiempo de lectura: 30 minutos
El sueño es tu aliado silencioso contra las enfermedades y el envejecimiento

Imagínate esto: te esfuerzas por comer bien, haces ejercicio regularmente y hasta tomas suplementos para mejorar tu salud. Pero, por alguna razón, sigues sintiéndote agotado, irritable, con la mente nublada. Lo que no sabes es que el verdadero problema no está en lo que haces mientras estás despierto, sino en lo que sucede mientras duermes (o intentas hacerlo). Cada noche que no descansas como deberías, tu cuerpo acumula pequeños daños invisibles: tu sistema inmune se debilita, tu cerebro se sobrecarga y hasta tu corazón sufre en silencio. En este capítulo, descubrirás los sorprendentes beneficios de dormir bien y los secretos para poder lograrlo.

Consecuencias en tu cuerpo de dormir mal

Dormir bien es como recargar por completo la batería de tu celular. Cuando te despiertas, deberías sentirte al 100%, lleno de energía, con claridad mental y listo para enfrentar el día. Pero cuando no duermes lo suficiente o tu sueño no es de calidad, es como empezar el día con la batería en rojo. Te sientes lento, agotado y necesitas recargar constantemente para poder seguir adelante. Incluso una sola noche de mal sueño puede reducir en al menos un 40% la capacidad de tu cuerpo para funcionar adecuadamente. Esto significa que tu concentración, memoria, sistema inmune y energía estarán muy por debajo de su potencial. Y lo más preocupante es que muchas personas, frente a este problema, recurren rápidamente a medicamentos como el diazepam, clonazepam o zolpidem. Estas soluciones, aunque puedan parecer efectivas a corto plazo, pueden empeorar el problema con el tiempo, ya que no abordan las causas reales del mal sueño. En mi práctica clínica, ayudo a mis pacientes a encontrar alternativas naturales y efectivas para mejorar su descanso sin depender de estos fármacos, como te lo detallaré más adelante.

Pero los efectos de dormir mal no se detienen ahí. Unas pocas noches de mal sueño pueden desencadenar una cascada de problemas en el cuerpo. Aquí tienes algunos ejemplos de cómo impacta en diferentes sistemas:

- **Sistema hormonal y metabolismo:** el sueño regula hormonas esenciales como la ghrelina y la leptina, que controlan el hambre. Cuando no dormimos bien, este equilibrio se rompe, lo que explica los antojos incontrolables, especialmente de alimentos ricos en azúcar, al día siguiente. Además, el mal sueño eleva los niveles de cortisol, la hormona del estrés, que no solo incrementa el apetito, sino que también favorece la acumulación de grasa abdominal y dificulta la regulación del azúcar y triglicéridos en sangre. Este desajuste hormonal impacta directamente en los niveles de insulina y en el metabolismo general, aumentando significativamente el riesgo de obesidad, resistencia a la insulina y diabetes tipo 2. Dormir mal también afecta significativamente los niveles de testosterona. Estudios han mostrado que hombres que dormían menos de seis horas por noche presentaban niveles más bajos de esta hormona, así como reducción en el tamaño de los testículos. Lo más alentador es que estas alteraciones pueden revertirse al mejorar la calidad del sueño y adoptar hábitos saludables de descanso.

- **Músculos, huesos y articulaciones:** durante el sueño profundo, se liberan más del 70% de las hormonas responsables de la reparación y el crecimiento muscular, como la hormona del crecimiento. Dormir mal no solo limita esta reparación, sino que también incrementa la inflamación en el cuerpo, lo que puede agravar dolores articulares y favorecer enfermedades como la artritis. Además, la falta de sueño interfiere en la capacidad del cuerpo para reparar y fortalecer los huesos, lo que aumenta el riesgo de que se vuelvan más frágiles con el tiempo, como en la osteoporosis. Sin un descanso adecuado, los músculos se debilitan, las articulaciones se desgastan y los huesos pierden densidad, lo que puede generar dolores y problemas de movimiento.

- **Corazón:** el sueño le da al corazón la oportunidad de descansar y recuperarse. Dormir mal incrementa el riesgo de presión arterial alta y contribuye al desarrollo de enfermedades cardiovasculares, como arterias obstruidas y fallo cardíaco.

Además, varios estudios han mostrado que la falta de sueño está estrechamente relacionada con un mayor riesgo de muerte prematura. Esto incluye causas evidentes, como accidentes de tránsito por falta de atención, pero también problemas graves como infartos, derrames cerebrales y cáncer de mama, próstata, colon, endometrio y leucemia. Sin embargo, el daño no siempre es visible de inmediato. Dormir mal enferma silenciosamente: debilita nuestro sistema inmune, reduce nuestra calidad de vida y aumenta el riesgo de desarrollar condiciones como ansiedad, depresión, envejecimiento prematuro y demencias. Por eso, antes de etiquetar a alguien con un diagnóstico de trastorno emocional, es crucial descartar que el verdadero problema no sea el insomnio. Muchas veces, la falta de sueño puede manifestarse como fatiga extrema, irritabilidad o apatía, síntomas que fácilmente se confunden con problemas emocionales más complejos. Identificar correctamente la causa subyacente evita tratamientos innecesarios, como el uso de medicamentos que no resuelven el problema real. Cuando decimos que «Nos morimos más por dormir mal», no es una frase exagerada, sino una realidad respaldada por la ciencia. Pero entender las consecuencias no es suficiente. En este capítulo, profundizaremos en por qué el sueño es tan crucial y cómo puedes mejorar su calidad para proteger tu salud y transformar tu vida, e incluso, revertir enfermedades.

¿Qué es exactamente dormir bien?

No se trata solo de acostarse y cerrar los ojos por varias horas. Según la ciencia, dormir bien implica un descanso de calidad, que cumple con ciertas condiciones clave:

- **Duración adecuada:** para la mayoría de los adultos, esto significa dormir entre 7 y 8 horas **por noche**. Además, una persona debe quedarse dormida en un tiempo promedio de 10 a 20 minutos después de acostarse para que se considere un patrón de sueño normal. Sin embargo, no solo importa cuánto tiempo se duerme, sino también cómo se distribuyen esas horas en ciclos de sueño.
- **Ciclos de sueño completos:** durante la noche, pasamos por diferentes etapas de sueño, cada una vital para nuestra salud. Un sueño profundo y reparador permite la reparación de tejidos, la consolidación de la memoria, el equilibrio emocional y procesos clave como la limpieza interna del cuerpo, el fortalecimiento del sistema inmune y la regulación de las hormonas. Si estos ciclos se interrumpen o el sueño es superficial, no se alcanzan estas fases críticas, reduciendo los beneficios del descanso y afectando tu salud.
- **Continuidad:** para que el descanso sea efectivo, es necesario que el sueño sea continuo, sin despertares frecuentes.

Despertarse varias veces durante la noche, incluso si son momentos breves, interrumpe el ritmo natural del sueño y su capacidad reparadora.

- **Horario regular:** dormir y despertarse a la misma hora todos los días ayuda a mantener el ritmo circadiano, el «reloj interno» del cuerpo, que regula procesos esenciales como la producción de melatonina, una hormona clave para conciliar el sueño.

En resumen, dormir bien significa tener un sueño suficiente en cantidad, profundo en calidad, y continuo en duración, además de mantener un horario regular que permita al cuerpo cumplir con su función reparadora. La ciencia nos confirma que estas condiciones son esenciales para que el sueño beneficie al cerebro, al sistema inmune, al metabolismo y a todos los órganos del cuerpo.

¿Cuándo se considera que tienes insomnio?

El insomnio no siempre es igual y puede dividirse en dos tipos principales según su duración y causa: agudo y crónico. El insomnio agudo es temporal, suele durar unos días o semanas, y generalmente está relacionado con un evento o situación específica. Puede aparecer tras un período de estrés intenso, como un examen, un problema laboral, una crisis emocional o cambios en el entorno, como un viaje o una mudanza. Este tipo de insomnio tiende a desaparecer por sí solo una vez que la causa se resuelve o el cuerpo se adapta. En cambio, para considerarlo crónico, el insomnio debe ocurrir al menos tres veces por semana durante un período de tres meses o más. Este tipo de insomnio suele estar relacionado con diversos factores como trastornos de ansiedad, depresión, enfermedades crónicas (como dolor o apnea del sueño) o incluso hábitos de sueño poco saludables que se han arraigado con el tiempo. Los consejos que compartimos en este capítulo son muy efectivos para ambos tipos de insomnio. Sin embargo, es fundamental identificar la causa subyacente que lo está provocando, ya que tratar el problema de base posibilitará combatirlo de manera adecuada y lograr un descanso reparador.

¿Es lo mismo dormir de noche, de siesta o de tarde?

La respuesta es clara: dormir de noche es lo mejor y la ciencia tiene varias razones para respaldarlo. Nuestro cuerpo está diseñado para seguir un reloj interno, conocido como ritmo circadiano, que regula funciones esenciales como la liberación de hormonas. Durante la noche, el cuerpo libera melatonina, una hormona clave para alcanzar un sueño profundo y reparador. Al mismo tiempo, los niveles de cortisol, la hormona del estrés que nos mantiene en estado de alerta, disminuyen. Este equilibrio es esencial para permitir que el cuerpo realmente descanse, repare daños y elimine toxinas acumuladas (incluyendo toxinas que inflaman al cerebro). Dormir en otro horario, como durante el día, altera este ritmo natural. Es como tratar de nadar contra la corriente: puede funcionar por un tiempo, pero a la larga genera agotamiento, problemas de salud y desequilibrios que pasan factura.

¿Qué sucede con las personas que trabajan de noche y duermen de día?

La ciencia nos dice que este cambio afecta profundamente el reloj biológico. Dormir de día es como apagar la pantalla de una computadora sin cerrar los programas que están en ejecución: aunque todo parezca en reposo, los procesos internos siguen activos y consumiendo recursos. Este desbalance puede tener consecuencias importantes, como un mayor riesgo de enfermedades metabólicas, cardiovasculares y emocionales a largo plazo, así como también envejecimiento precoz.

¿Y qué hay de las siestas?

Las siestas, esos descansos cortos después del almuerzo, si se hacen correctamente, pueden ser beneficiosas. Estudios muestran que una breve siesta mejora el estado de alerta, la concentración y reduce el estrés. Sin embargo, para que realmente ayuden sin interferir con el sueño nocturno, es importante seguir dos reglas simples:

1. Hacerlas antes de las 02:00 de la tarde, para evitar alterar el ritmo natural del cuerpo.

2. Mantenerlas cortas, entre 20 y 30 minutos, para no entrar en las fases profundas del sueño, que podrían dificultar conciliar el sueño durante la noche.

Por eso, aunque las siestas tienen su lugar y beneficios, no pueden reemplazar el sueño profundo y continuo de la noche. Respetar el reloj biológico y priorizar el descanso por la noche es fundamental para mantener el cuerpo y la mente saludables.

Curiosidad: existe una técnica conocida como «*Reset* del sueño» o «Ayuno de sueño», que puede ser muy útil para personas que tienen dificultades con su reloj biológico. Es particularmente efectiva para quienes duermen largas siestas durante el día, lo que les impide conciliar el sueño por la noche o para quienes experimentan insomnio después de un viaje entre zonas horarias diferentes (*jet lag*).

Esta técnica se basa en un principio simple: restringir el sueño de forma controlada para reiniciar el ritmo circadiano. La idea es evitar por completo las siestas durante el día y no dormir en la tarde, aunque estemos cansados. En algunos casos, incluso se recomienda pasar una noche durmiendo solo lo estrictamente necesario (no más de 7 horas). Al hacerlo, llegaremos a la siguiente noche muy cansados, lo que facilita que podamos conciliar el sueño en el horario correcto. Estudios científicos respaldan esta idea, mostrando que la «privación selectiva» del sueño puede ayudar a reajustar nuestro reloj biológico y facilitar la adaptación a un nuevo horario. Sin embargo, es importante que esta técnica se utilice de manera ocasional y con cuidado, ya que la privación del sueño prolongada puede tener efectos negativos en la salud.

Consejos para tener un sueño profundo y reparador

Las mejores y peores posiciones para dormir

¿Alguna vez te has preguntado si la posición en la que duermes afecta tu salud? La respuesta es un rotundo sí. No todas las posiciones son iguales y cada una puede influir positiva o negativamente en tu cuerpo.

A continuación, exploraremos cuáles son las mejores y peores posiciones para dormir y por qué.

- **Boca abajo: la peor posición**
  Aunque para muchas personas esta posición resulta cómoda, desde el punto de vista de la salud, es la peor de todas. Cuando dormimos boca abajo, la columna vertebral queda desalineada y las curvas naturales del cuello y la espalda se alteran. Además, esta posición ejerce presión innecesaria sobre estas áreas, lo que puede generar rigidez y dolores al despertar.

  Por otro lado, presionar la cara contra la almohada favorece la aparición de arrugas. Con el tiempo, estas líneas de expresión pueden volverse más pronunciadas.

- **Dormir de lado derecho: ¿bueno o malo?**
  Esta posición tiene algunos beneficios. Si colocas una almohada entre las piernas, puedes alinear correctamente la columna vertebral, reduciendo molestias en la espalda. Sin embargo, para quienes sufren de reflujo gastroesofágico, esta posición no es recomendable. Dormir del lado derecho favorece que el ácido del estómago ascienda hacia el esófago en algunas personas, debido a la posición en la que queda este órgano. Esto puede empeorar los síntomas de acidez, dañar el esmalte dental, causar tos seca e incluso irritar la laringe. Si tienes reflujo, esta posición no es la mejor para ti.

- **Boca arriba: ventajas y desventajas**
  Dormir boca arriba puede ser una excelente opción para algunas personas. Aquí tienes tres ventajas principales:

  Alivio para la espalda y el cuello: esta posición permite una mejor alineación de la columna vertebral, lo que la hace ideal para quienes sufren de dolor crónico en estas áreas. Para mayor comodidad, se recomienda colocar una almohada delgada debajo de las rodillas, lo que ayuda a relajar la zona lumbar.

Distribución uniforme del peso: es una buena opción para quienes padecen fibromialgia, ya que reduce la presión en las áreas doloridas del cuerpo y alivia dolores de cabeza frecuentes.

Beneficios digestivos: para quienes sufren de reflujo, esta posición acomoda mejor los órganos digestivos, reduciendo la posibilidad de que los jugos gástricos suban al esófago.

Sin embargo, esta posición también tiene desventajas:

Ronquidos y apnea del sueño: dormir boca arriba puede empeorar los ronquidos y los episodios de apnea obstructiva del sueño, en especial en personas con sobrepeso u obesidad. Esto sucede porque los tejidos de la garganta y la lengua pueden relajarse demasiado, bloqueando parcialmente la vía aérea. Este problema no solo interfiere con la calidad del sueño, sino que también aumenta el riesgo de hipertensión, infartos y derrames cerebrales.

No recomendable para embarazadas: en etapas avanzadas del embarazo, dormir boca arriba puede comprimir venas importantes en el abdomen, como la vena cava inferior, lo que puede afectar el flujo sanguíneo hacia el bebé.

- **Dormir de lado izquierdo: la posición que potencia tu descanso**

  Según la ciencia, esta posición puede transformar tu descanso nocturno, gracias a sus múltiples beneficios:

  Limpieza cerebral: dormir de lado, especialmente del lado izquierdo, podría ser una de las maneras más efectivas de ayudar a nuestro cerebro a realizar su proceso natural de eliminación de sustancias nocivas acumuladas durante el día. Este proceso, realizado por el sistema glinfático (una red de vasos en el cerebro que elimina toxinas y desechos), es crucial para mantener la salud cerebral y podría jugar un papel importante en la prevención de enfermedades como el alzhéimer. Los estudios preliminares han mostrado que dormir de lado mejora el flujo de líquidos cerebrales, optimizando esta «limpieza nocturna».

Aunque aún se necesitan más investigaciones en humanos, los resultados actuales son prometedores y refuerzan la importancia de adoptar esta posición para cuidar de nuestro cerebro a largo plazo.

Beneficios digestivos: para quienes sufren de reflujo, esta posición ayuda a que el estómago mantenga una posición más favorable, evitando que el ácido gástrico suba hacia el esófago.

Mejora la respiración: dormir de costado, en general, facilita la apertura de las vías respiratorias, reduciendo los ronquidos. Esto es especialmente útil para personas con apnea del sueño u obesidad.

Drenaje y circulación: dormir del lado izquierdo reduce la presión sobre la vena cava inferior, permitiendo un mejor retorno de sangre desde las extremidades inferiores. Esto ayuda a disminuir la hinchazón en piernas y tobillos, y es ideal para quienes sufren de retención de líquidos o várices.

Lo más importante: no hay que forzar ninguna posición. La mejor posición para dormir es aquella en la que realmente puedas descansar y conciliar el sueño. Aunque algunas posiciones tengan beneficios específicos, como el lado izquierdo para el reflujo o la limpieza cerebral, si no te sientes cómodo en esa postura, podrías terminar con insomnio, lo que afecta aún más tu descanso. Cada persona es diferente y lo ideal es encontrar una posición que puedas adaptar a tus necesidades y en la que te sientas más cómodo para lograr un sueño reparador.

Los siete errores que sabotean tu sueño (y cómo evitarlos)

Además de conocer las mejores posiciones para dormir, es fundamental entender qué malos hábitos pueden estar arruinando tu descanso sin que te des cuenta, para que puedas corregirlos.

- **No cuidar la melatonina natural que produce nuestro cuerpo**
  La melatonina, conocida como la hormona del sueño, juega un papel clave en nuestro descanso porque está directamente

relacionada con el reloj biológico. Este reloj interno regula los ciclos de sueño y vigilia, y funciona en sincronía con la luz y la oscuridad. Sin embargo, muchos hábitos modernos lo desajustan y afectan la calidad del sueño. Para dormir bien, necesitamos respetar el ritmo natural del cuerpo. Dormir en horarios que no coincidan con los ciclos naturales, como trabajar de noche o dormir durante el día, puede funcionar temporalmente, pero a largo plazo trae consecuencias graves.

Si quieres equilibrar tu reloj biológico y mejorar tus hormonas del sueño, aquí tienes dos consejos simples pero poderosos:

-Exponte a la luz del día al despertar: apenas te levantes, abre las ventanas y permite que la luz del sol entre en tus ojos. Esto recalibra tu ritmo circadiano, enviando señales al cerebro de que es de día, lo que optimiza la producción de melatonina más tarde.

-Evita la luz azul antes de dormir: uno de los peores hábitos que afecta la producción de melatonina es el uso de pantallas antes de acostarnos. Teléfonos, televisores, *tablets* y computadoras emiten luz azul, que engaña a nuestro cerebro haciéndole creer que es de día. Esto interrumpe la producción de melatonina, dificultando el sueño profundo. Puede que algunas personas digan que mirar televisión o usar el celular en la cama les ayuda a dormir. Y aunque puedan quedarse dormidos, el cerebro no descansa completamente. Varias áreas del cerebro siguen activas y, a largo plazo, esto puede causar síntomas como fatiga crónica, irritabilidad o incluso alteraciones hormonales, como niveles bajos de testosterona. Este es el famoso «Duermo, pero no descanso», que muchas personas comienzan a notar después de los 30 años.

Mi consejo es que evites las pantallas al menos dos horas antes de acostarte. Si esto no es posible, utiliza la función de «luz nocturna» en tus dispositivos, que reduce la luz azul y la reemplaza por tonos anaranjados. Aunque no elimina por completo el efecto negativo, mejora considerablemente la situación. Más adelante, hablaremos sobre el uso de suplementos de melatonina y cómo pueden ser útiles para quienes sufren de insomnio, pero por ahora, recuerda que cuidar tu melatonina natural es uno de los pasos más importantes para lograr un sueño reparador.

- **Dejarse engañar por la industria farmacéutica**
  Esta es, sin duda, una de las partes más controvertidas de este tema: ¿Existe manipulación por parte de la industria farmacéutica en los remedios y suplementos para dormir? ¿Son realmente efectivos? No me cabe duda de que lo que estoy a punto de decir generará opiniones divididas, pero es importante hablar con honestidad.

  Cuando las grandes industrias farmacéuticas lanzan nuevos medicamentos para tratar el insomnio, a menudo emplean campañas publicitarias que exageran su eficacia y minimizan sus riesgos. Por eso, nuestra recomendación siempre es intentar primero con soluciones naturales y abordar la raíz del problema. La pregunta clave no es qué tomar, sino **por qué no estás durmiendo bien**. No es lo mismo tratar a alguien que no duerme por dolores físicos, como en el cuello o la espalda, que a quien tiene un desbalance hormonal, como falta de melatonina, o está atravesando estrés, depresión o ansiedad. Cada causa requiere un enfoque diferente y los medicamentos para dormir no son una solución universal.

  Pero aquí está lo que más preocupa: el uso crónico de algunos medicamentos para dormir. Muchos de estos fármacos, especialmente los de la familia de las benzodiacepinas, como el clonazepam y el diazepam, se prescriben con demasiada facilidad y, a menudo, son mal utilizados. Usarlos ocasionalmente, por una o dos noches, puede ser seguro. Pero el problema surge cuando se convierten en una solución a largo plazo, usándolos por meses o incluso años. Estos medicamentos tienen efectos secundarios significativos, como problemas de memoria, depresión y, en muchos casos, dependencia física y psicológica. A largo plazo, además, pierden eficacia, y dejar de tomarlos se convierte en un desafío enorme. Por eso, tomar estos medicamentos crónicamente para dormir es uno de los peores errores que puedes cometer. No solo no resuelve el problema de fondo, sino que puede generar consecuencias graves para la salud física y mental. Antes de recurrir a estos medicamentos, es fundamental explorar otras opciones más seguras, naturales y tratar de entender qué está afectando tu sueño.

- **Beber agua antes de dormir**

Beber agua es fundamental para nuestra salud, pero el momento en que lo hacemos también importa. Muchas personas tienen el hábito de beber grandes cantidades de agua justo antes de acostarse, y aunque esto parece inofensivo, puede convertirse en un gran obstáculo para dormir bien. Cuando tomamos demasiada agua antes de dormir, es común que tengamos que levantarnos varias veces durante la noche para ir al baño. Esto interrumpe los ciclos naturales del sueño, impidiendo alcanzar las fases más profundas y reparadoras.

Mi recomendación es simple: bebe suficiente agua durante el día, pero ajusta tus horarios. Al levantarte, aprovecha para rehidratarte bien. Una buena rutina es levantarte, cepillarte los dientes, lavarte la cara o ducharte y después beber un vaso completo de agua. Este hábito ayuda a activar tu metabolismo y poner en marcha tu cuerpo para el día que comienza.

Durante el resto del día, mantén una buena hidratación, pero intenta limitar el consumo de agua en las dos horas previas a acostarte. Si sientes sed de noche, bebe solo lo mínimo necesario. De esta forma, evitarás interrupciones nocturnas y te asegurarás un sueño más continuo y reparador.

Consejo adicional para quienes orinan mucho de noche: además de limitar el consumo de agua antes de dormir, es útil vaciar completamente la vejiga antes de acostarte. Una técnica efectiva es orinar sentado e inclinar ligeramente el cuerpo hacia adelante. Esta postura ayuda a vaciar por completo la vejiga y reduce la necesidad de levantarse en mitad de la noche.

Sin embargo, si aun siguiendo estas recomendaciones sigues orinando frecuentemente por la noche, puede ser señal de un problema subyacente, como alteraciones en los riñones, problemas de próstata, retención de líquidos o incluso diabetes. Es importante que en estos casos consultes a un médico para investigar la causa y recibir el tratamiento adecuado.

- **Cenar tarde y elegir mal las bebidas**
Un error muy común que puede sabotear nuestro sueño es cenar tarde en la noche, especialmente comidas copiosas o ricas en grasas. Cuando comemos 30 minutos, una hora o incluso una hora y media antes de acostarnos, nuestro estómago aún estará lleno y esto puede tener varias consecuencias negativas.

Por un lado, cenar tarde agrava el reflujo ácido, ya que la posición horizontal favorece que el contenido del estómago suba hacia el esófago, causando molestias. Además, nuestro cuerpo entra en un estado de alerta, aumentando los niveles de cortisol, la hormona del estrés, lo que dificulta alcanzar un sueño profundo. Por si fuera poco, nuestro organismo absorbe peor el azúcar en la noche y la energía que no utilizamos adecuadamente puede terminar almacenándose como grasa. Mi recomendación es sencilla: para descansar mejor, cena al menos 2 horas y media o 3 antes de acostarte. Este tiempo permite que tu cuerpo procese los alimentos, reduzca los niveles de cortisol y se prepare para un sueño reparador.

Pero no solo importa cuándo cenamos, también importa mucho qué bebemos. El alcohol es un ejemplo clásico. Aunque muchas personas sienten que tomar una copa de vino o whisky «les ayuda a dormir» porque se quedan dormidas rápidamente, lo cierto es que el alcohol interfiere con las fases profundas del sueño. Esto significa que, aunque sientas que has dormido bien, al día siguiente podrías experimentar problemas de memoria, reflejos más lentos y una sensación general de cansancio. Beber alcohol para dormir no es solo una mala idea, sino que puede convertirse en un hábito perjudicial para la salud.

Lo mismo ocurre con las bebidas que contienen cafeína, como el café, el té verde o incluso el mate. Aunque estas bebidas son conocidas por sus beneficios antioxidantes y antiinflamatorios, no todas las personas metabolizan la cafeína de la misma forma. En algunas personas, esta sustancia puede permanecer en el organismo hasta 14 o 15 horas, afectando gravemente la calidad del sueño. Por eso, para quienes son más sensibles a la cafeína, la recomendación es clara: evitar su consumo después del mediodía. Esto te ayudará a asegurar que tu cuerpo esté libre de estimulantes al momento de dormir, favoreciendo un descanso continuo y reparador.

- **Ejercicio en horarios equivocados**
  El ejercicio es esencial para nuestra salud. Entrenar regularmente no solo fortalece los músculos, sino que también mejora nuestro metabolismo y contribuye a un mejor descanso. Pero, como todo en la vida, el momento en que lo hacemos es clave. Aunque ejercitarse durante el día favorece un sueño más profundo, realizar ejercicio intenso 1 o 2 horas antes de acostarse puede ser contraproducente. Este tipo de actividad eleva la temperatura corporal y activa el sistema nervioso simpático, el encargado de mantenernos en estado de alerta. Como resultado, el cerebro permanece estimulado, y esa «alerta» puede tardar varias horas en disminuir, dificultando el sueño. Por eso, la recomendación es evitar entrenamientos vigorosos durante las últimas horas de la noche. Si buscas mejorar tu sueño, opta por realizar actividades físicas moderadas o intensas durante el día, dejando suficiente tiempo para que tu cuerpo se relaje antes de acostarte.

  Dicho esto, hay una excepción que puede ser beneficiosa: una pequeña caminata ligera después de cenar. Este hábito, lejos de ser un ejercicio extenuante, puede mejorar la digestión, reducir la sensación de pesadez y ayudar a preparar el cuerpo para el descanso.

- **Creer que se puede «recuperar el sueño perdido durante el fin de semana»**
  Es común pensar que dormir más el fin de semana compensa las horas perdidas durante la semana, pero la ciencia demuestra que no es tan simple. La falta de sueño acumulada, conocida como «deuda de sueño», afecta procesos esenciales como la memoria, el metabolismo y el sistema inmune. Aunque dormir más un día puede aliviar el cansancio, no revierte por completo el daño acumulado. Incluso durmiendo más el fin de semana, las alteraciones metabólicas y hormonales persisten si no hay un descanso constante. La mejor solución es mantener un horario de sueño regular todos los días, evitando grandes variaciones entre semana y fines de semana. Dormir bien cada noche es clave para cuidar tu salud a largo plazo.

- **El error de mirar la hora constantemente**
  Cuando no podemos dormir, es muy común que miremos la hora repetidamente. Este hábito, aunque parezca inofensivo, puede ser uno de los mayores enemigos del sueño. Cada vez que miramos el reloj, somos conscientes del tiempo que hemos pasado despiertos y de las pocas horas que nos quedan para descansar. Esto genera un ciclo de ansiedad: el estrés por no poder dormir activa nuestro sistema nervioso y dificulta aún más conciliar el sueño. Cuanto más preocupados estamos por dormir, más difícil se hace lograrlo. La mente entra en un estado de «alerta», preocupada por las consecuencias de no descansar lo suficiente: ¿Cómo enfrentaré el día siguiente? ¿Rendiré bien en el trabajo? ¿Afectará mi salud? Este estado de preocupación perpetúa el insomnio, haciendo que la noche se convierta en una lucha constante con el reloj.

  ¿Qué hacer cuando no puedes dormir?
  En lugar de mirar la hora, lo mejor es romper este ciclo de estrés con estrategias que favorezcan la relajación. Aquí algunas ideas que pueden ayudarte:

1. **Prueba técnicas de relajación:** puedes usar ejercicios de respiración profunda, meditación guiada o relajación muscular progresiva para calmar tu mente y tu cuerpo. Estas prácticas están explicadas en el capítulo 18 sobre manejo del estrés, y son herramientas muy útiles para liberar tensiones acumuladas.
2. **Enfócate en el momento presente:** en lugar de pensar en cuántas horas quedan para dormir, intenta aceptar el momento tal como es. Puedes repetir frases como: «Ahora me relajo, el sueño llegará cuando sea el momento».
3. **Evita encender luces brillantes:** si necesitas levantarte, utiliza una luz tenue que no interrumpa tu producción de melatonina ni active tu sistema nervioso.

En resumen, evitar mirar la hora constantemente es un paso crucial para manejar el insomnio. Al enfocarte en técnicas de relajación y aceptar el proceso, puedes reducir la ansiedad y crear las condiciones necesarias para que el sueño llegue de manera natural. Recuerda que el insomnio es más fácil de manejar cuando rompes los ciclos de estrés asociados al acto de dormir.

Remedios naturales y suplementos para dormir

- **Hierbas que pueden ayudar a mejorar el sueño**
  Estos remedios naturales han sido utilizados durante siglos y, cuando se preparan adecuadamente, pueden convertirse en aliados valiosos para relajarnos antes de dormir. Entre las hierbas más conocidas están la pasiflora, la manzanilla y la valeriana. A continuación, te explico cómo preparar cada una de estas infusiones para maximizar sus beneficios.

  » **Té de pasiflora (*Passiflora incarnata*):** se prepara utilizando una cucharadita de la hierba seca por cada taza de agua. Hierve el agua y déjala reposar durante uno o dos minutos antes de verterla sobre la pasiflora, evitando que el agua esté demasiado caliente para no degradar sus compuestos activos. Cubre la taza y deja reposar entre 5 y 10 minutos antes de colar. Esta infusión tiene un efecto relajante y puede ayudar a reducir la ansiedad y promover el sueño, especialmente en momentos de estrés. Sin embargo, es importante no excederse en la cantidad, ya que en dosis altas puede causar somnolencia excesiva durante el día.

» **Té de manzanilla (*Matricaria chamomilla o Chamomilla recutita*):** es una opción suave y segura para la mayoría de las personas. Para prepararlo, utiliza una cucharada de flores secas o un sobre de té por cada taza de agua caliente. Deja reposar entre 5 y 7 minutos, tapando la taza para evitar que los compuestos volátiles de la manzanilla se escapen. Este té contiene apigenina, un antioxidante que ayuda a calmar el sistema nervioso y facilita la relajación. Es ideal para quienes buscan una opción natural y ligera antes de dormir. No obstante, personas con alergias a plantas de la familia de la ambrosía deben tener precaución.

» **Té de valeriana (*Valeriana officinalis*):** es conocido por su efecto más potente para inducir el sueño. Para prepararlo, utiliza una cucharadita de raíz seca de valeriana por cada taza de agua. Hierve el agua, viértela sobre la raíz y deja reposar entre 10 y 15 minutos para extraer completamente sus compuestos activos. El té puede tener un sabor algo fuerte, por lo que puedes endulzarlo con estevia o fruto de monje si lo prefieres. La valeriana es muy efectiva en casos de insomnio o ansiedad, pero debe consumirse con moderación, ya que algunas personas pueden experimentar efectos secundarios como mareos o sensación de pesadez al despertar.

Aunque estas infusiones son naturales, siempre es importante consumirlas con precaución. No deben combinarse con medicamentos para dormir, sedantes o alcohol, ya que podrían potenciar sus efectos y causar somnolencia excesiva o interacciones adversas. Además, si el insomnio persiste o está relacionado con otros problemas de salud, es fundamental consultar a un médico.

Estos tés deben tomarse idealmente 2 horas antes de dormir o pueden hacerse más concentrados (preparados en media taza o 100 ml) para evitar levantarse a orinar varias veces.

» **Aromaterapia con lavanda (*Lavandula angustifolia*):** esta es otra herramienta natural que puede ser de gran ayuda para promover un sueño reparador. Dentro de las opciones disponibles, la lavanda se destaca como una de las más efectivas, respaldada tanto por la tradición como por estudios científicos. Su aroma tiene propiedades relajantes que ayudan a calmar la mente, reducir la ansiedad y mejorar la calidad del sueño. La lavanda funciona porque sus aceites esenciales contienen compuestos como el linalool y el acetato de linalilo, que tienen efectos calmantes sobre el sistema nervioso. Estos compuestos ayudan a reducir la frecuencia cardíaca y a disminuir los niveles de cortisol, la hormona del estrés, creando un estado ideal para conciliar el sueño.

Una de las formas más sencillas y efectivas de usar lavanda es a través de su aceite esencial. Para aprovechar sus beneficios en tu rutina nocturna, puedes colocar de dos a tres gotas del aceite esencial directamente en tu almohada antes de acostarte. El aroma suave y envolvente te ayudará a relajarte y a preparar tu mente y cuerpo para descansar. Si prefieres no aplicarlo directamente sobre la almohada, puedes colocar las gotas en un pañuelo o usar un difusor cerca de la cama, lo que permitirá que el aroma se disperse de manera uniforme en la habitación. Otra opción es añadir unas gotas de aceite esencial de lavanda a un baño caliente antes de dormir. La combinación del agua tibia con el aroma relajante puede ser una excelente forma de liberar la tensión acumulada durante el día y facilitar la transición hacia el sueño.

Aunque la lavanda es segura para la mayoría de las personas, es importante tomar algunas precauciones. Siempre asegúrate de usar aceites esenciales de alta calidad, 100% puros y libres de aditivos químicos. Si tienes piel sensible o alergias, probá primero aplicando una gota en el antebrazo. Si no hay irritación tras unas horas, podés usarlo con más confianza sobre la almohada que estará en contacto con tu rostro mientras dormís. Además, las mujeres embarazadas, niños pequeños y personas con condiciones respiratorias deben consultar a un médico antes de usar aceites esenciales.

- **Tres suplementos para dormir: usos, beneficios y precauciones**
  - **Melatonina:** es una hormona que regula el ritmo circadiano, es decir, nuestro reloj interno, el que le indica al cuerpo cuándo es momento de dormir y cuándo de despertar. Aunque es un suplemento eficaz para ciertas personas, no es una solución para todos los casos ni debe usarse de forma prolongada. La dosis inicial recomendada es de 0,25 - 0,5mg, tomada entre 30 y 40 minutos antes de acostarse. Esta dosis puede aumentarse hasta 5 mg en algunos casos, bajo prescripción médica. Es preferible optar por melatonina de liberación lenta, ya que imita mejor el ritmo natural de liberación de esta hormona en el cuerpo. Sin embargo, es crucial limitar su uso a períodos cortos, como algunos días o una semana, y reservarse para situaciones específicas en las que el ritmo biológico se ve alterado. Por ejemplo, puede ayudar a regular el ciclo circadiano en personas con horarios irregulares, facilitar el sueño en quienes tienen dificultades para conciliarlo, combatir el desfase horario tras un viaje largo o permitir que los trabajadores nocturnos logren

descansar mejor durante el día. Además, su uso puede ser beneficioso en personas mayores de 50 años, cuya producción natural de melatonina disminuye con la edad.

Es importante recordar que la melatonina no debe usarse continuamente ni como una solución de largo plazo. Su efectividad está en su uso puntual para ajustar el reloj biológico, no como un tratamiento crónico.

» **Magnesio:** es un mineral esencial que no solo ayuda a relajar los músculos y el sistema nervioso, sino que también desempeña un papel en la calidad del sueño. Entre las diferentes formas de magnesio, el treonato se destaca por su capacidad de actuar directamente en el cerebro, mejorando la relajación y facilitando el sueño. La dosis recomendada del treonato de magnesio es de 200 a 400 mg, dividida en 2 o 3 tomas diarias. Otros tipos de magnesio, como el citrato, el malato o el gluconato, también son eficaces y pueden usarse según disponibilidad o preferencia. A diferencia de la melatonina, el magnesio puede tomarse de forma continua debido a sus múltiples beneficios para la salud, que incluyen la regulación de los niveles de estrés, la mejora del metabolismo y la reducción de la inflamación. Sin embargo, su uso debe estar siempre supervisado por un médico, especialmente en personas con condiciones de salud específicas o que toman otros medicamentos.

» **Glicina:** es un aminoácido que actúa en el cerebro y el sistema nervioso central, promoviendo un estado de calma que facilita la transición al sueño. Es especialmente útil en personas que tienen dificultades para mantenerse dormidas o que se despiertan varias veces durante la noche. La dosis recomendada de glicina es de 3 a 5 gramos, tomada 45 a 60 minutos antes de acostarse. En estas cantidades, es muy segura y no suele generar efectos secundarios. Sin embargo, como con cualquier suplemento, es importante tomar ciertas precauciones. Personas con problemas renales o hepáticos, presión baja o sensibilidad gastrointestinal deben consultar a un médico antes de usarla. Asimismo, podría interactuar con medicamentos sedantes, por lo que es esencial supervisar su uso si estás en tratamiento con estos fármacos.

En general, la glicina es una opción natural y efectiva para mejorar la continuidad del sueño, siempre y cuando se utilice de forma responsable y dentro de las dosis recomendadas.

¿Cuánto tiempo usar estos suplementos?
El tiempo de uso depende del tipo de suplemento. El magnesio puede tomarse a largo plazo debido a sus beneficios generales para la salud, bajo supervisión médica. En cambio, suplementos como la melatonina y la glicina, diseñados específicamente para mejorar el sueño, son más adecuados para periodos temporales. Su uso es ideal en situaciones de estrés intenso, cambios de horario, *jet lag* o cualquier circunstancia que afecte la calidad del sueño de manera transitoria. En todos los casos, es fundamental trabajar en mejorar los hábitos de sueño mientras se usan estos suplementos. El objetivo debe ser depender cada vez menos de ellos, logrando un descanso reparador de forma natural y sostenible.

Consejos adicionales para una buena higiene del sueño

Además de todos los consejos mencionados, tener una buena higiene del sueño significa crear hábitos y un entorno que favorezcan el descanso. Dormir bien no depende solo de cuánto tiempo pasamos en la cama, sino de cómo preparamos a nuestro cuerpo y nuestra mente para relajarse. Aquí te presentamos tres prácticas adicionales simples, pero efectivas, que están respaldadas por la ciencia:

1. **Crea un entorno óptimo para dormir**

- **La oscuridad es clave:** asegúrate de que tu habitación esté completamente oscura. Si es necesario, usa cortinas *blackout* o un antifaz para los ojos.
- **Temperatura ideal:** una habitación fresca, alrededor de los 20°C, es ideal para dormir mejor.
- **Silencio o sonidos suaves:** si vives en un lugar ruidoso, considera usar tapones para los oídos, máquinas de ruido blanco o utilizar aplicativos con música relajante. Detallemos un poco más este último punto:

¿Es bueno escuchar música y ruidos relajantes antes de dormir?

Esto puede ayudarte a calmar la mente, en algunos casos. Estudios científicos han mostrado que la música con ritmos lentos, entre 60 y 80 pulsaciones por minuto (como algunas piezas de música clásica o ambiental que se encuentran fácilmente en YouTube u otras plataformas), puede sincronizarse con el ritmo cardíaco, reduciendo el estrés y facilitando el sueño.

Los **ruidos blancos** (como el sonido constante de un ventilador o del aire acondicionado) también son útiles para muchas personas. El ruido blanco es un sonido constante y uniforme que actúa como un «muro» sonoro que bloquea ruidos externos, como el tráfico, conversaciones o música fuerte de vecinos molestos, creando un entorno estable que ayuda a conciliar y mantener el sueño. Su principal ventaja es que no tiene cambios abruptos que puedan captar la atención del cerebro, lo que lo hace ideal para personas con sueño ligero o que viven en entornos ruidosos. Usar una máquina de ruido blanco o incluso un ventilador ajustado a velocidad media puede ser una solución simple y efectiva.

Por otro lado, los **sonidos de la naturaleza**, como el océano, la lluvia o el viento, también pueden ser muy relajantes. Estos sonidos ayudan a reducir la actividad del sistema nervioso simpático (relacionado con el estrés) y a aumentar la del sistema parasimpático, que favorece la relajación. Sin embargo, su efecto puede ser más variable: el patrón de las olas o los cambios en la intensidad de la lluvia pueden activar inconscientemente el cerebro en algunas personas, lo que podría dificultar el sueño profundo.

Entonces, ¿cuál es mejor? Depende de tus preferencias personales y de cómo responde tu cuerpo. Si necesitas bloquear completamente el ruido ambiental o tienes sueño ligero, el ruido blanco podría ser la opción ideal, ya que ofrece una experiencia constante y uniforme. En cambio, si disfrutas relajarte con música suave o sonidos más naturales y no te molestan ligeros cambios en el patrón, estos pueden ser una excelente herramienta para conciliar el sueño.

Recuerda que tanto el ruido blanco como los sonidos de la naturaleza son herramientas complementarias. Su efectividad dependerá del contexto y de tus necesidades individuales, pero ambas opciones pueden ser aliadas valiosas en tu búsqueda de un sueño reparador. Si decides usar música o ruidos relajantes, mantenlos a un volumen bajo para no interrumpir el sueño profundo y puedes programarlos para que se apaguen automáticamente después de un tiempo.

2. **Duerme en horarios regulares**
   Nuestro cuerpo funciona como un reloj interno. Ir a dormir y despertarse a la misma hora todos los días (incluso los fines de semana) ayuda a regular el ritmo circadiano, haciendo más fácil conciliar el sueño y despertar con energía.

3. **Limita el uso de la cama**
   Los expertos coinciden en que la cama debería reservarse exclusivamente para dos actividades: dormir y tener relaciones sexuales. Todas las demás actividades, como trabajar, estudiar, mirar televisión o incluso usar el celular, deben realizarse en otro lugar fuera del dormitorio. Al limitar el uso de la cama a dormir y a

actividades íntimas, tu cerebro empezará a asociarla exclusivamente con el descanso, ayudándote a conciliar el sueño más rápido y a mejorar la calidad de tu descanso.

Mensaje de Dr. Veller

Dormir bien no es un capricho, es un acto de cuidado profundo hacia tu cuerpo y mente. Cada noche que descansas como necesitas, estás reparando tus órganos, fortaleciendo tu sistema inmune y desintoxicando tu cerebro. El sueño no solo alarga tus días, también los llena de energía, claridad y salud. Porque al final, no se trata solo de vivir más, sino de vivir mejor. Y eso comienza con una buena noche de sueño.

CAPÍTULO 18

El estrés que te consume: cómo recuperar la calma y la paz mental

Dr. Rodrigo Nicolás Veller
Tiempo de lectura: 25 minutos
No es la carga la que te destruye, sino cómo la llevas

No lo ves, pero lo sientes. Se esconde detrás del insomnio, el mal humor, la fatiga constante, los dolores inexplicables y de la ansiedad que no te deja en paz. No importa si comes saludable, haces ejercicio o tomas los mejores suplementos: si el estrés crónico domina tu vida, estás en peligro. La ciencia lo ha confirmado una y otra vez: el estrés no es solo un problema emocional, es un factor biológico que acelera el envejecimiento, daña el cerebro, debilita el sistema inmune y hasta cambia la expresión de tus genes. Sus efectos son tan profundos que pueden duplicar el riesgo de enfermedades cardiovasculares, aumentar la probabilidad de desarrollar depresión, diabetes, trastornos autoinmunes, así como impedir la reversión o control de las enfermedades mencionadas en este libro.

Sin embargo, el estrés no es el enemigo en sí mismo. Es una herramienta de supervivencia que hemos convertido en un arma de autodestrucción. La diferencia entre quienes lo padecen y quienes lo controlan **no está en lo que les sucede, sino en cómo su cuerpo y mente responden a ello**. En este capítulo descubrirás cómo el estrés está afectando tu salud sin que lo notes, cómo está reprogramando tu cuerpo en tu contra y, lo más importante, qué puedes hacer para revertirlo de forma efectiva y científicamente comprobada. Tu salud y tu longevidad dependen de ello.

¿Qué es el estrés?

Es una respuesta biológica natural diseñada para mantenernos con vida. Es un mecanismo evolutivo que permitió a nuestros ancestros reaccionar rápidamente ante peligros inminentes, como la presencia de un depredador o la falta de alimento.

Imagina que caminas por el bosque y, de repente, ves un tigre frente a ti. En una fracción de segundo, tu cuerpo entra en modo de emergencia. Tu corazón empieza a latir más rápido, tu respiración se acelera y sientes un golpe de energía en todo el cuerpo. No lo decides conscientemente: tu cerebro ya tomó el control y está preparando a cada órgano para la única misión que importa en ese momento: **sobrevivir**.

En respuesta al estrés se genera una cascada de cambios en el cuerpo:

- **Liberación de adrenalina y cortisol:** estas hormonas aumentan la frecuencia cardíaca y la presión arterial para bombear más sangre a los músculos, dándote la fuerza y rapidez necesarias para correr o pelear. Además, el hígado libera glucosa extra en la sangre para darte energía inmediata.
- **Los sentidos se agudizan y el cerebro se pone en estado de alerta máxima:** en un instante, tu vista se vuelve más nítida, tu oído más sensible y tu mente más enfocada. El cerebro entra en «modo de supervivencia», tomando decisiones rápidas y evitando distracciones.

- **Se apagan funciones no esenciales:** la digestión y el sistema inmunológico se ralentizan porque el cuerpo entiende que en ese momento no necesitas procesar comida ni combatir infecciones, lo único que importa es escapar o enfrentar el peligro.

Este proceso es completamente normal y necesario cuando ocurre de forma puntual. Se le conoce como **eustrés** (estrés positivo) y es lo que nos ayuda a enfrentar desafíos en la vida. El problema surge cuando este mecanismo, que debería activarse solo en momentos de emergencia, se mantiene encendido de forma crónica (lo cual es conocido como **distrés**). Y aquí es donde ocurre algo preocupante: nuestro cerebro primitivo no distingue entre una amenaza real y un pensamiento estresante. Da igual si estás escapando de un león o si estás preocupado por el trabajo, las deudas o el futuro: tu cuerpo reacciona de la misma forma. Vivir con estrés constante significa que el sistema de alarma nunca se apaga, desgastando lentamente tu salud física y mental.

Consecuencias a largo plazo

Aunque el estrés juega un papel clave en cada una de las enfermedades descritas en los capítulos anteriores, hay efectos que merecen especial atención. Cuando la mente vive en estado de alerta, es el cuerpo quien paga la factura.

Efectos en el cerebro y el sistema inmune

El estrés prolongado no solo desgasta la mente, sino que literalmente inflama el cerebro, contribuyendo al desarrollo o agravamiento de la depresión. Y aquí hay un **dato impactante:** las personas deprimidas no solo experimentan un deterioro emocional, sino que también ven comprometido su sistema inmunológico. Por ejemplo, varios estudios han mostrado que pacientes con HIV que también sufren de depresión, tienen muchas más probabilidades de desarrollar SIDA (una etapa avanzada de la infección por HIV, donde se debilitan gravemente las defensas) y enfrentar problemas de salud severos, en comparación con aquellos que no están deprimidos. Esto sucede porque la activación prolongada del sistema nervioso y hormonal durante el estrés crónico baja las defensas, dejándonos vulnerables a infecciones y enfermedades. Por otro lado, el estrés puede generar un desequilibrio tan profundo en el sistema inmunológico que no solo nos deja vulnerables a infecciones, sino que también puede desencadenar respuestas exageradas del propio organismo, favoreciendo la aparición de alergias y enfermedades autoinmunes como artritis, lupus y colitis. Pero el daño no se detiene ahí. El estrés crónico también acelera el deterioro cerebral, aumentando el riesgo de enfermedades como el alzhéimer y otras formas de demencia.

Su impacto en el ADN, la microbiota y el corazón

Los efectos del estrés van mucho más allá del cerebro y el sistema inmune. A nivel celular, acelera el envejecimiento al acortar los telómeros, unas estructuras que protegen nuestro ADN. Cuanto más rápido se desgastan los telómeros, más rápido envejecen nuestras células y más corta es nuestra vida. El estrés también puede afectar nuestros genes, activando aquellos que aceleran el desgaste y el daño en nuestro cuerpo. Y si crees que una alimentación saludable es suficiente para proteger al corazón, aquí viene una sorpresa: el estrés crónico contribuye a la acumulación de placas de grasa en las arterias, independientemente de la dieta. Este fenómeno se debe a la combinación de **inflamación crónica, daño celular y alteraciones metabólicas** que ocurren durante el estrés, aumentando el riesgo de hipertensión, infarto y derrames cerebrales.

Sistema digestivo

El estrés crónico desregula la conexión entre el cerebro y el intestino, afectando la digestión y la absorción de nutrientes. El síndrome de intestino irritable es uno de los trastornos más vinculados al estrés, con síntomas como dolor abdominal, inflamación y alteraciones en el tránsito intestinal. Además, el estrés desequilibra la microbiota, lo que favorece la inflamación y debilita la barrera que recubre el intestino. Esto puede llevar al síndrome del intestino permeable, una condición en la que partículas no digeridas y toxinas de las heces atraviesan esa barrera, causando que el sistema inmunológico reaccione de forma anormal, inflamando todo el cuerpo.

Sistema hormonal y metabolismo

El estrés prolongado mantiene elevados los niveles de cortisol e insulina, lo que favorece la resistencia a la insulina, un estado en el que las células dejan de responder eficazmente a esta hormona, aumentando el riesgo de diabetes tipo 2. Pero su relación con la diabetes no se limita a esto. El estrés continuo afecta cómo el hígado maneja el azúcar en la sangre, lo que dificulta controlarlo y empeora la salud de quienes ya tienen diabetes. Los cambios hormonales también favorecen la acumulación de grasa visceral (abdominal), que no solo es un problema estético, sino también un signo de inflamación y mayor riesgo de enfermedades del corazón y problemas metabólicos, como la obesidad.

A largo plazo, las glándulas suprarrenales (que están encima de los riñones) se sobrecargan, lo que puede llevar a un estado llamado «fatiga suprarrenal». Esto hace que el cuerpo no pueda regular bien las hormonas del estrés, causando cansancio extremo, problemas para concentrarse y una sensación constante de agotamiento.

¿Puede el estrés alimentar o «despertar» al cáncer?

Aunque el estrés por sí solo no es una causa directa de cáncer, sí crea un entorno biológico que favorece su desarrollo y progresión. Los mecanismos clave detrás de esta relación incluyen la inflamación crónica, el debilitamiento del sistema inmune, el daño celular y el desequilibrio hormonal. Quienes viven con altos niveles de estrés tienen más riesgo de sufrir cáncer de mama, piel, próstata, intestino, por nombrar solo algunos. Además, en quienes están en tratamiento contra el cáncer, el estrés acelera el crecimiento de las células cancerosas y facilita su diseminación a otros órganos, reduciendo la efectividad de la quimioterapia y aumentando el riesgo de recurrencia.

Entender esta relación entre el estrés crónico y las enfermedades te empoderará con el conocimiento para prevenirlas y combatirlas desde su raíz. A continuación, veremos cómo podés controlar el estrés de forma práctica, eficaz y con respaldo científico.

Estrategias más efectivas y respaldadas por la ciencia para controlarlo

La percepción del estrés moldea nuestra salud y longevidad

El estrés no solo depende de lo que nos ocurre, sino de cómo lo percibimos. Investigaciones han demostrado que el estrés emocional crónico puede acortar nuestra vida. Un estudio con mujeres que cuidaban a niños con autismo o padres con alzhéimer reveló un hallazgo sorprendente: cuanto más estresadas se sentían, más cortos eran sus telómeros (las estructuras dentro de nuestras células que regulan el envejecimiento), lo que equivalía a una reducción de 9 a 17 años en su esperanza de vida. Pero aquí está la clave: por más que las situaciones de vida eran muy similares, no era la cantidad de estrés lo que determinaba el daño, sino la manera en que lo percibían. Mujeres que lograron gestionar mejor sus emociones no presentaron este desgaste en su salud.

Entonces, ¿El estrés nos debilita o nos fortalece? Los psicólogos comparan el estrés con una **cuerda de violín**: si está demasiado floja, no hay música; si está demasiado tensa, se rompe. Necesitamos un nivel adecuado de estrés para mantenernos alerta y productivos, pero si se descontrola, afecta nuestra salud. La ciencia ha demostrado que cuando mantenemos un estado mental positivo, el estrés puede perder su poder destructivo. Situaciones que antes parecían insoportables se vuelven más manejables, permitiendo reacciones más saludables y productivas. Este descubrimiento es crucial: no siempre podemos cambiar lo que ocurre en nuestra vida, pero sí podemos entrenarnos para responder de una manera que proteja nuestra salud y longevidad.

Desintoxica tu cerebro de la dopamina: el placer que te está enfermando

Hoy vivimos hiperconectados. Redes sociales, series, notificaciones constantes, comida ultraprocesada, compras impulsivas: todo está diseñado para darnos pequeñas dosis de placer instantáneo. Pero ¿qué pasa cuando nuestro cerebro está sobrecargado de dopamina barata?

La dopamina es el mensajero químico del placer y la recompensa. Nos motiva a buscar lo que nos hace sentir bien. El problema es que la vida moderna nos ha vuelto adictos a estímulos rápidos y fáciles, dejando de lado las actividades que realmente nos generan bienestar a largo plazo.

¿Cómo te intoxicas con dopamina sin darte cuenta?

- **Redes sociales:** cada *like*, cada notificación, cada video corto activa un microdescarga de dopamina. Pasar más de dos horas al día en redes duplica el riesgo de sentirse solo, estresado y aislado. Cuanto más las usas, más necesitas seguir consumiéndolas.
- **Comida ultraprocesada:** alimentos altos en azúcar y grasas activan el sistema de recompensa igual que una droga. Cuanto más los consumes, más los deseas, aunque no tengas hambre.
- **Entretenimiento sin pausa:** saltar de una serie a otra o ver videos cortos sin parar en TikTok o YouTube nos mantiene atrapados en ciclos de gratificación instantánea, reduciendo nuestra capacidad de enfocarnos en tareas importantes.
- **Compras impulsivas:** comprar libera dopamina, pero el placer dura poco. Al poco tiempo, necesitas otra compra para sentir lo mismo.
- **Noticias y drama:** el contenido negativo genera emoción, y el cerebro, aunque sufra, busca más de ese estímulo. Por eso los titulares impactantes y las discusiones virales nos atrapan.

¿Cómo afecta esto al estrés y la salud mental?

Nos hace menos tolerantes al aburrimiento y a la frustración, disminuye nuestra capacidad de atención y concentración, nos deja agotados mentalmente, sin energía real para hacer cambios positivos, y aumenta la ansiedad, ya que el placer instantáneo nunca es suficiente.

¿Cómo desintoxicar el cerebro para recuperar el control?

Liberarse de la dopamina barata no significa eliminar el placer, sino reemplazarlo por fuentes de recompensa reales, como pasar más tiempo al aire libre y en contacto real con personas, hacer ejercicio físico, que regula la dopamina de forma saludable, practicar técnicas de respiración y meditación para reducir la necesidad de estimulación constante, reducir el consumo excesivo de redes y pantallas para recuperar la capacidad de concentración, y comer alimentos reales, no diseñados para ser hiperadictivos.

En resumen, el estrés moderno no solo viene de la sobrecarga de responsabilidades, sino de una intoxicación de dopamina que nos deja en un ciclo de gratificación vacía. Desconectarnos de estos estímulos y volver a lo esencial es una de las mejores estrategias para recuperar nuestra salud física y mental.

Reprograma tu mente

El cerebro tiene la capacidad de cambiar su estructura y funciones a lo largo de la vida, un fenómeno conocido como neuroplasticidad. Varios estudios han mostrado que hábitos como comer bien, moverse más y gestionar el estrés pueden incluso aumentar el tamaño del hipocampo, la región cerebral clave para la memoria, en cuestión de semanas. Pero no solo podemos fortalecer la memoria: también podemos reconfigurar la forma en que respondemos al estrés. Entrenar la mente para enfocarse en lo positivo ayuda a reducir la activación de la amígdala, la región del cerebro asociada al miedo y la ansiedad. Un estudio reveló que personas que practicaban técnicas de reducción del estrés no solo se sentían más felices, sino que además mejoraron la función del nervio vago, responsable de activar el sistema nervioso parasimpático (la parte del sistema nervioso que reduce la inflamación, equilibra el azúcar en sangre y activa respuestas de relajación). La ciencia confirma que reducir el estrés puede revertir y prevenir enfermedades crónicas. Y lo mejor es que cualquier persona puede hacerlo con simples cambios en su rutina. Ahora, exploraremos las técnicas más efectivas para lograrlo.

Técnicas para reducir el estrés: herramientas simples y poderosas

No existe una única forma de controlar el estrés. La clave está en elegir técnicas que se adapten a tu estilo de vida y practicarlas con regularidad. Aquí te presentamos algunas de las más efectivas:

- **Estiramientos conscientes**
  Más que flexibilidad, los estiramientos te ayudan a conectar con tu cuerpo y escuchar sus señales antes de que aparezcan problemas. Al liberar tensión muscular, también calman la mente, mejoran la coordinación y regulan la respiración. Una excelente forma de incorporarlos es a través de yoga o sesiones guiadas, que combinan movimiento y conciencia corporal para maximizar sus beneficios.

- **Relajación profunda**
  De todas las prácticas, la relajación profunda es una de las más efectivas. Permite al cuerpo entrar en un estado de descanso más regenerador que el sueño superficial. Para practicarla, basta con encontrar un lugar tranquilo y adoptar una postura cómoda, ya sea sentado o acostado. Con los ojos cerrados, se procede a respirar lenta y profundamente, esto es clave, inhalando por la nariz y exhalando de manera pausada para calmar la mente y el cuerpo. A medida que la respiración se vuelve más relajada, se puede dirigir la atención a distintas partes del cuerpo, soltando tensiones desde la cabeza hasta los pies. Visualizar un lugar tranquilo, como una playa o un bosque, puede ayudar a profundizar la relajación. Los pensamientos que surjan no deben resistirse, sino simplemente observarlos y dejarlos pasar sin apego. Permanecer en este estado durante unos minutos permite que el cuerpo y la mente se restablezcan. Al finalizar, es recomendable volver lentamente al estado de vigilia, moviendo

los dedos y estirándose suavemente. Practicar esta técnica con regularidad contribuye a reducir la presión arterial, mejorar la concentración y favorecer un descanso más profundo y reparador. Con tan solo unos minutos al día, se puede notar una gran diferencia en el bienestar general rápidamente.

- **Respiración controlada**
  La forma en que respiras afecta tu estado emocional. Respirar más lento y profundo activa el sistema nervioso parasimpático, reduciendo el estrés, la presión arterial y la frecuencia cardíaca.
  Consejos prácticos para respirar mejor:

  Respirar por la nariz en lugar de la boca permite que el aire ingrese de manera más controlada, regulando el ritmo respiratorio y filtrando impurezas. Una práctica simple para calmar el cuerpo es hacer que la exhalación sea más larga que la inhalación, lo que activa la respuesta de relajación y ayuda a reducir la presión arterial y el ritmo cardíaco.

  Una de las técnicas más efectivas es la **respiración abdominal o diafragmática**. Para practicarla, siéntate o recuéstate en una posición cómoda, coloca una mano sobre el abdomen y otra sobre el pecho. Inhala profundamente por la nariz, sintiendo cómo el aire llena primero el abdomen antes que el pecho. Luego, exhala lentamente, sintiendo cómo el abdomen se contrae. Repite durante unos minutos, manteniendo un ritmo suave y relajado.

  Otra opción es la **respiración en tres partes**, ideal para restaurar un ritmo respiratorio natural y equilibrado. Comienza exhalando completamente por la nariz. Luego, inhala en tres fases: primero expandiendo el abdomen, después la caja torácica y finalmente la parte superior del pecho. Exhala en el orden inverso, vaciando el aire desde la parte superior del pecho hasta el abdomen. Esta técnica libera la tensión y calma la mente en pocos minutos.

  La **respiración alternada entre narinas** es una práctica antigua muy poderosa que ayuda a calmar el sistema nervioso y puede influir en la actividad de ambos hemisferios cerebrales. Para hacerla, siéntate con la espalda recta, usa el pulgar derecho para cerrar la narina derecha e inhala por la izquierda. Luego, cierra la narina izquierda con el anular y exhala por la derecha. Alterna este patrón durante unos minutos, respirando lenta y profundamente.

Estas técnicas pueden practicarse en cualquier momento del día, especialmente en situaciones de estrés, antes de dormir o al despertar. Con solo unos minutos al día, es posible mejorar la concentración, reducir la ansiedad y recuperar la sensación de bienestar.

- **Meditación**
  Cuando te colocas en una posición cómoda con los ojos cerrados puede parecer que no estás haciendo nada, pero en realidad estás haciendo algo muy poderoso. La meditación entrena la mente para mantenerse enfocada y en calma, reduciendo la ansiedad y aumentando la claridad mental. Para meditar simplemente tienes que enfocar la mente en un solo punto. Puede ser la respiración, un sonido, una palabra o incluso una imagen. No es necesario forzar nada ni buscar un resultado inmediato; se trata de estar presente, observar los pensamientos sin juzgarlos y devolver la atención al objeto elegido cuando la mente se disperse.

  Algunos estudios han demostrado que la meditación regular cambia físicamente el cerebro. Investigaciones en Harvard han encontrado que, tras ocho semanas de práctica, aumenta el volumen cerebral en regiones clave asociadas con la memoria, la toma de decisiones y la regulación emocional. Esto significa que meditar no solo calma la mente, sino que también mejora la concentración y la inteligencia. También aumenta la apreciación de experiencias sensoriales, como la música, el arte o la comida. Además, quienes meditan con regularidad reportan una sensación interna de paz y conexión con su entorno.

Existen muchas formas de meditar, pero para los principiantes, algunas técnicas pueden resultar más sencillas. Fijar la vista en un punto o en la llama de una vela ayuda a enfocar la atención, mientras que concentrarse en la respiración permite anclar la mente al presente. Repetir una palabra o frase de manera consciente también favorece la concentración, al igual que caminar en silencio, sintiendo cada paso. Lo ideal es experimentar con distintas técnicas y elegir la que mejor se adapte a cada persona. Más que el método, lo realmente importante es la constancia. Con solo unos minutos al día, la meditación puede transformar la manera en que gestionamos el estrés, aportando mayor claridad mental y bienestar general.

- **Imaginación guiada**
Tu cerebro responde a las imágenes mentales como si fueran reales. La preocupación es un ejemplo de imaginación negativa: cuando imaginamos lo peor, el cuerpo reacciona como si realmente estuviera ocurriendo, acelerando el corazón, secando la boca y aumentando la tensión. Por el contrario, la visualización positiva puede activar el sistema de relajación, reduciendo el estrés y favoreciendo la recuperación. Existen dos formas de imaginación guiada. La **imaginación directa** se enfoca en imágenes específicas de sanación, como visualizar una arteria obstruida abriéndose o el flujo sanguíneo mejorando en el cuerpo. Cuanto más personal y detallada sea la imagen, mayor será su efecto. La **imaginación indirecta**, en cambio, busca inducir un estado de paz evocando escenas relajantes, como un paisaje natural o un atardecer. Una vez alcanzado ese estado, se puede dirigir la atención hacia la sanación del cuerpo en su totalidad.

Para practicar la imaginación guiada, basta con encontrar un lugar tranquilo, sentarse con la espalda recta o recostarse cómodamente y respirar de manera profunda y pausada. Durante unos minutos, se visualizan imágenes que transmitan calma o sanación, permitiendo que la mente y el cuerpo entren en un estado de relajación profunda. Con la práctica, esta técnica se convierte en una poderosa herramienta para reducir el estrés, mejorar el bienestar y potenciar los procesos de recuperación.

Otras técnicas para reducir el estrés

Aunque hemos detallado cinco estrategias clave para aliviar el estrés y promover una curación profunda, existen muchas otras formas eficaces y accesibles para recuperar el equilibrio y la tranquilidad.

- **Compartir los sentimientos**
  Expresar emociones en un entorno seguro, ya sea con amigos, en un grupo de apoyo, con un consejero o terapeuta, es una herramienta poderosa para aliviar el estrés. Hablar de lo que sentimos nos permite desahogarnos y sentirnos comprendidos, reduciendo la carga emocional que acumulamos. La conexión genuina con nosotros mismos y con los demás es uno de los pilares de la salud mental y física.

- **Cuidar de un animal de compañía**
  Esto no solo aporta alegría, sino que también está científicamente vinculado a la reducción del estrés. Los estudios han mostrado que quienes conviven con un perro o un gato suelen tener una presión arterial más baja, mejores niveles de colesterol y una respuesta al estrés más equilibrada. Un estudio de 2017, realizado en los Estados Unidos, encontró que quienes tienen perro presentan un menor riesgo de desarrollar enfermedades del corazón y derrames cerebrales. Más allá del ejercicio físico que implica pasear a un perro, el amor incondicional de una mascota también tiene un efecto profundamente terapéutico.

- **Poner los pies en la tierra *(Grounding)***
  El contacto directo con la tierra (caminar descalzo sobre pasto, arena o tierra húmeda) ha mostrado reducir los niveles de cortisol, equilibrar el sistema nervioso y mejorar el estado de ánimo. Este método, conocido como «*grounding*» o «*earthing*», ayuda a

restaurar la conexión con la naturaleza y descargar la acumulación de energía estática en el cuerpo. Estudios preliminares han sugerido que esta práctica puede mejorar la calidad del sueño, reducir la inflamación y generar una sensación inmediata de calma. Pasar al menos 10 a 15 minutos al día descalzo en un entorno natural puede marcar una diferencia significativa en la reducción del estrés y el bienestar general.

- **Levantar las piernas contra la pared *(Viparita Karani)***
Esta sencilla postura, proveniente del yoga, es una de las formas más efectivas y rápidas de relajar el cuerpo y la mente. Consiste en acostarse de espaldas y elevar las piernas apoyándolas contra la pared durante 10 a 20 minutos. Esta posición activa el sistema nervioso parasimpático, reduciendo la frecuencia cardíaca, la presión arterial y los niveles de cortisol. Además, mejora la circulación sanguínea, disminuye la hinchazón en las piernas y ayuda a aliviar la fatiga mental. Es especialmente útil después de un día estresante o si se ha estado de pie por largos períodos. Incorporarla como una rutina nocturna puede mejorar la calidad del sueño y favorecer una relajación profunda.

- **Acupuntura**
Desde la ciencia, se sabe que estas agujas activan terminaciones nerviosas y estimulan el cerebro para liberar sustancias químicas que reducen la ansiedad, mejoran el estado de ánimo y ayuda a las personas a enfrentar situaciones estresantes con mayor calma, con resultados comparables a los de algunas terapias psicológicas.

- **Poner en práctica la espiritualidad**
Debido a su gran importancia, hemos dedicamos un capítulo completo a este tema (ver capítulo 20 *Espiritualidad y salud*).

Cada una de estas técnicas es una invitación a reconectar con el propio cuerpo y encontrar pequeños momentos de bienestar en la rutina diaria. La clave está en experimentar y descubrir cuáles funcionan mejor para cada persona, según su condición particular de salud.

Remedios naturales y suplementos

- **Alimentos para mejorar la microbiota intestinal:** lo que comemos tiene un papel clave en la forma en que manejamos el estrés. La ciencia ha demostrado que una microbiota intestinal saludable puede ayudarnos a regular nuestras emociones, mejorar la respuesta al estrés y reducir la ansiedad. Por otro lado, el consumo excesivo de carne roja (más de 500 gramos de carne por semana), embutidos y grasas animales genera inflamación y afecta la microbiota, promoviendo la proliferación de bacterias dañinas que aumentan el estrés y la ansiedad. Las grasas saturadas (presente en carnes rojas, frituras, alimentos ultraprocesados) en exceso también alteran la producción de serotonina (un químico cerebral relacionado a la felicidad), empeorando la salud mental. La clave no está solo en la mente, sino también en el intestino (más detalles en el capítulo 14 sobre microbiota intestinal).

- **Omega-3:** esta grasa saludable presente en semillas de chía, linaza y algunos pescados como el salmón, las nueces y el aceite de oliva o aguacate virgen extra ayuda a desinflamar el cerebro. Los estudios muestran que el consumo regular ayuda a reducir el cortisol, mejorar el estado de ánimo y proteger el cerebro del daño causado por el estrés crónico.

- **Hierba de San Juan *(Hypericum perforatum)*:** actúa como un modulador del estado de ánimo y tiene propiedades que pueden ayudar con el estrés, la ansiedad leve y los síntomas de depresión leve a moderada. Se la puede usar en forma de té o infusión, la dosis es 1 a 2 cucharaditas de la hierba seca por taza de agua caliente. Se recomienda tomar 1 a 3 tazas al día, preferiblemente en la mañana o al mediodía (evitar en la noche porque puede alterar el sueño en algunas personas). Puede tardar 2 a 4 semanas en mostrar beneficios completos. Personas que utilizan medicamentos o tienen enfermedades crónicas deben consultar con un profesional de la salud para evitar riesgos al tomarla.

- **Ashwagandha:** es una de las hierbas más estudiadas para reducir el estrés. Su capacidad para regular el cortisol y mejorar el equilibrio del sistema nervioso la convierte en una herramienta natural muy efectiva. La dosis sugerida basada en estudios científicos del extracto estandarizado es de 300-600 mg/día. Sin embargo, si se toman medicamentos o hay condiciones de salud preexistentes, es mejor consultar a un médico antes de usarla regularmente.

- **Luminoterapia:** pasar demasiado tiempo en interiores o en ambientes con poca luz altera nuestra mente y puede aumentar la ansiedad, la fatiga y los trastornos del sueño.

  La ciencia ha demostrado que la exposición a luz solar por la mañana puede mejorar significativamente la respuesta al estrés, reducir síntomas de ansiedad y estabilizar el estado de ánimo. Basta con pasar al menos media hora al aire libre sin gafas oscuras. La clave está en recibir la luz del sol en el momento correcto del día para que el cuerpo pueda regular sus funciones de manera natural. Si no puedes salir al aire libre, abrir las ventanas de tu casa es mejor que nada, pero lo ideal es recibir la luz del sol directamente, al menos unos minutos por la mañana. Si no podés exponerte a la luz solar por la mañana, una lámpara de luminoterapia de 10 000 lux es una excelente alternativa. Usala durante 20 a 30 minutos cada mañana, a unos 30-50 cm de tu rostro, mientras leés, trabajás o desayunás. Asegurate de que esté diseñada para terapia de luz y cuente con filtro UV para proteger tus ojos. Este hábito sencillo, especialmente si se realiza temprano en el día, puede ayudarte a reducir el estrés, mejorar el ánimo y regular el sueño. Su eficacia está respaldada por múltiples estudios como los publicados en el *American Journal of Psychiatry (2005) y JAMA Psychiatry (2024).* Evitá usarla por la noche, ya que podría interferir con tu ciclo natural de descanso.

No más excusas: ¡vence el estrés hoy mismo!

Es fácil encontrar excusas para no manejar el estrés, pero con el tiempo, esas mismas excusas se convierten en barreras que afectan nuestra salud y bienestar. Reconocerlas es el primer paso para superarlas. A continuación, abordamos algunas de las justificaciones más comunes y cómo replantearlas para que no nos impidan avanzar ¿Con cuál de ellas te sientes más identificado?

«No tengo tiempo»

- Reevalúa tus prioridades: tu salud depende de ello.
- Integra la gestión del estrés en tu rutina: usa el tiempo de traslado al trabajo para respirar, meditar o relajarte (siempre que no estés conduciendo).
- Prueba una meditación caminando: una forma simple y efectiva de despejar la mente.
- Aprovecha el momento antes de dormir: dedica unos minutos a técnicas de relajación.
- Delegar no es una debilidad: pide ayuda y libera espacio en tu agenda.
- Haz del descanso una prioridad: agéndalo como cualquier otro compromiso.

«No funciona»

- La ciencia respalda estas técnicas: si crees que no funcionan, revisa tus expectativas.
- Los cambios pueden ser sutiles: quizás no eliminen el estrés de inmediato, pero notarás menos ansiedad, más paciencia y mayor estabilidad emocional.
- Incorpora el control del estrés a lo largo del día: no esperes estar colapsado para aplicarlo.

- Usa estímulos que te ayuden: música, imágenes relajantes o ejercicios guiados pueden potenciar la práctica.
- Ejercicio físico y técnicas de relajación no son lo mismo, pero se complementan: ambos tienen beneficios únicos.

«Estoy demasiado cansado»

- El movimiento genera energía: aunque parezca contradictorio, el ejercicio ayuda a reducir la fatiga.
- Descubre la causa de tu cansancio: falta de sueño, estrés acumulado, mala alimentación. Identifica el origen y actúa sobre él.
- Si el cansancio es por falta de actividad, empieza a moverte: incluso 10 minutos diarios hacen la diferencia.
- Si duermes poco, prioriza el descanso: ajusta tu rutina y consulta a un especialista si sufres de insomnio u otros trastornos del sueño.
- Si trabajas demasiado, reevalúa tu equilibrio de vida: reducir la carga laboral podría ser la mejor inversión en tu salud.

«No me gusta, me aburre»

- Adapta la práctica a tu estilo: si la meditación tradicional no es para ti, prueba meditar mientras caminas.
- Hazlo más agradable: acompaña la práctica con música, aromas relajantes o iluminación tenue.
- Prueba con un compañero: compartir la experiencia puede hacerla más placentera.
- Elige lo que más disfrutes y repítelo: la clave es la constancia.
- Explora lo que hay detrás del aburrimiento: puede ser resistencia, ansiedad o incomodidad disfrazadas.

«Estoy lesionado»

- El estrés también afecta la recuperación: técnicas como la relajación y la visualización guiada pueden acelerar el proceso de sanación.
- Muévete dentro de tus posibilidades: incluso pequeños movimientos pueden ser beneficiosos.

- Consulta a un especialista: un fisioterapeuta puede indicarte ejercicios adecuados para tu condición.
- Escucha a tu cuerpo: a veces, la sanación requiere más descanso y menos exigencia.

«Me da miedo sentir»

- Las emociones son inevitables: si no las procesamos conscientemente, aparecen como síntomas físicos o emocionales.
- Dedica un momento a reconocerlas y liberarlas: no a reprimirlas, sino a darles un espacio seguro para ser expresadas.

Mensaje de Dr. Veller

El estrés no desaparece, pero nuestra capacidad para manejarlo puede transformarlo por completo. No se trata de evitarlo, sino de construir un cuerpo y una mente que lo enfrenten con equilibrio. Cada pequeña elección cuenta. Lo que comes, cómo respiras, cuánto te mueves y hasta la luz que recibes moldean tu bienestar. Tu cuerpo tiene las herramientas para restaurarse, solo necesita que le des la oportunidad. No puedes controlar las olas del mar, pero sí aprender a surfearlas.

CAPÍTULO 19

Tóxicos en tu cocina, agua y productos de cuidado personal: lo que nadie te advierte

Lic. María Camila Veller.
Tiempo de lectura: 25 minutos
Lo que parece inofensivo en tu hogar puede estar dañándote sin que lo sepas

Imagina esto: pasas horas eligiendo alimentos saludables, inviertes en productos orgánicos, bebes suficiente agua y te esfuerzas por hacer lo mejor para tu salud. Pero hay algo que no estás viendo, y que podría estar saboteando todos tus esfuerzos.

Cada día, sin darse cuenta, muchas personas cocinan con utensilios que liberan toxinas, almacenan alimentos de manera insegura, beben agua con químicos ocultos y consumen productos alterados por la industria. Pero los riesgos no solo están en la comida y en el agua, también en lo que nos aplicamos a diario en la piel y el cabello, donde pueden esconderse sustancias perjudiciales. Nos hicieron creer que lo que no se ve no hace daño, que los riesgos solo aparecen en grandes cantidades o si te excedes. Pero la ciencia muestra otra realidad:

exposiciones pequeñas, acumuladas día tras día, pueden sembrar el terreno para la inflamación crónica, los desajustes hormonales, problemas metabólicos y hasta enfermedades que nadie vio venir. No duelen de inmediato, pero cuando aparecen, pocos sospechan de su origen.

Este capítulo no es para asustarte, sino para abrirte los ojos. Con cambios simples y basados en evidencia, puedes eliminar estos riesgos y convertir tu cocina en tu mejor aliada para la salud.

Sartenes, ollas y utensilios de cocina: ¿estás cocinando con venenos?

Cocinar es un acto cotidiano, casi automático. Elegimos ingredientes frescos, encendemos el fuego y confiamos en que estamos haciendo algo bueno para nuestra salud. Pero hay un factor que rara vez consideramos: el material de nuestras ollas, sartenes y cucharas. Lo que usamos para cocinar es tan importante como lo que comemos.

Ollas de teflón y aluminio

Durante años, el teflón fue el rey de la cocina: antiadherente, fácil de limpiar, práctico. Pero detrás de su comodidad se esconde un problema. Muchos recubrimientos antiadherentes contienen PFAS, conocidos como «plásticos eternos» porque no se degradan en el ambiente ni en nuestro cuerpo. La ciencia ha encontrado vínculos entre estas sustancias y problemas hormonales, daño hepático e incluso ciertos tipos de cáncer.

En teoría, si la sartén no se raya ni se calienta demasiado, el riesgo es bajo. Pero si el recubrimiento ya está desgastado o tiene rasguños, esas partículas pueden desprenderse con facilidad y terminar en tu comida. Ahora, ¿qué significa «demasiado»? El teflón empieza a degradarse a 260°C, liberando gases tóxicos. Para ponerlo en perspectiva, una sartén vacía sobre fuego alto puede alcanzar esa temperatura en apenas 2 a 5 minutos. Y seamos sinceros: ¿quién no ha raspado su sartén alguna vez? ¿O ha subido la llama al máximo para apurar la cena?

El aluminio también plantea dudas. Es liviano y conduce bien el calor, pero puede filtrarse en los alimentos, sobre todo si cocinas algo ácido como tomate o limón. Se han detectado niveles elevados de aluminio en cerebros de personas con alzhéimer y, aunque aún no se ha confirmado que sea el culpable, ¿por qué jugar a la suerte? Si usas papel de aluminio para envolver comida caliente o cocinas en ollas de aluminio desgastadas, el riesgo aumenta.

- **Alternativas seguras**
  Entonces, ¿qué hacemos? ¿Tiramos todo y volvemos a las ollas pesadas de la abuela? No es necesario, pero sí vale la pena elegir mejor. El hierro fundido es una de las opciones más seguras: dura toda la vida, no libera toxinas y hasta puede aportar pequeñas cantidades de hierro a la comida. Aunque muchos temen al óxido, basta con secarlo bien y aplicar un poco de aceite después de cada uso para mantenerlo en perfecto estado.

  Otra gran opción es el acero inoxidable de grado alimenticio, resistente, seguro y libre de químicos. Aunque requiere algo de técnica para evitar que los alimentos se peguen, una vez que aprendes a usarlo, se convierte en una inversión para siempre. Ten cuidado en elegir acero inoxidable certificado para contacto con alimentos. Algunos aceros de baja calidad pueden contener níquel, plomo u otros metales pesados que pueden migrar a los alimentos si el material se degrada.

  La cerámica de calidad también es una buena alternativa, siempre que provenga de marcas confiables. Algunas versiones económicas pueden tener recubrimientos que se desgastan con el tiempo, liberando sustancias no deseadas en los alimentos.

  Para el horno, el vidrio es imbatible. No reacciona con los alimentos, no libera químicos y es perfecto para calentar o cocinar sin preocupaciones.

Cucharas, espátulas y tablas para picar

Pocas cosas parecen tan inofensivas como esa cuchara de plástico que tienes en el cajón. Es ligera, práctica, no raya las ollas y parece la opción perfecta. Pero detrás de esa comodidad se esconde un problema invisible: con el calor y el uso, estos utensilios pueden desgastarse y liberar partículas dañinas diminutas que terminan en tu comida y en tu cuerpo.

Sabemos que muchos plásticos contienen compuestos que afectan el equilibrio hormonal. El BPA es el más famoso, razón por la que ahora todo lleva la etiqueta «libre de BPA». Pero aquí viene la mala noticia: los sustitutos como el BPS y el BPF pueden ser igual de problemáticos. Varios estudios han mostrado que estos químicos pueden alterar el metabolismo y la función de tu tiroides y, aunque una exposición aislada no hará daño inmediato, el problema es la acumulación diaria.

Y eso no es todo. Mira de cerca esa espátula de plástico que usas hace meses: ¿ves esas ralladuras y la decoloración? Cada grieta es un refugio para bacterias y restos de comida (carne cruda, verduras, etc.), imposibles de eliminar con un simple lavado. Lo mismo ocurre con las tablas de picar de plástico: los cortes que deja el cuchillo no son solo estéticos, sino el escondite perfecto para microbios como *Salmonella* y *Escherichia Coli*. De hecho, algunos estudios han encontrado que las tablas de plástico desgastadas pueden albergar más bacterias que un inodoro mal limpiado. Además, el calor o el desgaste también sueltan micropartículas de plástico que se mezclan con tu comida.

- **Opciones más seguras**
  Por suerte, no hace falta cocinar con miedo. Existen alternativas seguras y funcionales. Para los utensilios como cucharas y espátulas, la madera es un clásico: natural, resistente y sin liberar sustancias tóxicas. Si se cuida bien, dura años sin traicionarte. La silicona de grado alimenticio (de buena calidad, no las versiones baratas) resiste altas temperaturas sin descomponerse y es fácil de limpiar. El acero inoxidable de grado alimenticio es otra excelente opción: duradero, seguro y sin riesgo de contaminación.

Para las tablas de picar, el vidrio es una de las opciones más seguras. No es poroso, no absorbe olores ni sabores y no permite que bacterias se acumulen en su superficie. Además, es fácil de limpiar y puede desinfectarse con agua caliente sin degradarse. El único inconveniente es que requiere un manejo cuidadoso para evitar roturas. La madera también es una excelente alternativa, pero su seguridad depende del cuidado. Las maderas duras como arce, roble o nogal contienen sustancias llamadas taninos y una estructura porosa que atrapa y deshidrata bacterias (incluyendo *Salmonella* y *Escherichia Coli*), reduciendo su crecimiento de forma natural.

Sin embargo, si no se lava y seca bien, la humedad acumulada puede favorecer el crecimiento de bacterias y moho, lo que la convierte en un riesgo en lugar de una ventaja. Si buscas una alternativa sintética y más práctica, las tablas de polietileno de alta densidad (HDPE) certificadas para uso alimentario, son una opción segura y duradera. Este plástico no poroso cumple con normativas de seguridad de la FDA, no libera toxinas como el BPA cuando es de calidad certificada y resiste mejor el desgaste que el plástico blando. Además, las tablas de HDPE nuevas son más fáciles de limpiar que la madera y menos propensas a grietas profundas que el plástico barato, lo que las hace una opción más higiénica en entornos de alto uso. En ambos casos, el mantenimiento es clave: una tabla de madera bien cuidada puede ser más segura que una de plástico desgastada y una tabla de HDPE en buen estado será más higiénica que una de madera mal mantenida. Todo depende de cómo se usen y cuiden. La que yo uso y más recomiendo es la de vidrio.

Utensilios para almacenar y recalentar la comida

Vidrio, acero inoxidable, silicona de grado alimenticio y ciertos plásticos certificados son las mejores opciones. Cada uno tiene sus ventajas, pero elegir el adecuado depende de lo que vayas a almacenar y de cómo lo vayas a calentar después.

- **Vidrio templado con tapa hermética:** es seguro, duradero y libre de tóxicos para almacenar, refrigerar y calentar alimentos. Es apto para el congelador, el microondas y el horno, siempre que sea certificado para altas temperaturas. Podés usarlo sin preocupaciones para recalentar en el microondas o cocinar en el horno, pero hay que tomar algunas precauciones para evitar que se quiebre. El vidrio templado es resistente, pero los cambios bruscos de temperatura pueden hacerlo estallar. Si vas a congelar líquidos, es importante dejar espacio en el recipiente para que el contenido pueda expandirse sin generar presión. Al momento de calentar un alimento frío, lo mejor es permitir que tome temperatura de forma gradual. En lugar de pasarlo directamente del freezer al microondas o al horno, es preferible dejarlo en la heladera por un rato antes. También es recomendable evitar colocar vidrio caliente sobre superficies frías como mármol o acero inoxidable; una base de madera o un repasador pueden ayudar a amortiguar el choque térmico.

  Otro error común es lavar un recipiente de vidrio caliente con agua fría. Después de sacarlo del horno o del microondas, es mejor esperar unos minutos antes de enjuagarlo para que no explote, debido al cambio brusco de temperatura.

- **Silicona de grado alimenticio:** es una alternativa segura y versátil para almacenar alimentos, siempre que sea de calidad y no contenga rellenos químicos. Su resistencia a temperaturas extremas, desde -40°C hasta 230°C, la hace ideal tanto para congelar como para calentar. Las bolsas de silicona reutilizables son una excelente opción para congelar alimentos. Sin embargo, no todas las siliconas son iguales. Las versiones baratas pueden contener aditivos o cargas plásticas, que con el tiempo se degradan y pueden transferirse a los alimentos. Para asegurarte de que es segura, buscá productos etiquetados como «100% silicona de grado alimenticio» y evitá aquellos que sean demasiado rígidos o tengan un olor fuerte al calentarlos, ya que podrían contener impurezas.

- ***Tuppers* y bolsas de plástico, ¿son seguras para almacenar y calentar?:** depende del tipo de plástico. No todos son iguales y algunos pueden liberar sustancias indeseadas cuando se exponen al calor. Si vas a usarlos, asegurate de elegir plásticos seguros para alimentos, como el polietileno de alta densidad (HDPE con código de reciclaje ♴ número 2) o el polipropileno (PP con código de reciclaje ♷ número 5), que son los más estables y menos propensos a contaminar la comida. Estos materiales son aceptables para guardar alimentos en la heladera o el congelador, pero no son la mejor opción para calentar. Aunque muchos *tuppers* dicen «apto para microondas», el calor puede ir desgastando el plástico con el tiempo y hacer que libere partículas en la comida. Si necesitás recalentar algo, lo más seguro es pasarlo a un recipiente de vidrio o cerámica antes de ponerlo en el microondas. Así evitás la exposición innecesaria a microplásticos y sustancias que pueden afectar tu salud a largo plazo.

- **Lo que es mejor evitar:** envases descartables (como los de yogur o margarina), papel film y bolsas plásticas comunes, papel aluminio en contacto con alimentos ácidos o salados, **plásticos blandos como PVC o policarbonato.** Estos materiales no están diseñados para resistir el frío ni el calor por lo que pueden liberar partículas tóxicas en la comida, además de ser poco ecológicos.

Aceites y grasas para cocinar: ¿cuál elegir?

Dependiendo de qué aceite elijas y cómo lo uses puede pasar de ser un nutriente valioso a un veneno invisible en cuestión de segundos.

Cuando un aceite se calienta demasiado, se rompe su estructura química y libera compuestos dañinos. El momento crítico es el «punto de humo», cuando el aceite empieza a descomponerse, generando sustancias tóxicas e inflamatorias, como los radicales libres.

Algunos aceites son peores que otros. Los de semillas vegetales refinados como girasol, maíz, cacahuate, canola, soja, junto con el de palma, son vendidos como «livianos» y «saludables» o etiquetados como «ricos en vitaminas», pero la realidad es que se degradan rápidamente al calor y no tienen nada de saludable. La ciencia es clara con esto: consumir estos aceites provoca inflamación crónica, envejecimiento acelerado y muertes prematuras. Además, durante el proceso de refinamiento, se les agregan químicos como solventes y desodorantes para mejorar su apariencia. El problema es que este proceso destruye sus nutrientes naturales y puede dejar residuos tóxicos como hexano, una sustancia derivada del petróleo que se ha asociado con efectos negativos en el sistema nervioso. El refinamiento, si bien prologa la vida útil de los aceites, acorta la tuya. Lo que termina en las góndolas no es un alimento real, sino un producto ultraprocesado disfrazado de saludable. Por eso, si querés proteger tu salud, evitá estos aceites.

Entonces, ¿cuál elegir?: si vas a saltear, hornear o cocinar a fuego bajo o moderado, los aceites de aguacate u oliva virgen son mejores opciones porque resisten temperaturas más altas.

- **¿Y el aceite de coco? ¿Aliado o villano?**
  El aceite de coco genera debate. Su versión extra virgen, prensada en frío, conserva compuestos con propiedades antinflamatorias y antioxidantes, como el ácido láurico, que puede ayudar a optimizar la microbiota y la salud intestinal si se consume en pequeñas cantidades (una cucharadita ocasionalmente) dentro de una dieta equilibrada. Sin embargo, su alto contenido de grasas saturadas (90%) sigue siendo un punto de controversia. Estudios como los de la Asociación Americana del Corazón (2020), indican que su consumo frecuente o en exceso puede aumentar el colesterol LDL («malo»). Si bien no es un veneno, tampoco es un súper alimento. Existen opciones más beneficiosas para la salud y con mejor impacto en la inflamación, como el aceite de oliva, el de aguacate, el de sésamo y el de linaza en sus versiones virgen extra prensadas en frío, que se recomienda agregar en crudo a los platos listos en la mesa para preservar sus propiedades.

  Por otro lado, el aceite de coco refinado ha perdido gran parte de sus compuestos beneficiosos y su procesamiento lo convierte en un líquido tóxico. Aunque resiste mejor las altas temperaturas, no recomendamos su consumo ni su uso para cocinar, ya que existen aceites más saludables y estables al calor.

- **Mantequilla ghee**
  El ghee es una versión purificada de la mantequilla, hecha a partir de leche de vaca o búfala. Se le eliminan el agua y los sólidos lácteos, lo que lo hace más estable al calor y menos propenso a quemarse o liberar compuestos dañinos al cocinar, a diferencia de la mantequilla común. Además, puede aportar beneficios para el intestino y la microbiota. Contiene butirato, un tipo de grasa que favorece la salud intestinal, ayuda a reducir la inflamación y nutre las células del colon.

  Sin embargo, que tolere mejor la temperatura no significa que sea bueno usarlo todo el tiempo. Sigue siendo una grasa saturada y, aunque en pequeñas cantidades no es un problema, si lo consumís en exceso, podría aumentar el colesterol LDL («malo») en algunas personas.

  Lo mejor es usarlo con moderación, como un toque especial en ciertas comidas. Está bien para saltear vegetales, hornear, dorar o darle más sabor a un plato, pero si lo usás para todo (cocinar, untar, condimentar) o diariamente, puede volverse demasiado. Como con cualquier alimento, el equilibrio es la clave.

- **Grasa animal**
  Muchos juran que la manteca de cerdo o el sebo (que proviene de la grasa de res u oveja, principalmente del área de los riñones y las vísceras) son oro puro, con el argumento de que «los abuelos cocinaban con eso y vivían más de 100 años». Pero el contexto ha cambiado. Lo que antes era parte de una alimentación más equilibrada y natural, hoy puede convertirse en un problema si se usa en exceso o de forma inadecuada.

  Uno de los principales inconvenientes de la grasa animal es su bajo punto de humo. Mientras que la manteca de cerdo ronda los 190 °C y el sebo los 205 °C, existen aceites mucho más saludables y, al mismo tiempo, más estables al calor. El aceite de aguacate virgen tiene un punto de humo elevado, entre 250 y 270 °C, y el aceite de oliva virgen puede alcanzar los 210 °C, siempre que sea de buena calidad. Esto significa que debe tener baja acidez (idealmente menor al 1%) y estar correctamente almacenado en envases oscuros, alejados del calor y la luz, ya que el deterioro reduce su resistencia térmica. Estos aceites no solo toleran bien las temperaturas de cocción, sino que además aportan antioxidantes naturales y grasas beneficiosas para la salud cardiovascular. Un buen consejo es revisar en la etiqueta el nivel de acidez: cuanto más baja, mayor calidad y estabilidad al calor.

Si bien es cierto que la grasa animal, cuando está bien filtrada y purificada, no se degrada tan rápido como los aceites vegetales refinados de soja, girasol o maíz, tampoco representa la opción más segura ni más saludable para cocinar a altas temperaturas.

Otro punto clave es su perfil graso. La grasa animal está cargada de grasas saturadas, que en exceso pueden aumentar la inflamación y el colesterol LDL («malo»), según la Asociación Americana del Corazón (AHA, 2020). Si bien no todas las grasas saturadas son iguales y no son tan dañinas como las grasas trans o los aceites refinados recalentados, tampoco tienen los beneficios antiinflamatorios de los aceites ricos en grasas buenas, como el de oliva o el de aguacate.

Los abuelos las usaban en dietas con más vegetales y menos ultraprocesados, lo que equilibraba su impacto. Hoy, donde el exceso de grasas saturadas se suma a una alimentación llena de harinas refinadas y aceites industriales, abusar de la grasa animal puede ser problemático.

Esto no significa que haya que demonizarla. En pequeñas cantidades, la grasa de cerdo puede aportar sabor y textura a ciertas recetas tradicionales. Un toque para saltear o darle profundidad a un guiso en una ocasión especial está bien, pero usarla como base de todas las comidas no es lo ideal.

Conclusión: la grasa animal no es veneno, pero tampoco el alimento milagroso que algunos creen.

Métodos de cocción y su impacto en la salud

La forma en que preparamos los alimentos puede influir en la conservación de sus nutrientes o, por el contrario, generar sustancias perjudiciales sin que nos demos cuenta. Con tecnologías como el microondas y la freidora de aire, han surgido muchas dudas sobre su seguridad. ¿Son realmente saludables o hay algo que debemos saber antes de usarlos?

¿El microondas destruye nutrientes y provoca cáncer?

El microondas ha sido objeto de mitos por años. Uno de los más populares dice que su radiación altera el ADN de los alimentos y los vuelve peligrosos. Pero esto no es verdad.

El microondas utiliza radiación electromagnética de baja energía, lo que significa que no puede modificar el ADN ni hacer que los alimentos se vuelvan radiactivos, por lo tanto, es falso que provoca cáncer. Su funcionamiento es simple: genera ondas que hacen vibrar las moléculas de agua en los alimentos, calentándolos de manera rápida y uniforme.

Otro mito es que el microondas destruye más nutrientes que otros métodos de cocción, pero la realidad es que todos los métodos afectan los nutrientes en mayor o menor medida. En muchos casos, el microondas incluso conserva mejor las vitaminas. Por ejemplo, al hervir verduras, muchas vitaminas solubles en agua, como la C y algunas del grupo B, terminan en el agua de cocción. En cambio, cocinarlas en el microondas con poca agua y en menos tiempo ayuda a preservar sus propiedades.

Lo único que hay que tener en cuenta es el tipo de recipiente que se usa. Calentar comida en plásticos inadecuados puede hacer que ciertos químicos migren a los alimentos, por lo que es mejor usar vidrio o cerámica.

Freidoras de aire ¿son peligrosas?

Las freidoras de aire han ganado popularidad porque permiten cocinar alimentos crujientes con mucho menos aceite o sin este producto. Sin embargo, hay un aspecto que muchos desconocen: el riesgo de la acrilamida. Este compuesto se forma cuando alimentos con almidón, como papas, arroz y pan, se cocinan a temperaturas altas y se doran en exceso. El problema es que la Agencia Internacional para la Investigación del Cáncer (IARC) la ha clasificado como probablemente cancerígena, porque en varios estudios se ha visto que altas exposiciones pueden ser dañinas. Sin embargo, las freidoras de aire no son las únicas que generan acrilamida. Cualquier método de cocción a fuego alto, como hornear, tostar o freír en sartén, también puede producirla si no se controlan bien la temperatura y el tiempo de cocción. Cuanto más oscuro y quemado quede un alimento, mayor será la cantidad de acrilamida que contiene. El dorado ligero no es un problema, pero cuando los alimentos toman un tono marrón oscuro o negro, la concentración de este compuesto aumenta significativamente. Esto no significa que haya que dejar de usar la freidora de aire ni evitar estos métodos de cocción por completo. De hecho, yo mismo la uso, porque sigue siendo una opción práctica y mucho más saludable que freír en aceite, reduciendo la cantidad de grasas dañinas. La clave está en usarla de manera inteligente: mantener la temperatura por debajo de los 190°C, evitar que los alimentos se doren en exceso y optar por ingredientes frescos en lugar de productos precocidos, que muchas veces ya traen acrilamida antes de cocinarlos. También es importante optar por freidoras de aire libres de teflón en su recubrimiento interno.

¿Cuál es la mejor forma de cocinar?

Si queremos conservar los nutrientes y evitar la formación de sustancias dañinas, algunos métodos de cocción son mejores que otros.

El vapor es una de las mejores opciones. Al no sumergir los alimentos en agua ni exponerlos a temperaturas extremas, preserva gran parte de las vitaminas y minerales esenciales.

Hervir también puede ser saludable, pero hay un detalle: muchas vitaminas solubles en agua terminan en el líquido de cocción. Es recomendable aprovechar el caldo en sopas o guisos para recuperar esos nutrientes en lugar de perderlos.

El salteado es otra gran alternativa, sobre todo si se usa un buen aceite, como el de oliva virgen o el de aguacate y se cocina a fuego bajo. Esto permite conservar el sabor y los nutrientes sin generar sustancias dañinas.

Por otro lado, el horneado a altas temperaturas puede generar compuestos dañinos si no se controla bien. Cuando los alimentos se hornean por largos periodos a más de 200°C, especialmente los ricos en almidón como papas y pan, aumenta la formación de acrilamida. Sin embargo, el horneado a temperaturas moderadas (menores a 190°C) y con tiempos adecuados es un método seguro y saludable, ya que permite conservar los nutrientes sin generar compuestos perjudiciales.

Si buscamos una respuesta clara, la cocción al vapor y el salteado con aceites adecuados son las mejores opciones para mantener el equilibrio entre sabor, textura y conservación de nutrientes. Pero lo más importante no es solo cómo cocinamos un alimento, sino variar los métodos y combinarlos de manera inteligente.

No recomendamos la fritura con aceites o grasa animal (sumergir los alimentos en estos productos), ya que no es un método saludable. Además de formar compuestos dañinos al calentarse, un alto porcentaje del aceite o la grasa se impregna en el alimento, aumentando su contenido calórico y su impacto en la salud. En restaurantes de comida rápida, donde el mismo aceite se usa durante días, los tóxicos que se generan alcanzan niveles muy preocupantes. En casa, la mejor estrategia es simple: usar aceites de calidad, elegir el correcto según la temperatura y, si alguna vez freís algo, descartar el aceite después del primer uso.

Si bien la fritura con aceite no es una buena opción, la freidora de aire, como mencionamos antes, puede ser una alternativa saludable si se usa correctamente. Esta permite disfrutar de una textura crujiente sin exceso de grasa, siempre que se controle la temperatura y el tiempo de cocción para evitar la formación de acrilamida.

No se trata solo de qué comemos, sino cómo lo cocinamos. Un alimento saludable puede perder sus beneficios con una mala preparación, mientras que una buena técnica puede hacer la diferencia entre nutrir el cuerpo o cargarlo de toxinas sin darnos cuenta.

La verdad sobre el agua potable: ¿es realmente segura?

El agua es sinónimo de vida. La tomamos todos los días, la necesitamos para sobrevivir y confiamos en que es lo más puro que nos ofrece la naturaleza. Pero dependiendo de dónde vivas, ese vaso inofensivo puede contener exceso de cloro, metales pesados, residuos de pesticidas, antibióticos e incluso microplásticos. No es para asustarte, pero sí para que te preguntes: ¿qué hay realmente en el agua que estás tomando?

Las agencias reguladoras nos dicen que el agua de la canilla es segura, y en muchos casos lo es. Pero «segura» no siempre significa «libre de contaminantes». Antes de llegar a tu casa, pasa por un tratamiento que elimina la mayoría de los microorganismos y sustancias peligrosas, pero eso no la vuelve perfecta.

El cloro, por ejemplo, es necesario para desinfectarla, pero cuando se combina con materia orgánica, puede formar subproductos, que en altos niveles pueden representar un riesgo para la salud. El flúor, agregado en muchas ciudades para prevenir caries, sigue siendo tema de debate: aunque en dosis adecuadas es beneficioso, excederse puede afectar la tiroides y la salud de los huesos.

Y luego están las tuberías. Si son viejas o están corroídas, pueden soltar plomo y otros metales pesados directamente a tu vaso. El plomo, incluso en pequeñas cantidades, se acumula en el cuerpo y afecta el cerebro, especialmente en niños. El arsénico, presente en algunas aguas subterráneas, se ha vinculado a problemas cardíacos y cáncer, mientras que el mercurio, más común en zonas industriales, impacta el sistema nervioso.

El enemigo invisible: los microplásticos

Si creías que el problema de los plásticos solo estaba en los océanos o las sartenes de teflón, pensalo de nuevo. Varios estudios han encontrado que hasta el 93% del agua embotellada y el 83% del agua de canilla contienen microplásticos. Sin darnos cuenta, podemos estar consumiendo hasta 5 gramos de plástico por semana, el equivalente a una tarjeta de crédito cada siete días. No solo están en el agua: se han detectado en alimentos, aire, productos de higiene y hasta en la sangre humana.

Aunque los estudios aún están en desarrollo, los científicos ya han encontrado motivos de preocupación. Se sabe que los microplásticos pueden transportar metales pesados y químicos tóxicos, como los ftalatos y los bisfenoles, que pueden alterar el equilibrio hormonal, afectando funciones como el metabolismo, la fertilidad e incluso el desarrollo fetal.

Investigaciones recientes han encontrado microplásticos en la placenta humana, lo que sugiere que estas partículas podrían llegar incluso al bebé antes de nacer. También se han detectado en pulmones, hígado y riñones, generando dudas sobre su potencial acumulación en el cuerpo a largo plazo. Ahora, los científicos han descubierto que también llegan al cerebro, donde pueden acumularse hasta 6,5 gramos con el tiempo. Es como si una cucharadita de plástico molido quedara atrapada entre las neuronas.

El problema es que nuestro organismo no está diseñado para procesar plástico y, aunque algunas partículas pueden eliminarse, otras quedan incrustadas en los tejidos, lo que podría generar inflamación crónica, estrés oxidativo, afectar la memoria y el estado de ánimo, además de aumentar el riesgo de enfermedades neurológicas, como la demencia.

Aunque todavía no comprendemos por completo el impacto a largo plazo en la salud humana, lo que sí sabemos es que los microplásticos ya están dentro de nosotros. Esperar pruebas definitivas para actuar podría ser un error, como ocurrió con el plomo en las pinturas, el asbesto en los techos y construcciones, y el tabaco en el pasado.

Para reducir la exposición a los microplásticos, lo ideal es hacer pequeños cambios en la rutina. Siempre que sea posible, elegí recipientes de vidrio o acero inoxidable en lugar de botellas de plástico ya que, con el tiempo, el plástico puede degradarse y liberar partículas en el agua. Si en algún momento no tenés más opción que comprar agua en botellas de plástico fino, evitá reutilizarlas, ya que están diseñadas para un solo uso y con el tiempo pueden liberar aún más microplásticos. También es importante limitar los alimentos ultraprocesados, ya que durante su fabricación y empaque pueden contaminarse con fragmentos plásticos microscópicos. Y si vas a calentar comida, té o café, evitá hacerlo en envases o vasos de plástico, ya que el calor puede hacer que liberen microplásticos y sustancias químicas nocivas.

Curiosidad: no todos los plásticos son iguales.

Si miras el fondo de una botella o envase de plástico, verás un pequeño triángulo con un número dentro . Ese número señala de qué plástico está hecho, y no todos son igual de seguros: algunos sueltan sustancias tóxicas, especialmente cuando entran en contacto con calor, alimentos grasos o ácidos.

Los más preocupantes son los que llevan el número 3, 6 o 7. El 3 (PVC) se encuentra en algunos envases y envolturas y puede liberar sustancias dañinas para las hormonas. El 6 (poliestireno) está en vasos térmicos y bandejas de comida rápida y puede soltar compuestos tóxicos como el estireno. El 7 es el más incierto, porque agrupa varios plásticos, incluyendo algunos con BPA, un químico que altera el sistema hormonal.

El 1 (PET) es el típico de las botellas de agua y refrescos. Según las autoridades sanitarias, es seguro para un solo uso, pero con el tiempo y la exposición al calor, puede liberar compuestos químicos, por lo que no conviene reutilizarlo (ni dejar las botellas de agua o refrescos al sol). Si necesitas usar plástico, los más seguros son los que llevan el número 2, 4 o 5, pero siempre es mejor evitar calentar comida en ellos, si puedes, elige vidrio o acero inoxidable.

¿Filtrar el agua es la solución?

Filtrar el agua es una excelente manera de mejorar su calidad, pero no todos los filtros eliminan lo mismo. Para elegir el adecuado, primero es clave conocer qué tipo de contaminantes podrían estar presentes en tu zona. Muchas municipalidades ofrecen análisis gratuitos o publican información sobre la calidad del agua en sus sitios web oficiales.

Si el problema es el cloro, pesticidas o sabor desagradable, un filtro de carbón activado es una opción accesible y eficaz. Es ideal para mejorar el sabor del agua y reducir compuestos químicos comunes.

Si querés eliminar prácticamente todo, incluyendo flúor, plomo, microplásticos y otros contaminantes industriales, la ósmosis inversa es la opción más completa. Filtra de manera muy efectiva, pero también elimina minerales esenciales como calcio y magnesio. Para evitar este problema, podés optar por un filtro que incluya un cartucho remineralizador.

Si te preocupa la presencia de bacterias y suciedad en el agua, los filtros de cerámica son una buena opción, especialmente en lugares donde el agua puede estar contaminada con microbios, sedimentos o residuos del suelo. No se trata solo de filtrar por filtrar, sino de asegurarte de que estás eliminando lo que realmente podría ser un problema para tu salud. Tomar agua limpia no debería ser un lujo, sino un hábito accesible y consciente.

Productos cotidianos peligrosos (el lado oscuro de los alisados, talcos y desodorantes)

Cada día, aplicamos en nuestra piel y cabello productos que prometen comodidad y bienestar. Pero, así como el agua puede contener contaminantes invisibles, algunos cosméticos y productos de higiene personal pueden incluir sustancias que merecen una mirada más atenta. No se trata de alarmarse, sino de entender qué nos estamos poniendo en el cuerpo y qué dice realmente la ciencia.

Alisados para el cabello con formol

Los tratamientos para alisar el cabello con formaldehído (formol) han sido objeto de preocupación durante años. Cuando se activan con calor, como con planchas o secadores, liberan vapores que la OMS clasifica como cancerígenos. La exposición frecuente puede causar irritación ocular, tos, dolores de cabeza e incluso aumentar el riesgo de cáncer con el tiempo.

Un estudio del Instituto Nacional de Salud de EE.UU. (NIH, 2022) encontró que el uso frecuente de estos productos estaba asociado con un riesgo mayor de cáncer de útero. Tanto es así que la FDA planea prohibir los alisadores con formaldehído, reforzando la evidencia de su peligrosidad. Aun así, algunas marcas lo ocultan bajo nombres como «aldehído fórmico» o «metilenglicol», por lo que revisar las etiquetas sigue siendo clave.

Si querés alisar tu cabello sin exponerte a estos riesgos, optar por productos bien regulados y tratamientos sin formol es la mejor decisión.

Talco

El talco se ha usado durante décadas para la higiene personal, pero en los últimos años se ha debatido su relación con el cáncer de ovario. Algunos estudios sugieren que el uso prolongado en la zona genital podría aumentar el riesgo, aunque la evidencia no es concluyente.

El principal problema no es el talco en sí, sino su posible contaminación con asbesto, un mineral cancerígeno que históricamente se ha encontrado en algunos talcos naturales. Aunque muchas marcas garantizan que sus productos actuales están libres de asbesto, el riesgo sigue bajo investigación. Si querés una alternativa más segura, el almidón de maíz cumple la misma función sin estas preocupaciones.

Desodorantes con aluminio: ¿son realmente un problema?

El aluminio en los antitranspirantes bloquea temporalmente las glándulas sudoríparas para reducir la transpiración. Algunas teorías han intentado vincularlo con el cáncer de mama o enfermedades neurológicas, pero hasta ahora, la evidencia científica no ha confirmado estos riesgos. La Sociedad Americana del Cáncer y diversas revisiones científicas no encontraron una relación directa entre los desodorantes con aluminio y el cáncer de mama. Asimismo, si bien se han detectado niveles elevados de aluminio en cerebros de personas con alzhéimer, no hay pruebas sólidas de que los desodorantes sean la fuente principal de esta acumulación.

Sin embargo, en personas con insuficiencia renal, la eliminación del aluminio podría ser menos eficiente, lo que genera dudas sobre su seguridad en estos casos. Para quienes prefieren reducir su exposición, hay alternativas como desodorantes sin aluminio, preparados naturales con bicarbonato de sodio o incluso piedra de alumbre, aunque su efectividad varía según la persona.

Mensaje de Dr. Veller

Prevenir es mejor que lamentar. No se trata de demonizar todos los productos ni de evitarlos por completo, sino de entender que minimizar la exposición diaria y prolongada puede marcar la diferencia. La ciencia ya ha confirmado los riesgos de algunos productos, como los alisadores con formol, mientras que otros, como el talco y los desodorantes con aluminio, siguen en debate.

Pero esperar décadas hasta que haya una evidencia indiscutible puede no ser la mejor estrategia.

Pequeños cambios como revisar etiquetas, elegir opciones más seguras y reducir la exposición innecesaria pueden ayudarte a reducir tu carga tóxica sin perder comodidad. Si hay alternativas con menos riesgos disponibles, ¿por qué esperar pruebas definitivas para hacer el cambio?

CAPÍTULO 20

Espiritualidad y salud: una conexión más poderosa de lo que imaginas

Dres. Rodrigo Nicolás Veller, Juan Ignacio Veller y Lic. María Camila Veller

Tiempo de lectura: 10 minutos

La ciencia apenas empieza a comprender lo que la espiritualidad ha sabido desde siempre: la mente y el alma también sanan el cuerpo

El cuerpo escucha cuando el espíritu habla

Imagina por un momento a una paciente que conocí hace años. Se llamaba Ana. Luchaba contra un cáncer que no cedía y, aunque los tratamientos eran agotadores, siempre llegaba a mi consultorio con una sonrisa. Un día le pregunté qué la sostenía. «Doctor», me dijo, «rezo todas las noches y siento que algo más grande me lleva de la mano». No era solo fe ciega; era su refugio, su fuerza. Esto me dejó pensando: ¿y si lo que no vemos, el alma, el espíritu, tuviera más poder sobre nuestra salud de lo que imaginamos?

No es una idea nueva. Hace miles de años, alguien escribió que «Un corazón alegre es buena medicina, pero un espíritu quebrantado seca los huesos» (Proverbios 17:22), y hoy, la ciencia empieza a darle la razón. Varios estudios muestran que las personas que encuentran paz en la oración, la meditación o simplemente en un propósito más grande tienden a vivir más, a sanar mejor, a sentirse menos solas. Pero ¿cómo funciona eso? ¿Puede algo tan intangible como la espiritualidad cambiar lo que pasa dentro de nuestros cuerpos?

En este capítulo, vamos a explorar esa pregunta. No prometemos milagros ni respuestas mágicas, pero sí una mirada fresca, desde nuestra experiencia como médicos y lo que la evidencia nos dice, sobre cómo el espíritu podría ser un aliado muy poderoso para tu salud. Porque, tal vez, lo que Ana sentía no era solo consuelo: era una clave para resistir. ¿Y si todos pudiéramos encontrar un poco de eso?

El impacto de la espiritualidad en el cuerpo y la mente

La espiritualidad ha sido una fuente de bienestar durante milenios, pero solo en los últimos años la ciencia ha comenzado a descifrar cómo impacta en nuestra biología. Las investigaciones han mostrado que las prácticas espirituales como la meditación, la oración, la gratitud y la conexión con un propósito de vida tienen efectos profundos en el sistema nervioso, el corazón, la respuesta inmune y la salud mental de formas que ni imaginábamos. Veamos cómo funciona.

Efectos sobre el estrés y el sistema nervioso

¿Alguna vez has sentido que el mundo se te viene encima y, de repente, una pausa para respirar hondo o rezar te calma? No es casualidad. La meditación, la oración y la fe tienen un efecto directo en el sistema nervioso. Hay una parte de nuestro cuerpo, el sistema simpático, que se activa cuando estamos estresados (es como el botón de lucha o huida que acelera el corazón y tensa los músculos). Los estudios muestran que las prácticas espirituales lo apagan poco a poco, dejando que el sistema parasimpático (el de descanso y reparación) tome el control.

Por ejemplo, un estudio encontró que personas que oran regularmente reportan menos ansiedad y una sensación de calma que se puede medir en sus ondas cerebrales. Es como si le diéramos un descanso al cuerpo. La Biblia lo intuía hace miles de años en Filipenses 4:6-7: «No se inquieten por nada; más bien, en toda ocasión, con oración y ruego, presenten sus peticiones a Dios y denle gracias. Y la paz de Dios, que sobrepasa todo entendimiento, cuidará sus corazones y sus pensamientos». Esa paz no es solo un sentimiento; es algo que la ciencia ahora ve en el cerebro y los nervios.

Beneficios cardiovasculares

Tu corazón también parece escuchar cuando el espíritu habla. Algunas investigaciones han encontrado que las personas con prácticas espirituales regulares, como ir a servicios religiosos o meditar, tienden a tener presión arterial más baja y un ritmo cardíaco más tranquilo. Un estudio importante de la Universidad de Harvard, publicado en la prestigiosa revista *JAMA Internal Medicine* mostró que quienes asistían a servicios religiosos al menos una vez por semana tenían un 20 a 30% menos de riesgo de enfermedades cardíacas. Además, las personas con una vida espiritual activa tienen menor riesgo de hipertensión y una recuperación más rápida tras eventos como un infarto.

No necesitas asistir a una iglesia o a un templo para experimentarlo. La meditación «*mindfulness*», con raíces en prácticas espirituales milenarias, es capaz de reducir la frecuencia cardíaca en minutos. En términos simples, es como darle un masaje interno a tu sistema cardiovascular. Esta conexión entre la calma mental y la salud del corazón no es nueva. En el Bhagavad Gita (6:16-17), un texto sagrado del hinduismo, ya se hablaba del equilibrio como la clave para el bienestar: «El que come demasiado o demasiado poco, el que duerme demasiado o demasiado poco, no puede alcanzar el éxito en el yoga. Pero el que es equilibrado en la alimentación, en el descanso, en el trabajo y en el sueño, ese encuentra la armonía y el bienestar».

Sistema inmunológico y reducción de la inflamación

Aquí viene algo sorprendente: la espiritualidad puede fortalecer tus defensas. Emociones como la gratitud y el optimismo, que a menudo nacen de una vida espiritual, reducen los niveles de una sustancia llamada proteína C-reactiva, que muestra cuánta inflamación hay en el cuerpo. Menos inflamación significa menos riesgo de enfermedades como artritis, diabetes, derrames cerebrales, infartos, demencia y cáncer.

Por ejemplo, un experimento pidió a varias personas que escribieran cosas por las que estaban agradecidas cada día. Después de unas semanas, sus niveles de inflamación bajaron y su sistema inmune respondió mejor a pruebas simples. La conexión es clara: cuando te sientes bien por dentro, tu cuerpo lo refleja por fuera. El Corán lo expresa de forma simple: «Y cuando estoy enfermo, Él es quien me sana» (Sura 26:80). Tener fe, esperanza o una actitud positiva no significa ignorar los problemas, sino darle al cuerpo una mejor oportunidad para luchar y recuperarse.

Salud mental, cáncer y más allá

La mente encuentra en la espiritualidad un refugio poderoso. Estudios masivos, como uno publicado en *The Canadian Journal of Psychiatry* en 2009, han encontrado que las personas con una fuerte conexión espiritual tienen hasta un 50% menos de riesgo de depresión y ansiedad. ¿Cómo? La fe o creer en algo más grande que nosotros dan un sentido de propósito, algo que te sostiene cuando la vida se pone dura. También fomentan la resiliencia: la habilidad de levantarte después de un golpe.

Los estudios han mostrado que la espiritualidad y la fe pueden mejorar el bienestar emocional, la calidad de vida y la percepción del dolor de los pacientes con cáncer terminal. Esto significa que la espiritualidad transforma la manera en la que los pacientes enfrentan la enfermedad, brindando paz, fortaleza y resiliencia. Incluso cuando la medicina tradicional ya no ofrece soluciones curativas, la espiritualidad puede ser una herramienta poderosa para aliviar el sufrimiento y encontrar significado en la experiencia, incluyendo menos angustia existencial al final de la vida. El budismo lo expresa de manera profunda en el Dhammapada (1:1-2): «Todo lo que somos es el resultado de lo que hemos pensado. Nuestra mente lo construye todo. Si una persona habla o actúa con pensamiento puro, la felicidad lo sigue como una sombra que nunca la abandona» (Traducción aproximada).

Este principio refleja lo que la ciencia ha observado: la forma en que interpretamos y enfrentamos la enfermedad influye en nuestro bienestar. Pero esto no se limita al cáncer. En enfermedades crónicas como la artritis o incluso en recuperación de cirugías, la espiritualidad acelera la sanación emocional, lo que muchas veces alivia los síntomas físicos. La Biblia lo expresa en el Isaías 41:10 «No temas, porque yo estoy contigo; no desmayes, porque yo soy tu Dios que te esfuerzo; siempre te ayudaré, siempre te sustentaré con la diestra de mi justicia». Este mensaje resuena con lo que la ciencia ha observado: la sensación de protección y seguridad ya sea a través de la fe o del apoyo social, influye positivamente en la recuperación del cuerpo.

Su impacto en la longevidad

Tener fe y sentir que tu vida tiene un propósito no solo te levanta el ánimo, sino que podría añadir años a tu existencia. En las Zonas Azules, lugares como Okinawa (Japón), Cerdeña (Italia) o Nicoya (Costa Rica), donde la gente vive más de 100 años con salud, casi todos sus habitantes practican algún tipo de espiritualidad o religión. Ya sea el shintoísmo y budismo en Japón, el catolicismo en Cerdeña y Nicoya, la Iglesia Ortodoxa Griega en Ikaria o los adventistas del séptimo día en Loma Linda, la fe y la conexión con una comunidad espiritual son elementos constantes en estas poblaciones longevas. En estas regiones del mundo el propósito es una constante. Los okinawenses lo llaman *ikigai* («razón para levantarse cada mañana») y los nicoyanos lo conocen como *plan de vida*. Para ellos, saber por qué vives es tan vital como comer bien o moverte.

Esto se refleja muy bien en Salmos 92:14 «Aun en la vejez darán fruto; estarán vigorosos y lozanos». Y una vez más, la ciencia respalda lo que los libros sagrados enseñaban hace miles de años. Un estudio publicado en la revista *JAMA Network Open* en 2019, basado en casi 7 000 personas mayores de 50 años, encontró que aquellos con un fuerte sentido de propósito tenían un 30% menos de riesgo de morir durante el seguimiento, en comparación con quienes no lo tenían. La longevidad no solo se trata de lo que comemos o cuánto nos movemos, sino de lo que nos motiva a seguir adelante. Tener un propósito claro, ya sea en la fe, la familia, el trabajo o el servicio a los demás, puede ser el mejor seguro de vida que existe.

Cómo llevar la espiritualidad a tu día a día: consejos prácticos

La espiritualidad no tiene que ser complicada ni reservada para quienes van a un templo o siguen una religión. Se trata de encontrar lo que te conecta con algo más grande, lo que da sentido a tus días y no hay una sola manera de hacerlo. Para algunos, esa conexión surge a través de la fe; para otros, en la naturaleza, la meditación, el servicio a los demás o simplemente en la búsqueda de un propósito. No hay un camino único y cada persona puede descubrir el suyo. Aquí van algunas ideas simples para empezar:

- **Tómate cinco minutos al día para agradecer:** cierra los ojos, respira hondo y piensa en algo bueno de tu día, puede ser un café caliente, una sonrisa de alguien o simplemente estar vivo. Es un gesto pequeño que despierta gratitud y calma la mente.
- **Camina y reflexiona:** sal a la naturaleza, un parque, un bosque o incluso a tu calle, y mientras caminas, pregúntate: ¿Qué me da esperanza? No hace falta una respuesta grande; a veces, basta con sentir el aire o notar el cielo.
- **Habla de lo que importa:** busca un amigo, un familiar o alguien de confianza y comparte qué le da sentido a tu vida. Puede ser tu familia, un sueño o algo tan simple como ayudar a otros. Decirlo en voz alta lo hace más real.
- **Explora un libro sagrado:** toma un texto como la Biblia, el Corán o el Bhagavad Gita y léelo con curiosidad, no hace falta

ser religioso. Estudiarlo a fondo, sus historias, sus lecciones, puede inspirarte y darte paz, incluso si solo buscas sabiduría para tu vida.

- **Encuentra tu propio ritual:** si la religión no es lo tuyo, prueba escribir tus pensamientos en un cuaderno, practicar yoga suave o escuchar música que te eleve. Lo importante es que sea tuyo y te traiga paz.

Mensaje de Dr. Veller

Como profesionales de la salud, te decimos: la espiritualidad no sustituye las pastillas ni las citas al doctor, pero es un compañero poderoso. Piensa en ella como un refuerzo que hace que todo lo demás funcione mejor, una chispa que los científicos recién están empezando a entender. La ciencia ha demostrado lo que las tradiciones más antiguas ya sabían: el sentido de propósito prolonga la vida, la gratitud reduce la inflamación, la oración y la meditación protegen el corazón, y la esperanza fortalece la mente.

No importa dónde busquemos las respuestas: en la ciencia, en los libros sagrados o en la propia experiencia, la conclusión es la misma. La espiritualidad, en cualquiera de sus formas, tiene el poder de transformar la manera en que vivimos, sanamos y enfrentamos los desafíos. No se trata solo de fe ni de creencias, sino de cómo nuestra conexión con algo más grande nos da propósito, nos calma en la tormenta y nos impulsa a seguir adelante.

Así que la pregunta no es si la espiritualidad influye en nuestra salud, sino **cómo podemos integrarla en nuestra vida de una manera auténtica, sin importar nuestras creencias**. ¿Qué nos inspira? ¿Qué nos llena de propósito? ¿Qué nos da paz? Encuentra tu respuesta, abrázala, y empieza a caminar hacia una salud que no solo se mide en latidos, sino en la paz que sientes al respirar.

CAPÍTULO 21

Glosario para detectar etiquetas engañosas

Lic. María Camila Veller
Tiempo de lectura: 8 minutos

Muchos productos se venden como «saludables», «naturales» o «altos en vitaminas», pero detrás de esas promesas hay ingredientes que pueden dañar tu salud a largo plazo. La clave está en dar vuelta el paquete y revisar la lista de ingredientes. Si encontrás azúcares disfrazados, aceites inflamatorios, aditivos químicos o nombres raros que no entendés, es hora de desconfiar. Incluso alimentos que parecen «sanos» como barras de cereales, yogures *light* o *snacks «plant-based»* pueden estar llenos sustancias que desequilibran tu cuerpo y promueven inflamación, sobrepeso y las enfermedades desarrolladas en este libro.

Consejos prácticos

- Si el envase grita lo «saludable» que es, pero la lista de ingredientes tiene más de cinco ítems o palabras que no reconocerías en tu cocina, no es tan bueno como parece.

- Si los primeros ingredientes son azúcar, jarabe, aceite o harina refinada, no es saludable.

¿Qué pueden esconder las etiquetas?

- **«Sin sodio» o «bajo en sodio»:** suelen usar glutamato monosódico (MSG) para engañar al paladar.
- **«Sin sodio añadido»:** si bien no le añaden, el producto de por sí puede ya tener mucha sal o sodio. Es muy común en el queso rallado, caldos, salsas y ultraprocesados en general.
- **«0% grasa», «*light*», «bajo en grasa» o «dietético»:** cambian grasa por azúcar, jarabes, edulcorantes o almidones refinados.
- **«Sin azúcar añadida»:** pueden tener miel, maltodextrina, polialcoholes o fructosa industrial concentrada.
- **«Natural» u «orgánico»:** estos nombres no son sinónimos de saludables, la azúcar orgánica, aceites refinados o saborizantes sintéticos igual pueden estar allí.
- **«Apto para diabéticos»:** suelen contener fructosa pura o polialcoholes que igual suben la glucosa o inflaman.
- **«Rico en fibra» o «fuente de fibra»:** a veces es fibra artificial (como inulina sintética y polidextrosa) mezclada con azúcares ocultos.
- **«Sin gluten»:** puede estar lleno de almidones refinados (arroz, maíz) y grasas malas.
- **«Vegano» o «*plant-based*»:** no garantiza salud si tiene aceites refinados o jarabes.
- **«Sin conservantes artificiales» o «sin colorantes artificiales»:** no significa sin aditivos. Puede tener otros aditivos «naturales» igual de problemáticos (como nitritos, carragenina, etc.).
- **«Fortificado con vitaminas/minerales»:** no hace que el producto sea saludable. Muchos cereales, barras y jugos industriales agregan nutrientes sintéticos para «disfrazar» productos con alto contenido de azúcar o aditivos.
- **«Multigrano» o «integral»:** a veces es harina blanca con un toque de salvado o colorante para parecer más sano. Lo ideal es asegurarse que sea 100% integral.

- **«Con ingredientes naturales»:** no significa que el producto sea natural. Podés tener un ultraprocesado con uno o dos ingredientes naturales mezclados con muchos aditivos.
- **«Endulzado naturalmente»:** frecuentemente implica el uso de miel, dátiles, jugo concentrado de frutas o jarabes naturales, que también producen daño en exceso.
- **«Con sabor natural»:** no es un ingrediente real, sino un químico sintético que imita sabores.

Azúcares camuflados con otros nombres

- **Jarabe de maíz de alta fructosa (JMAF):** azúcar ultraprocesado que afecta el hígado y dispara la resistencia a la insulina.
- **Dextrosa:** azúcar simple derivada del maíz, sube rápido la glucosa en sangre.
- **Sacarosa:** azúcar de mesa disfrazada con su nombre científico.
- **Maltosa:** azúcar de la malta, común en cervezas y *snacks*.
- **Fructosa:** azúcar de las frutas, en su forma pura o industrial es igual de dañino.
- **Maltodextrina:** carbohidrato procesado que se digiere como azúcar puro.
- **Azúcar de coco, panela, azúcar morena, azúcar negra, azúcar integral, miel:** se venden como «naturales», pero siguen siendo azúcares concentrados y tienen efectos similares en el cuerpo.
- **Jugo de caña:** suena sano, pero es otro nombre para azúcar líquida.
- **Concentrado de jugo de fruta:** azúcar natural procesado, igual de dañino en exceso.

Grasas y aceites dañinos

- **Aceites vegetales hidrogenados:** grasas artificiales que obstruyen arterias.
- **Aceite de palma refinado:** alto en grasas saturadas y suele ser ultraprocesado.
- **Grasas trans:** prohibidas en muchos lugares, pero aún aparecen como «parcialmente hidrogenadas».

- **Aceites refinados (soya, girasol, canola, maíz, palma):** ricos en omega-6, promueven inflamación crónica.
- **Margarina:** se vende como «saludable», pero suele ser una bomba de grasas procesadas.
- **Aceite de semilla de algodón:** menos conocido, pero igual de refinado y problemático.

Aditivos, conservantes y compuestos perjudiciales

- **Nitritos y nitratos (E249, E250, E251, E252):** usados en embutidos, se relacionan con riesgos de cáncer.
- **Colorantes artificiales (Tartrazina - E102, Rojo 40 - E129, Amarillo 5 - E110):** pueden causar hiperactividad y alergias.
- **Edulcorantes artificiales (Aspartame, sucralosa, acesulfame K, sacarina):** cero calorías, pero alteran el metabolismo y la microbiota.
- **Edulcorantes naturales/polialcoholes (Manitol, xilitol, sorbitol, maltitol, eritritol):** pueden causar hinchazón y problemas cardíacos.
- **Glutamato monosódico (MSG):** potenciador de sabor que puede generar adicción y dolores de cabeza.
- **Carragenina:** espesante que irrita el intestino en algunas personas.
- **Polisorbato 80:** emulsificante vinculado a la inflamación intestinal.
- **Propilenglicol (E1520):** usado en líquidos, se sospecha que afecta el sistema nervioso en exceso.
- **Saborizantes artificiales:** químicos que imitan sabores, pero no aportan nada bueno.

Disruptores hormonales

- **BPA (Bisfenol A):** en plásticos y latas, imita estrógenos y altera hormonas.
- **BPS y BPF (Bisfenoles S y F):** reemplazos del BPA, pero igual de cuestionables.

- **PFAS y PFOA:** en envases «antiadherentes», se acumulan en el cuerpo y afectan las hormonas.
- **Ftalatos:** en plásticos blandos, interfieren con testosterona y estrógenos.

Compuestos con potencial cancerígeno

- **Asbesto:** contaminante raro en algunos productos como el talco.
- **Formaldehído (formol, metilenglicol):** es un conocido carcinógeno presente en algunos cosméticos y en ciertos alimentos contaminados, como pescados conservados de manera ilegal, frutas almacenadas de forma prolongada y productos lácteos importados de regiones con escasa regulación.
- **Parabenos:** conservantes que podrían acumularse y favorecer tumores.

Mensaje de Dr. Veller:

Dale siempre la vuelta al producto que vas a consumir. Si no cuidas de tu salud hoy, cuidarás de tu enfermedad mañana.

Empezamos desde cero. Sin cámaras, sin luces, sin atajos. Solo con una idea firme: que nuestra visión sobre la salud puede cambiar al mundo. Nos criticaron, nos pusieron obstáculos, intentaron callarnos... pero nunca dejamos de creer. Hoy millones escuchan nuestra voz… y nos leen. Aun así, seguimos siendo los mismos: tres hermanos que creen en un mundo más sano, más consciente y más despierto.

CAPÍTULO 22

Bibliografía

Escanea el QR